The Fragrant Mind

芳香療法情緒心理配方寶典

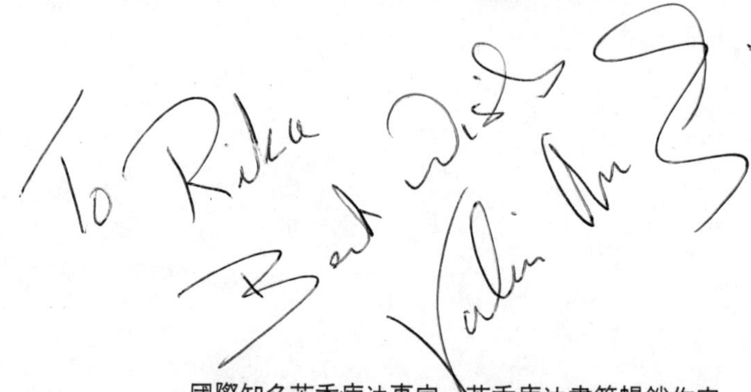

國際知名芳香療法專家・芳香療法書籍暢銷作家

瓦勒莉・安・沃伍德◎著

東吳大學社會學系、英國倫敦芳香療法學校

英國肯特大學哲學研究所

翠柏園芳香療法研究中心負責人

肯園芳香療法DAY SPA負責人

溫佑君◎審訂

李千毅◎譯

審訂者序

台灣的讀者大概都知道春山茂雄醫師的《腦內革命》，《腦內革命》所引用的資料是近三十年來最熱門的神經科學研究成果，只是作者對這些知識的詮釋與應用有失嚴謹，春山氏本人的行止也在日本引起諸多爭議，使得科學界人士將它評定為「偽科學暢銷書」。不過，該書所激起的回響，反應了現代人急欲重新理解「心靈為何物」的趨勢與需求，有識之士仍應正視它提出的的問題，諸如：心靈或情緒可能對我們的身體產生何種程度的影響？有沒有什麼食物、用品、功法或療程，可以改善我們的心理衛生以促進身體健康？《腦內革命》一書中提出很多建議，可惜極重要的一環卻付之闕如。因為所謂的「快樂荷爾蒙」如β－內啡肽者，主要的集散地就在於大腦的邊緣系統，按照傳統生理解剖學的說法，邊緣系統職司人類的情緒反應與記憶貯存，所以又被稱作「情緒腦」。可是邊緣系統也同時是嗅覺系統的終端機，所有從鼻子吸聞進來的氣味，都被派送至僅僅一個突觸之遙的扁桃體(Amygdala)內解讀其訊號（請參閱本書42頁之圖示）。許多人應該都有這樣的經驗，在吸入某個氣味之後，回憶便像潮水般湧來，浮於其上並翻攪其中的，還有讓人五味雜陳的情緒。因此，吉卜林(Kipling)才會詠嘆道：「氣味比聲音、影像更能震撼心弦。」既然氣味可以影響情緒，而情緒的生化基礎又是β－內啡肽之類的神經胜肽(peptides)，芳香療法當然是所謂腦內革命的連鎖中欠缺的一環。

有了以上的學理依據，精油的心靈療效或許就比較能為人所理解，而任何心胸開放且觀察入微的芳療師，必定都有許多這方面的臨床經驗。例如，英國著名的芳療專家依芙・泰勒(Eve Taylor)女士，有一個被當作樣板教材的個案對象是一位久為便秘所苦的美容師，她試過各種調理方法，也維持極佳的生活習慣（如飲水充足、多食蔬果、勤做運動等等），無奈都未能奏效。在接受依芙・泰勒的一次芳療按摩加簡單心理諮詢之後，當天晚上睡到半夜即突然驚醒，醒來發現自己滿臉淚痕。然後她起身如廁，坐在馬桶上時腦海卻浮現一塊粗硬的鞋氈，接著就得以順利排便，從此便秘的宿疾竟然不藥而癒！隔年她從母親口中不經意得知在她兩歲多的時候，有一回又尿濕褲子，失去耐性的保姆便罰她光著屁股坐到門外的鞋氈上，在濕冷的寒風中凍了一下午。美容師自己根本不記得這件童年往事，但小女孩的潛意識顯然已把排泄與處罰劃上等號，長大以後，也許在成人世界中感受到某些威脅時，身體就會如實地反應出理性壓抑下去的種種情緒。而幫她解開這宗身心鉤連之謎的，正是氣味優美的精油。

另一個極富教育意義的個案是一位向我學習芳香療法的學生。這名學生在同一批芳療學生中算是用功最勤、體會最深的一位。由於她的用油經驗豐富，兼以學習精神可嘉，我就請她在一次課堂上做個案報告。那次的報告倒尚未能將精華處充分發揮。報告後隔日，這個學生來電詢問該用哪些精油改善她嘴唇周圍的乾癢發紅現象，我和她討論過可能的原因並問明確實的症狀後，就建議了一些傳統用來處理這類皮膚問題的精油，如德國洋甘菊、西洋蓍草等等。過了兩天，這名學生再度來電表示情況並未改善，更糟的是，整張嘴似乎都腫起來了。我們因此做了番更仔細的討論，最後我決定讓她試試不同方向的用油，其中最重要的是義大利永久花與摩洛哥茉莉。次日一早，這位同學便愉快地來電報喜，說是當晚作了一個好夢，醒來便覺嘴唇好了一半。根據她的描述，夢中出現了一隻五彩繽紛的孔雀，這隻吉禽的體態優雅，步履閒適，滿張全開的羽屏更是燦爛奪目，美不勝收。但這場美夢和她痊癒的嘴唇究竟有什麼關係？而她所用的精油和夢中的意象又會有什麼關聯呢？分析心理學大師榮格(C. G. Jung)說得好：「夢境，其實就是對意識的補償。」這位同學對自己報告的失望，對自己心餘「口」絀的遺憾，都具體表現在對於那張嘴的「處罰」上。而足以化開鬱壘的永久花，和散發強烈自信的茉莉，使她的心靈得到撫慰，遂以象徵出類拔萃、圓足飽滿的孔雀開屏，補償了那日間受挫的意識。

如果這樣的個案看起來過於玄奇，我們也可以科學的角度，找到芳香療法有益心身健康的證據。拿醉人的依蘭精油來說，德國的生化研究人員茹絲・馮・布朗史萬格(Ruth von Braunschweig)就發現，它所含的對甲酚甲醚(15%)具有平衡神經與輕微抗沮喪的功能，苯甲酸苄酯(10%)則有使人激勵、歡愉、輕微催情的作用，大根老鸛草烯之類的倍半萜烯可以幫助人從心力交瘁、槁木死灰的狀態中重新甦醒。這種奇妙的精油既能讓你處變不驚，又能使你生機盎然，正因為它會促進我們體內分泌血清素與腦啡肽這兩種影響情緒的神經傳導物質。所以，即使國內常有媒體報導，所採訪的醫師或學者認為「精油不具療效，只有安慰劑效益(placebo effect)」，我們無數成功的個案仍然顯示：似乎西方的研究結果要比本國專家的看法更接近事實。

以上的實例，希望能給本書的讀者一些鼓勵，讓他們又多了一些理由去檢視與照管自己的情緒。和其他討論精油的心靈療效之書籍相比，沃伍德女士在本書的第十三章還多了有關芳香性格類屬的探討。這些章節可說是本書最有趣的部分，因為作者用擬人化的寫法為精油分門別類、寫生雕像，讀來彷彿一系列的精油列傳。這種解讀方式除了可以拉近我們與精油之間的關係，也可以增進我們對自己性格的認識。因為，這所謂的芳香性格類屬，其實是以西方世界傳之久遠的九型人格理論(The Enneagram)為藍本，而九型人格理論就像星座、血型一樣，以精密的歸納法提供塵世男女一條尋找靈魂的道路（請參閱世茂出版社出版的《認識九型人格》與《尋找靈魂伴侶》)。與其用準不準、信不信的眼光去看這些類別,不如以賞花品茶的雅興來體察這種古老的觀人術。的確,如果把芸芸衆生都比作植物的不同部位,像是花朵、果實、種子、葉片……等等,不是更能幫助我們領會「天生萬物,必有其用」的哲學,並進而認清與接納自己的本質嗎?

人類的心靈世界是如此地深刻豐富,而植物的能量世界又是那麼地精微奧妙,所以要結合心理分析與芳香療法來調整個人的心身狀態,委實是一條景觀奇偉但又艱難險阻的道路。我有一個學生在接受精油情緒療法的訓練之後,不但没有對人性的認識、對自己的了解,反而被焦慮的自我關切所窒息,變得更加憂讒畏譏,昧於現實,最後乾脆放棄學習芳香療法,逃避自我,以換取一種渾噩的舒適感。也有因為曾在使用精油以後想起或夢見不愉快的往事,所以寧可擱置精油,好鎖上記憶。但是,凡走過必留下痕跡,從我們意識中逐出的記憶,會藉著神經胜肽與受體之間的互動,進駐於我們的「身體」,轉換成「疾病」的形式向你宣告它們的存在。美國哥倫比亞大學醫學院的艾立克・坎德爾博士(Dr. Eric Kandell)及其同僚已經證實:我們每個細胞表面受體所經歷的生化變化,就是一般人所謂的「記憶」之分子基礎。被抑制的情緒與記憶常會導致關節炎與皮膚炎等心身症的發生,所以它們只是換個方式來折磨我們而已。而芳香療法美妙的地方就在,精油的氣味可以喚起久被壓抑的知覺記憶,按摩的膚觸則可撫順起伏不定的情緒亂流。就像一切美的事物一樣,芳香療法可以增加我們感應與溝通的能力。然而,如果你在使用精油的時候,產生類似上述那些學生的負面感受,請記住痲瘋病專家保羅・班德醫生(Dr. Paul Brand)的忠言:「對痛,我們不能只試圖『解決』、『消除』,更必須傾聽、管理。」

溫佑君 1999年6月

作者序

我埋下種子，阿波羅澆灌它。但上帝使它萌芽。」

——〈哥林多前書〉，第三章第六節

歡迎進入芬芳的精油世界——達至情緒佳境的新方法。本書的主題包括各式精油的介紹及如何運用它們來提升心理、心境及情緒的狀況。所謂的精油即由植物提煉出來的揮發性芳香物質，可運用於芳香療法。當然，這不算什麼新鮮事。數千年以來，人類已知利用精油來振奮心情、緩和情緒，讓自已感覺愉快、舒坦。但這是第一本內容詳盡的指南，主旨在以天然的精油改善心理健康。

近幾年，芳香療法逐漸倍受矚目，原因不外是精油已成功地嘉惠使用者的情緒狀況。事實上，說到芳香療法，大部分人會立刻想到它有紓解焦慮及緊張的功用，然而，這僅是冰山一角。實際上，精油能提供心理、心境及情緒等全方位的改善。

你未必在心理欠佳時才使用精油。其實，精油不僅有醫療全身的潛力，還具有保持最佳心理和諧的作用。

全書分為三部。第一部——通往心境之路——解釋精油如何影響大腦，以及提供專業及業餘人士各式各樣的使用方法。第二部——情緒治療與芳香療法——針對各種情緒狀況給予詳盡的建議，包括如何獲得快樂及其他正面的心境，以及如何治療各種負面情緒問題。第三部——芳香族：人的特性與精油的性格——闡明精油的類型學，以此作指南，選擇適合你性格的精油。

精油類型學目前被運用於芳香心理學，此乃芳香療法的新支，旨在利用精油提升正面的性格。根據精油的類型學，可將它們分為花朵類、果實類、藥草類、葉片類、樹脂類、根部類、種子類、香料類及木質類。這分類可作為正面及負面性格特質的指南，並指出何種精油適合何種人。此外，每種精油皆有其獨一無二的性格，本書列舉出四十五種詳加描述。

精油不僅幫助驅除焦躁、疑慮或恐懼，它們也可使人更篤定、有自信或激發創意。儘管芳香療法對紓解緊張與壓力的效果不同凡響，但它的功用絕不僅止於此，其效果延伸到人類各個層面的精神狀態。精油是大自然珍貴的賞賜，它全能地幫助人類解決各種心理問題。

本書的誕生歷時多年，內容是由真正使用過精油且受益匪淺的過來人所結集成的知識與實際運用。本書提供的訊息並非來自於數百年前的相關古文獻，而是筆者多年來臨床芳香療法的經驗，以及與其他專業人士交流所得。

有鑑於精油的實際療效，今日全球各地的研究員逐漸對這些珍貴的濃縮物質發生興趣，而且透過精密的超音波科技，已能顯示芳香分子作用於大腦的情形。這說明神奇的芳香物質能經過嗅覺器官，迅速地進入我們的心理、心境及情緒的天地。芳香療法或許是古人的智慧遺產，但它也逐漸地被視為未來研究與開發中廣受喜愛的領域。

精油能幫助你控制情緒。幾千年來，人類早已懂得利用這些物質，迄今，人們仍以各種方式使用著——其中有些方法是你熟悉的。例如，本書所介紹的精油中，有些被用於香水及化妝品，有些則摻入食品及飲料中。當然，精油也可當作醫藥。

精油來自不同植物的不同部位，經過提煉所得。有些得自花瓣，有些取自根、莖、葉、果實、枝椏、整株植物（草本或木本）。這些精緻的芳香物質滋養了人類的身心與性靈。健康誠然難以計量，但精油幫助我們挖掘它。本書的用意即在以簡便的方式傳播筆者所知的訊息，以期鼓勵讀者循著大自然的途徑，親臨香氣馥郁的心靈世界。

～～瓦勒莉・安・沃伍德

目 錄

第三部 芳香族：人的特性與精油的性格

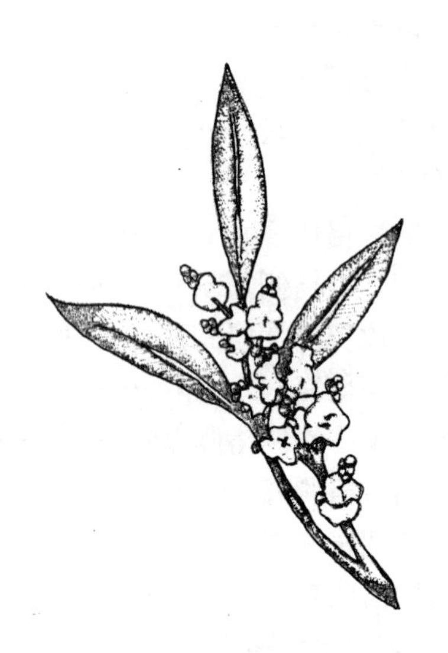

第一部

通往心境之路

人類所擁有最美妙且最深刻的體驗，是對神秘所感到的未知不可測。它是人類對宗教乃至於對藝術及科學鍥而不捨的潛在動力。

——愛因斯坦，1932

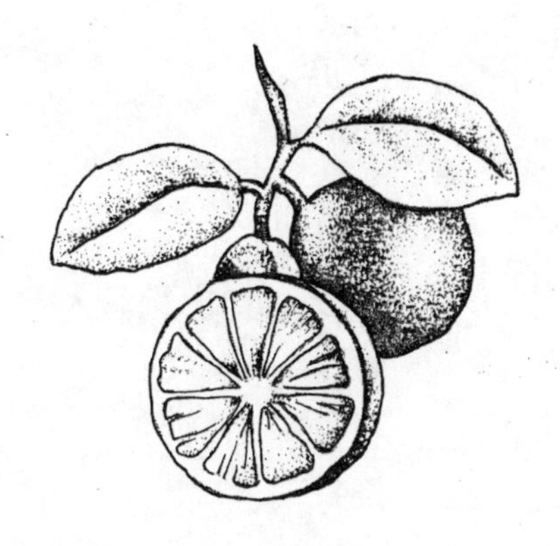

第一章

藥物的歷史

探險家說：不知在拐彎處那裡有什麼東西？
植物採集家說：不知那是什麼植物？
化學家說：不知裡面有什麼成分？
藥理學家說：不知它有什麼藥性？
內科醫師說：不知它對此病是否有效？
父親說：希望她不要死！
母親說：老天，拜託！
護士說：她明早就會沒事。

——馬格麗特・克列格，綠色醫學

打從人類立足於地球上，他們已懂得尋找能紓解痛苦的物質。隨著經年累月，他們已了解什麼植物可以充飢，什麼可以治療，什麼有毒。在古蘇美城（Sumer）時代，醫生的處方記載於黏土板上，由此我們窺見四千多年前的人類，已懂得利用植物的花朵、種子、根、莖、葉、果實及樹皮作藥。這些植物包括百里香、沒藥及松樹——今日，它們仍以精油形式被使用著；另外還有柳樹——阿司匹靈的來源。

阿司匹靈又名乙醯水楊酸(acetylsalicylic acid)，在1899

年首度被合成，是由柳樹(salix)中的活性成分水楊素(salicin)衍生而來。幾千年來，人類已知利用柳樹皮及葉片中的樹脂與汁液治療風濕症、神經痛及其他疾病。但關於柳樹的科學研究史，得追溯至十八世紀的一位牧師，艾德蒙・史東(Edmund Stone)，他有咀嚼柳樹皮的習慣。有趣的是，水楊素對柳樹本身即是一種藥劑，曾被某個生技研究單位喻為「系統性後天免疫力」，因此顯然地，柳樹利用水楊素驅除它們容易招致的感染，因為柳樹經常生長在腐敗的水池邊。

全世界死於瘧疾的人數已超過其他疾病的死亡人數。奎寧是最早的治療藥物，而且仍持續地被用於對抗較頑強的瘧原蟲品，因其對新的抗瘧疾藥有抵抗力。奎寧更常用於預防夜間的腿部痙攣。此藥物的來源為生長於南美安地斯山脈的金雞納樹皮（Cinchona，常綠開花植物）。此樹皮在1645年首度進口歐洲大陸，普遍地被用來治療瘧疾。直到1819年，一羣藥劑化學家由樹皮中萃取出此植物鹼，並以秘魯印地安人的用語quina－quina「樹皮中的樹皮」命名為奎寧(quinine)，此一神奇的抗瘧疾藥物才獲得正名。

在人類探索大自然的過程中，不經意地會發現一些對精神狀況有作用的植物，印度人與非洲人便有此經驗。他們的祖先在幾千年前已發現蛇根草(rauwolfia)的根部可作為鎮定劑，並可治療精神錯亂。蛇根草裡的活性成分在1940年代末期，由印度的科學家分離出來。稍後，瑞士的Giba－Geigy藥廠加以研發，使以蛇根鹼(reserpine)為主成分的精神藥物（用以改變心理或情緒狀況）首度問市，成為市場的新寵，由其利潤在截至1975年衝破八千萬美元可見一斑。

並非所有的植物鹼都能輕易地以化學合成的方式製造，因為有些分子過大，難以合成。長春花(periwinkle)裡的長春新鹼硫酸鹽(vincristine sulphate)即為一例。這是治療兒童白血症及某類淋巴瘤的必需藥物。長春花也是長春花鹼（抗腫瘤藥，vinblastine）的來源，此藥用於治療霍吉金氏症（惡性淋巴肉芽腫，Hodgkin's disease）。多年來，這粉紅摻白的觀賞植物已為患者紓解無數疾苦。然而生產這些藥物需蒐集大量的長春花的葉子。十二噸的搗碎葉片，才能提煉出一盎司的長春新鹼硫酸鹽。抗癌藥物有70%源自天然植物，若沒有它們的援助，癌症的治療將更為棘手。

從前人使用的藥物皆得自天然來源。至少有五千年歷史的印度草藥治病法阿輸吠陀（ayurvedism），目前仍廣泛地運用於印度各地，且受到許多西方醫學人士的研究。他們的教科書上記載了八千種來自植物、動物及礦物的天然藥物。中國的藥用植物也逐漸盛行於西方世界。第一本專述各種中藥的目錄書籍，相傳是由公元二千八百年前的神農氏所著的《本草》。在西方的歷史中，奠定藥用植物成為應用科學的人，首推希臘醫生迪奧斯科里德(Pedanios Dioscorides)。他於西元78年發表醫藥著作，內容詳細地記載了六百種藥用植物以及某些動物產品的醫藥價值。將近一千四百多年，諸如此類的書籍成了西方醫學的主要憑藉。直到1520年代，醫藥化學的觀念才由瑞士藥理學家帕拉薩爾斯(Paracelsus)引進。他倡導礦物鹽及酸性物質的使用，並以各種化學方法作實驗，包括蒸餾法。在醫藥化學真正起飛之前，又經過漫長的三百年。1806年，德國一位藥劑師的助理史透納(Friedrich Serturner)，首度分離出一種天然藥物裡的活性植物鹼——即罌粟花裡的生鴉片(opium)。史透納以希臘的睡夢之神摩非思(Morpheus)為名，將此藥物稱作嗎啡(morphine)，可待因(codeine)是嗎啡的衍生物。

藥物的歷史明白地顯示，自然是啟迪人類的來源。然而，自然也有其弊端。假設你是某家藥廠的主管，面對滿倉庫由世界各地進口的藥草、樹皮、花卉、根、莖、葉，你將開始擔心這些原料會不會出問題。因為，天然的產品容易受惡劣天況的摧殘，包括洪水、乾旱及蟲害。同時，就其活性成分的含量而言，天然的植物原料是不可預測的，而且往往耗費大量的原料，才僅提煉出少量的藥物。更有勝之的是純化及計量的過程。可想而知，化學家們企圖藉由較易控制的化學途徑，來生產藥用植物裡的活性成分。

然而，化學公司仍對自然界的植物興致勃勃。他們派出研究人員深入最陰森的叢林及最偏僻的地球角落，搜尋新的天然產物。他們的目的不在於大量種植這些天然植物，從中提煉他們所需要的藥用成分，他們只是想分離出活性成分，並在實驗室複製。科學家夢想這些對生理及心理有作用的活性成分，將來能利用生物技術（例如藉由微生物）簡便及大量地生產。

其實，我們已經進入生物科技的時代了。舉水蛭素(Hirudin)為例，這是瑞士Ciba－Geigy藥廠最新研發出來的藥物，目前已進入人體試驗階段。幾世紀以來，水蛭(Hirudo medicinalis)被用來抽出病人的血。現今已知水蛭的唾液中含有強效的抗凝血物質，這對於預防血栓、中風及心臟病（西方世界第一大死因）等，可能十分有幫助。問題是，要醫治一位患者，需蒐集一萬隻水蛭的唾液，煞費工夫！然而，若藉由遺傳工程的技術，將水蛭的某段基因移植入酵母細胞，則大量生產抗凝血物質的問題便能迎刃而解。而這個物質正是水蛭素分子。

新的發現源源不絕。在近期的《刺胳針》(*Lancet*)期刊中，諾貝爾桂冠得主布蘭柏(B. S. Blumberg)與其他研究者共同發表一研究報告，證實B型肝炎患者在連續服用30天的苦葉下珠(Phyllanthus amarus)粉末之後，59%的患者已去除B型肝炎病毒。這種植物早在二千多年前，即被阿輪吠陀用以治療肝病，包括黃疸。這種植物也在中國、菲律賓、古巴、奈及利亞、關島、東非、西非、加勒比海、中南美洲等地被使用。儘管這植物被廣泛使用，而且對動物或人類皆未顯示有毒性或副作用，但在英國或美國仍無法上市。若要從事臨床測試，需耗費上千萬磅的苦葉下珠，但沒有藥廠支持這項工作，因為他們無意銷售藥用植物。他們寧可研究苦葉下珠裡的活性成分，並加以大量生產，不過這又是另一話題。

在德國，情況可不同了。法律許可廠商出售天然的藥物，但這些天然產品像維他命產品一樣，標籤上未附使用說明。即使如此，民衆都了解這些產品的用途。例如，銀杏萃取物，大家都知道這是天然藥物，用來刺激老年人的腦部血液循環。目前，此藥是德國最暢銷的處方。

儘管提煉天然活性成分或精油得耗費大量的原料，使化學公司不願貿然投資，但仍有些植物的活性成分是容易萃取的，其過程比繁雜的化學合成步驟還簡單許多。薰衣草精油（lavender）即是典型的例子。它對燒傷、燙傷的療效極佳。只要在嚴重燙傷的皮膚上塗些薰衣草精油，將使患部神奇地迅速復原。雖然薰衣草精油的療效驚人，但它卻不輕易地透露其中的秘密。化學家可能製造出聞起來類似薰衣草的液體，他們甚至能分離其中的若干成分，但他們仍無法製造出像薰衣草精油一般能治療燙傷的物質。這有待分析系統的改良，以揭露更多分子的秘密。

科學帶動醫學發達，一日千里，在心存感恩之餘，我們也勿忘科學與自然之間的倫理。科學來勢洶洶地取擷自然的產物，企圖純化並複製它。自然界製造細胞，並使細胞之間以難以置信的複雜方式交互作用；然而，人類的科學與技術發展迄今仍無法製造出一個單細胞。面對自然與科學，我們不禁捫心自問，是誰比較聰穎傑出？

巫醫術

意識是人性的核心，當視覺、聽覺、觸覺、味覺及嗅覺被剝奪時，我們依然保有意識。這是存在的本質，但長久以來，人們努力地想擴大意識範疇，或改變它，使人類能觸及其他空間次元。人們使用能改變認知的物質，以便和已故的祖先通靈；或與神靈結合；或被傳統的治療者用來洞悉疾病的本質——經常被視為是外在的非物質力量所致。有些原始部落甚至利用這類改變認知的物質，來幫助他們狩獵。

位在秘魯／巴西邊界上的雨林中，有一小部落稱為馬茲族(Matse)，過著半遊牧的打獵生活。他們的獵人使用一種「努努」藥(Nu－Nu)，以誘發獵物動向的視覺幻象。根據這種假想的影像，獵人可以預估動物出現的時刻，於是他們便埋伏在動物出沒的地點，伺機行動。彼德・古曼(Peter Gorman)可能是第一位使用過「努努」的西方人。此藥是藉由空心的蘆草桿吹入鼻孔內。下面是古曼先生對此經驗的描述：

> 「當『努努』進入鼻腔後，我整個臉的內側幾乎快爆裂開來。它灼燒我的鼻子，我開始嗆出噁心的綠痰。不過，這陣痛苦很快地平息了，隨後我閉上眼睛。在冥冥黑暗中，我的視線裡開始出現各種動物，有貘、猴子、野豬等等，我從未如此清晰地見過牠們。瞬間，野豬羣倏然地蜂湧過來。」

古曼告訴馬茲族人他所見到的一切。根據他視覺中的線索，馬茲族人預測大批野豬的出現時間及地點。翌日，古曼和若干獵人出發到預定的地方。他寫道：「當我們快抵達時，我驚訝地聽見成羣的野豬嘶吼地橫越我們眼前的河流。我們跳下小舟，緊追著牠們。」結果，這些獵人一共帶回七頭野豬，足夠整村的人飽餐四天。

古曼又嚐了馬茲族的另一種藥，稱作「沙波」(sapo)，這是由一種青蛙的分泌物製成的。根據古曼的說辭，剛服下此藥的身體反應是相當毛骨悚然的，不過很值得一試。他的聽力因此大大地改善，而且他說：

> 「我的視力、嗅覺，以及其他官能，都大幅地提升，同時，我的身體感到從未有過的結實、強壯……。接下來數天，我的體力不曾削減；我能夠好幾天不吃不喝，且連續穿越叢林數小時，而毫不疲倦。我所有的感覺器官皆處於最佳狀態，並與環境協調完美，『沙波』好似將叢林的律動灌注到我的血液裡。」

馬茲族運用大量的「沙波」，無非是要將他們的靈魂顯身成一種動物的形狀（靈媒術），以當作真正動物的誘餌。古曼的翻譯員帕布羅在林中設下陷阱，然後回到村落服用二天的「沙波」。翌日，他在破曉前喚醒古曼，連同其他村民趕到林子裡。就在他們抵達時，一隻貘正向陷阱走近——結果正中圈套。化學分析顯示「沙波」含有七種活性胜肽，可引發體內的化學反應。然而，何以「沙波」使人具有顯靈的能力，仍是個謎！

居住在自然深處的人類，似乎有超乎凡人的感應力。為何他們在數哩之遙的地方，即能準確地測知獵物的動向？他們如何辦到的？我們只能猜測他們有超第六感，凌駕於一般人之上。藉由自然界的助力，他們能以動物形狀顯身、他們能看見未來、他們能與死亡的親屬通靈、他們能和自然界的生靈對話、他們能逃脫自己的意識，進入另類空間。

在我們的文化中，這些觀念似乎難以理解，但我們也曾嘗試尋找能提升意識的藥物，期能增進對這浩瀚宇宙的認知。過去這三十載，二乙麥角醯胺(LSD)、南美仙人掌毒鹼(mescaline)及裸蓋菇素（psilocybin，由一種蕈分離而得）等，皆因此而派上用場。有趣的是，這些藥物的化學結構恰巧類似人體裡的化學分子。南美仙人掌毒鹼與正腎上腺素（noradrenaline，腦中的神經衝動傳導物質）十分近似。它們有相同的基本化學結構，而且兩者皆是苯乙胺(phenylethylamine)的衍生物，另一種衍生物即苯丙胺酸（這是人體的必需胺基酸）。裸蓋菇素及脱磷酸裸蓋菇素皆是墨西哥蕈(Teonanacatl)裡的活性成分，其分子近似基色胺(serotonin)——腦內荷爾蒙，兩者皆是色胺(tryptamine)的衍生物。牽牛花所含可引起幻覺的活性成分，亦由色胺衍生而來。就化學結構而言，LSD此半合成化學物質極類似牽牛花裡的幻覺活性分子。

由舒特博士(Richard Schultes)及霍夫曼博士(Albert Hofmann)合著的《上帝的植物》(*Plants of The Gods*)書中曾解釋這些引起幻覺的藥物如下：

> 「這些基本結構相同的分子，在神經系統中的作用部位可能同於前述的腦荷爾蒙，猶如相似的鑰匙可以插入同一匙孔。結果，與這些大腦部位相關的生理及心理功能因此遭受改變、抑制、激活或修飾。」

但不僅是因為化學結構相似。根據兩位博士的著作：

> 「這些迷幻藥（hallucinogens）之所以能改變大腦的功能，不僅因爲它們有特殊的化學組成，也由於其分子內的原子之間有獨特的排列。」

就LSD而言，其異構物iso－LSD與LSD的差別僅在於一個二乙胺基的位置不同，但iso－LSD卻不具迷幻作用。

在衆多精油中，有些也有麻醉或改變精神狀態的性質，但我不準備將它們列出，你不會在其他芳香療法的書籍中找到，它們也不會在芳香療法的機構中被討論。事實上，我有這專業義務確保大家使用的物質安全無虞。本書中所提倡的溫和物質，將有助於你釋放禁錮的心靈，讓你的幻想馳騁，拓展你的認知。精油提供你探索內在及外在世界的安全途徑。

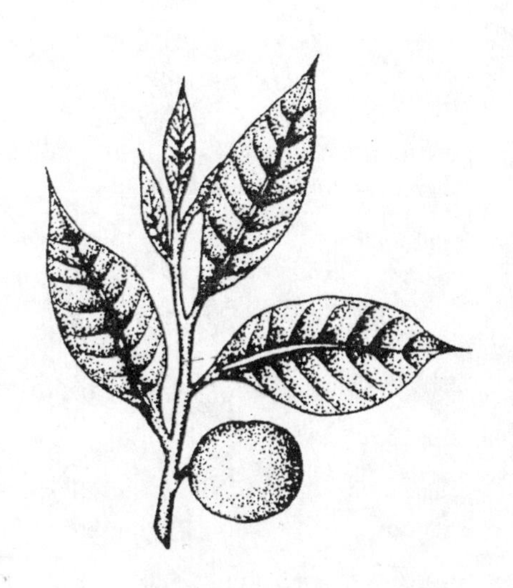

苦橙葉

第二章

精油與心理

植物與人類有許多共同點。兩者都是以化學物質組成的有機體，細胞內皆含有小胞器(organelles)，同時DNA的組成單位皆相同。人類與植物之所以相關，乃因為所有的生物皆來自共同的單一細胞祖先。植物與人類皆需仰賴一種箝合化學分子，這種分子在人體內即是血液內輸送氧氣的血紅素，在植物體內即是葉綠素。就化學結構而言，這兩個分子唯一的差異在於前者所含的鐵原子在後者被鎂取代。植物與人類之化學組成的相似性，或許可說明為何從植物各部分提煉出來的精油，似乎對我們的生理及心理機制有作用。

科學家愈來愈覺得植物仍有許多奧妙之處值得一探究竟。樹或許看似頗無助，它們固定在地上，無法躲避天敵。但現在我們已知它們彼此以化學分子互通訊息，並可防禦入侵的動物及與其他植物競爭資源。樹的基因饒富應變力，可以在同一世代不斷地適應，以對付適應力強但壽命短的昆蟲。例如，一株老橡樹，其十條分枝上，可能各帶有不同的遺傳訊息。這演化上的優勢或許有助於解釋為何有些樹木，例如芒松(Pinus aristata)，能活兩千年以上！

樹木有十分活躍的化學機制。在掠食者來襲時，它們能產生大量的鞣酸(tannins)，分布到葉片中，用以阻擋甚至消滅掠食者。哈文教授(Wouter van Hoven)曾在非洲作一系列的樹木實驗，欲測定樹木額外增生的鞣酸量。他教學生用棍棒及皮帶鞭打樹木，以模擬鹿及其他動物吃樹葉的狀況，接著他測試鞣酸的增產量。結果發現，十五分鐘後，Acacia caffra（金合歡屬）已增加94%的鞣酸，而Rhus leptodictya（漆樹屬）則上升了76%。一小時後，前者已增至282%，而後者已達256%。其他樹木測驗也顯示類似反應。通常，這些樹在遭受攻擊之後，得花二十四至一百小時，才能恢復正常的化學狀態。樹木也有本事將掠食者入侵的訊息傳播給鄰近的伙伴，使它們也開始增生鞣酸。由於這訊息不是經由樹木的根系聯絡，研究人為樹木可能會發散出以空氣為傳播媒介的荷爾蒙。此外，樹木還有一妙計可保衛自身的生存空間。它們會產生某類抑制性化學物質(allelochemicals)，當昆蟲吃入後，透過昆蟲的排泄物，沈積在此樹附近，這些化學物質能防止其他植物的生長。

植物的化學反應奧妙有趣，我們才正要開始認識它們。人類很早即懂得利用植物，並累積許多植物化學的知識，使人們了解最佳的採收時機。有些植物適合早上採收，有些適合晚上，當然，也和季節有關。人們必須了解在最恰當的時機採收植物，縱使人們不明白何以某種特殊的化學成分僅在特定的時辰及特定的部位出現。但生命不僅是化學反應，稍後你將發現，無論你用什麼角度看待迷人的精油，它們似乎都能與人類共臻和諧與完美。

什麼是精油

精油即是從特定植物的特定部位提煉出來的物質。維管束植物，例如開花植物及毬果植物（針葉樹），含有特殊的組織以運輸液體。在薰衣草中，精油是由花朵提煉。薄荷油則來自葉片，薑的精油則取自根部。花、葉、根、樹皮、果實、種子、樹脂、草本植物等，皆可能是精油的來源。不同的國家，以不同的精油著稱。綠薄荷油來自美國，洋甘菊油來自英國，佛手柑油來自義大利，玫瑰油來自保加利亞，松樹精油及絲柏來自不丹，乳香來自索馬利亞。精油僅來自一族相關植物的特定幾種。例如，在澳洲，茶樹有三百多種，但僅若干種能提煉出有藥性的精油。

據估計，地球上約有五十萬種植物，其中能提煉精油運用於芳香療法的約三百種。當然，傳統藥草及巫術使用的植物種類更有過之。分析精油成分的方法很多，常見的有氣相色層分析法以及光譜圖。目前雖已發現一千種精油裡的化合物，但仍有許多成分尚待分離、純化、命名及研究。其實，能將已知的化學成分都列出來，或許已經很了不起。但當科學家將這些組成混合後，卻又無法複製出他們想要的精油，這其中勢必遺漏了某種關鍵因子，到底是什麼呢？

茶樹的精油有神奇的抗菌效果，但若單獨使用其中兩項主成分：萜品烯－4－醇(占40％)(terpinen－4－ol)及珈瑪萜品烯(28％)(γ－terpinene)，則效果差多了。精油之所以為精油，是由於各成分的協同作用(synergistic)所致。這也是精油的作用令化學家費解的緣故。例如，玫瑰油中可能有超過一百種的化合物。想了解它們彼此如何分工合作以發揮效果，並非易事。精油的化學組成及結構十分複雜，即使是科學分析法也為此望洋興嘆！

單就一種精油便已如此神秘莫測，更遑論複方精油的複雜、難分析。然而，全世界有上百萬人每天使用著各種複方精油。實際上，複雜的調油配方正是使用精油的特點。不僅單一植物的精油得研究，各種精油之間的互助合作，也值得一窺究竟。

原精

在精油之外，還有一類純度更高的油。它們是經由特殊方法萃取出來的，而不是單純經由蒸氣蒸餾法。蒸餾的過程中僅釋出較輕的芳香分子。然而，原精裡含有較輕及較重的分子。原精包括茉莉花、晚香玉（夜來香）、岩玫瑰、水仙花、風信子等，皆是來自最濃郁、細緻的花朵。

妙的是，這些最芬芳的花朵香氣卻最難萃取。一株茉莉可以使整座花園香氣四逸，但要提煉一小瓶茉莉原精，不知得費多少工夫哩！蒸餾法會傷害這些嬌巧的花朵，因此多年來，人們運用其他的方法萃取。古人曾利用脂吸，但今日我們以二氧化碳萃取法提煉芳香物質。利用這種方法所取得的原精，能完全保留原來的花香，不像蒸氣蒸餾法的精油，氣味通常會改變。

原精除了精油成分，還含有蠟質、色素、脂肪酸、維他命及礦物質。這些似乎更加烘托出原精的芬芳，也使原精更受香水工業的青睞。

隨著原精愈來愈受重視，本來以蒸氣蒸餾法提煉精油的植物，也逐漸地能以新方法萃取出原精。洋甘菊原精即為一例，它的氣味及性質有別於原來的洋甘菊精油。這差異主要是純度上的問題。原精顧名思義，有較純、較完整的成分，也可能因此更具芳香心理療法的價值。

化學成分

一般而言，一種精油是由一百種以上的成分組成的，有些甚至還要複雜十倍。主要的化合物種類包括萜烯類(terpene)、醇類、酯類、醛類、酮類及酚類。目前已知，薰衣草精油裡有50%是由醇類構成（包括薰衣草醇、龍腦、萜品醇、牻牛兒醇及沈香醇）。約48～52%是由醇類衍生的酯類（包括乙酸薰衣草酯、乙酸沈香醇、乙酸龍腦醋）。氧化物則占2～3%。另外還有一些微量但重要的成分（例如香豆素：herniarine、纖形酮、山道年）。此外，還有3%的倍半萜烯：丁香油烴。問題是，若將這些化學成分混合起來，仍無法獲得有治療灼傷效果的薰衣草精油。可見仍有其他重要成分尚待發現，以解開薰衣草神奇療效之謎。

值得一提的是，目前的分析法十分仰賴機器的靈敏度以及操作者的熟稔度。不同的色層分析儀產生不同的讀值，換句話說，操作者必須熟悉機器的操作方法。但操作者無法完全一一讀取數據以闡釋之。因此，更精確的分析仍有待更高科技的儀器問世。

電磁性

「電子」一詞係由伊莉莎白一世（十六世紀）的醫師赫柏(William Herbert)自希臘文引用而來的。吉爾柏(Gilbert)從摩擦琥珀而吸附羽毛等輕物時發現電子現象。到了1960年代，電性及磁性的原理有更重大的突破。懷德朗克(Wilderanck)發現，若將細胞懸浮液置於電場中，細胞會沿著磁力線排成一列一列，當關閉電場後，細胞回復原來的分散、不相連的狀態。

所有生物皆帶電性，細胞膜上的離子通道(ion channels)在細胞膜兩端產生將近1／10伏特的電壓。假使將二十個神經元(neurons)正確地相連，可產生1.5伏特的電壓，足以驅動一小型手電筒。細胞內的分子鏈（聚合物）和DNA分子一樣，有正、負兩極，猶如磁鐵一般。人類對九萬三千哩外的太陽黑子有反應，一如能源的吸收器。醫師給予四肢斷裂的患者施加電擊，為患部帶來一線生機。電療醫學是科學研究的新領域，電療刺激生骨是其中一例。

精油也有電性，一般以正、負電及極性有無來描述之。因此，一種芳香分子可能是負電且有極性、負電且無極性、正電且有極性、正電且無極性。即使精油中的個別成分也可測得其電性，例如，醛類有負電性、單萜烯類有正電性、酚類帶正電、萜烯醇類多為略正電性、酯類帶電中性。和人體內的正電分子及負電分子一樣，精油內的正、負電分子皆作用於不同時機，但彼此協調、不干擾。根據精油專家丹尼爾・潘威爾(Daniel Pénoël)與皮耶・凡貢(Pierre Francomme)的研究，精油帶正電或負電，端視其電子是否過多或缺乏，是否接受電子或給予電子，這個現象使精油極具能量，是一套值得採用的醫療工具。

紅外線輻射

飛蛾可從五百至二千呎的上空，偵測到玉米田散發出來的芳香分子。從前，科學家認為這驚人的能力完全歸因於飛蛾靈敏的嗅覺，但現在研究人員認為，牠們還能辨認芳香分子產生的紅外線。十九世紀的愛爾蘭科學家泰達(John Tyndall)，除了發現天空為何是藍的，還發現紅外線光譜。他發現廣藿香、檀香、丁香、薰衣草、玫瑰、檸檬、百里香、迷迭香、洋茴香、穗甘松等植物的精油能吸收紅外線。

目前尚未知這紅外線因子對人類有何意義，但我們的身體被一環紅外線圍繞。根據湯姆金(Tompkins)及布德(Bird)在《土壤的秘密》一書中所說：「那環繞於人體周圍的微妙氣體分子，被此紅外線激發而產生輻射。」

二十多年前，我還在歐洲從事治療工作，當時的醫師在使用精油前，先讓病人在紅外燈下照射五分鐘。因為他們認為如此可幫助精油被吸收。同時也因為紅外線能改善血液循環、打通血管、將血液帶到表皮，以利吸收。就紅外線此問題，我們要關心的有幾點：芳香分子可能會產生紅外線輻射；它們也會吸收紅外線；人體被紅外線輻射包圍；紅外線可促進血液循環。顯然地，在紅外線的層面上，人體與精油之間存有互動關係。這值得深入探討，說不定有助於解釋精油的效益。

精油如何進入人體

精油進入體內的方式有若干種。最有效的方法之一是經由皮膚的吸收。身為芳香分子，精油能刺激鼻腔內的嗅覺感受器，引發酵素反應及神經衝動至嗅球——此乃大腦的延伸部位。有些人因特殊情況，而以口服方式使用精油。不過，一般而言，這是吸收效果最差的方式。因為消化道有各式各樣的物質可能與精油反應（化學藥物也有此問題）。由於呼吸道裡的黏膜能有效地吸收精油，因此它們被當作空氣中的粒子吸入。在法國，精油還以塞劑及子宮托等方式進入體內。黏膜的酸性狀態使它們能很有效地吸收物質，尤其舌下，是極佳的吸收部位，現在被利用來吸收舌下口含錠（大多是維他命補充物），這是最新的藥物輸送管道。此外，鼻腔內也有許多表皮微血管，化學分子可藉此直接進入血液。因此，現今你可購買到一些膠體維他命（例如B_{12}），將它擠入鼻腔即可。古柯鹼及南美洲的「努努」也可能經由此徑進入血液循環。

空氣中散播的精油分子可藉由鼻腔內的嗅覺感受器及腦中的嗅球，微妙地影響心境，也可經由鼻腔、口腔及呼吸道內的黏膜進入血液。在浴缸中，精油可透過皮膚及空氣分子的方式進入體內。用精油按摩，也是經由這兩種途徑進入——只不過，這方式的精油濃度比前者高多了。就精油用量而言，並非多多益善，有時，節制用量反而能帶來最佳的效果，不同的用法各有其優點，視情況而定。

稍後我們將討論精油如何影響大腦，但值得注意的一點是，沒有一種已知的物質能像精油一樣在體內暢行無阻。這種特質使精油成為極佳的藥劑輸送系統，倍受藥廠青睞，因為醫藥界企盼能發展出「神奇子彈」，使藥物能直接抵達目的地。

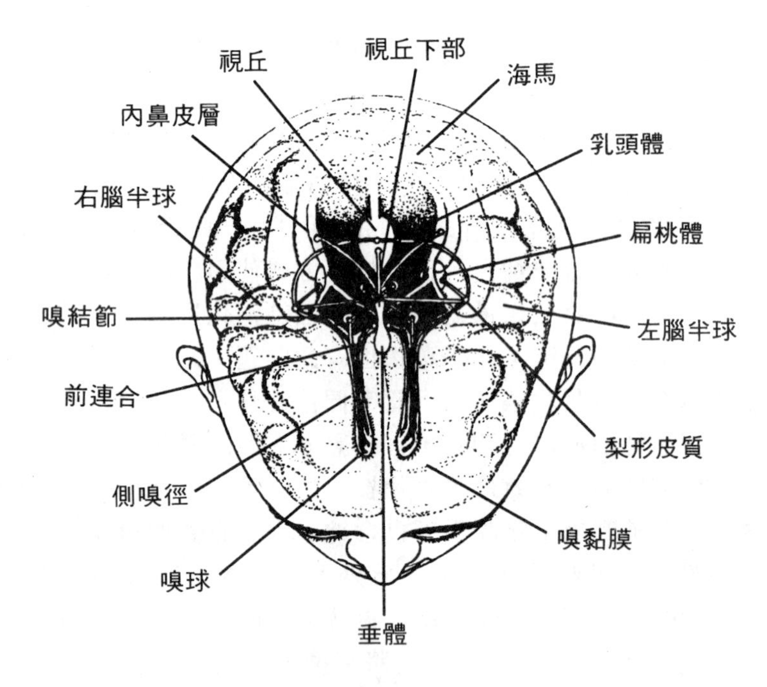

嗅覺神經路徑

嗅覺

根據芝加哥的嗅覺及味覺研究基金會的赫許博士(Alan Hirsch)所指，在公元二千年前，許多人將居住在滿室馨香的空調屋內。在我們願意起床的前十分鐘，空調系統將開始噴散芳香的氣味。待我們進入咖啡店吃早餐時，預先裝置好的芳香將誘使我們多吃（或少吃）。到了工作場所，預設好的香氣將減低工作上的失誤率。回到家後，將有令人精神放鬆的芳香等著你。赫許博士發現，消費者在氣味芬芳的商店購物時，較能判斷產品的價值。在另一實驗中，他發現學生在瀰漫著各式花香的教室內學習微積分，可提高2.3倍的學習效率。當拉斯維加斯裡的賭博機器散發出某種香味時，賭客平均多花了45%的鈔票！這些新發現將帶領我們邁向芬芳的未來。下次當你氣沖沖地跑進辦公室找人理論，但當你走出來後，雖仍忿忿不平但怒氣消多了，這可能是因為會客室裡香氣四逸，使顧客的情緒平靜下來。

科學研究逐漸跟進芳香療法師長久以來的看法：香氣可改善個人的工作表現及記憶容量，還可以使你提高警覺或放鬆，以及改變你的情緒。香氣之所以能直接作用於大腦，是因為芳香分子與嗅球（大腦的延伸部位）纖毛上的嗅覺感受器結合，嗅覺因此是大腦與外界之間最直接的界面。芳香分子經由嗅覺系統啟動一連串的反應，包括蛋白質、酵素、細胞去極作用及二級傳訊者——最後產生神經衝動輸送到大腦。邊緣系統(limbic system)是最直接參與此反應的部位，這是大腦演化上的最老部位，也是主管情緒的大本營。

嗅球是很特別的器官，看似兩支倒置的小湯匙，位於它（火柴頭大小）正下方的是一篩板薄骨，嗅覺神經細胞穿過這裡的篩孔，抵達鼻腔內蛋白質豐富的纖毛，纖毛上有嗅覺感受器官及離子通道，使氣味轉化為神經衝動，輸送到大腦。不過，這也僅是理論，尚未證實。纖毛埋藏於一層黏液中，差不多是兩粒襯衫鈕釦大小，位於鼻腔頂端，芳香分子必須穿過此黏液層才能抵達纖毛上的嗅覺感受器。

1991年，布克(Linda Buck)及亞索(Richard Axle)在受體細胞膜上發現一組嗅覺感受器，包括七種跨越細胞膜的嗅覺感受器。它們被視為最先被發現的嗅覺感受器，因為這些感受器僅見於鼻內，同時，放射線標示法也顯示芳香分子與這類感受器結合。但是，在生物體外嘗試使芳香分子與感受器結合卻未成功。儘管如此，研究者認為這些確實是嗅覺感受器，並且使嗅覺研究向前邁一大步。

由於與氣味分子交互作用的嗅覺感受器尚未確切地被辨認出來，我們仍無法解釋芳香分子究竟如何引起嗅覺。芳香分子的化學特性包括分子形狀，是否左旋或右旋（光學屬性）、帶正電或負電、有極性或無極性等等，都可能是關鍵因子。由於人類能區分一萬種香味，部分科學家認為纖毛上的五千萬個嗅覺感受器中，可能有一萬種受體。有些科學家則認為可能只有一千種或甚至僅一百種受體，這些受體有辦法修飾芳香分子，以產生複雜、多樣的嗅覺。例如，同一種芳香分子會因為與受體連結的強度不一，而產生不同的嗅覺。

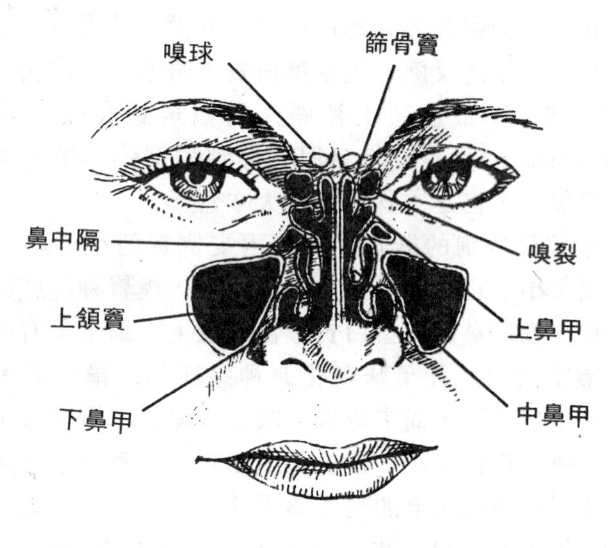

鼻腔通道

嗅覺是一件非常複雜的事情。比方說，左旋香芹酮(l－Carvone)與右旋香芹酮(d－Carvone)的分子結構沒什麼兩樣，但前者聞起來似綠薄荷而後者聞起來卻像藏茴香。這兩個化學分子互為立體異構物(stereo－isomers)，除了一個氫原子位置相反（一個坐落左側，一個坐落右側）之外，其餘結構皆同。這種差異造成平面偏極光向左旋轉（逆時針方向）或向右旋轉（順時針方向），這也就是左旋(laevorotatory, L)及右旋(dextrorotatory, D)名稱的由來。同一個芳香分子只因左旋及右旋性質的差異，卻引起綠薄荷味及藏茴香味的不同，由此可見嗅覺是多麼複雜的反應。

儘管如此，嗅覺的研究仍時有斬獲。目前，科學家正致力於一羣稱為「P450s」的酵素研究。這羣存在鼻腔黏液中的酵素被認為能改變臭氣分子的化學結構，以減低它們的毒性。顯然地，空氣中飄浮著許多有毒分子，要不是P450s為我們解毒，我們恐怕毫無抵禦能力。科學家認為，缺乏這些酵素可能導致嗅覺敏感度的喪失。目前光是在美國，就大約有二百萬人遭受無嗅覺症之苦，未來有關P450的治療將大受歡迎。

氣液相色譜分析儀及質譜儀辨別氣味分子的能力遠不如人類嗅覺神經靈敏。這暗示著嗅覺對人類生存的重要性，特別在幾千年以前。在遠古時代，氣味幫助人類接近獵物、攻擊敵人、逃離危險或甚至吸引異性。雖然現代人對這些天然氣味較無知覺，但香氣仍在我們的情緒及反應上扮演舉足輕重的角色。邊緣系統是大腦最古老的區域，它是由海馬區(hippocampus)、扁桃體(amygdala)、中隔區及部分腦皮質區所組成的。科學家認為海馬區與記憶及學習有關，目前已知香氣與記憶有關連，而香氣與學習能力之間是否相關，有待進一步研究。

嗅覺的研究牽涉化學、空間化學（研究分子的形狀）、左旋及右旋因子、電荷性、分子極性、G蛋白、P蛋白以及更多的細節。其多元化的特性，未見於視覺及聽覺的研究。這使嗅覺成為深奧難解的謎。所幸，生物學家、心理學家、教師、行銷經理、人力管理專家，甚至國防部等，對嗅覺的研究愈來愈感興趣，使嗅覺不再是被遺忘的官能。

目前正進行的嗅覺研究，大部分是基於商業需求，稍後讀者便明白。在實驗室裡，受試者先與香氣接觸，接著以儀器測量他們的皮膚電反應、皮膚溫度、肌肉張力、心跳速率、呼吸頻率及血壓。腦部的影像圖也顯示出受香氣影響後的改變。沃倫博士(Craig Warren)及沃倫柏格博士(Stephen Warrenburg)曾指出：「愉悅的氣味似乎能增進創造力，使人們獲得更多正面的評價，並勾起更多美好的回憶。」這吸引大型企業善加開發及利用嗅覺，我們也可以天然的方式駕馭之。

經由皮膚吸收

將精油直接塗抹於皮膚上是芳香療法的主要途徑，而且許多試驗已顯示，以精油按摩不久後，血液或尿液中會出現精油的成分。此外，皮膚能吸收沐浴精油也是有證可考的。史林柯博士(Peter Slynko)曾在烏克蘭科學院證實，流汗後數分鐘，毛孔仍呈張開狀態，能將表皮所接觸到的任何東西吸入，並在稍後出現於血液及淋巴液中。

顯然地，精油確實能從皮膚進入體內，問題是有多少成分通過，它們是如何辦到的？皮膚是人體最大的器官，它是一個重要的代謝場所。化學分子在此被修飾，以供應體內的各種需求──或當作建材，或當作燃料，或加工成易排出體外的分子。例如，酯化酶即涉及這些功能。皮膚也是P450酵素的工作場所，這個酵素羣是體內最有效率的解毒機制之一。肝臟內有高濃度的P450酵素，肝臟與前述的鼻腔黏液皆是人體的解毒機器。由於皮膚內的P450酵素羣能防止毒素損害體內，這說明為何長久以來以皮膚途徑使用精油一直是安全的方式。表皮內的P450酵素羣可以改變有害的分子或固定這些分子，使它們留在上層的死皮中，等待被排出。

精油對皮膚的極佳滲透性要歸功於它們的高度親脂性。一旦通過皮膚表層，精油內的分子將經由微血管血液及組織液間輸送。熱氣似乎能助長吸收效率，按摩前提高室內溫度和按摩手指的溫度，或先使精油瓶在手中溫熱等，都是不錯的方法。以毛巾覆蓋按摩過後的部位，防止精油蒸散，也可促進精油的吸收。以皮膚途徑使用精油的最大優點是可以直接將精油塗在需要的部位——例如治療疼痛或發炎部位。同時，這也是使精油進入血液的好方法，進而經由血液輸送到全身各處，包括大腦。

➲精油的排出途徑

精油自身體排出的途徑視其種類而定。研究人員認為尤加利經由呼吸被排出，檀香經由尿液，廣藿香經由糞便，而玫瑰油透過皮膚的排汗。以純度2%的薰衣草油按摩五分鐘後，可在血液中偵測到主成分——沈香醇(linalol)及乙酸沈香酯(linalyl acetate)。二十分鐘後，可測得最大濃度值，九十分鐘後，大部分的沈香醇及乙酸沈香酯均已被排出血液外。這並不表示薰衣草的效用不持久，薰衣草和其他精油皆會在體內引發各種化學反應，並且當它們完成任務後，便可以離開了。也許該這麼說，當一些較易偵測的成分排出，可能還有一些較小的分子滯留體內，或許繼續完成它們的工作，稍後我們將討論可能還有其他因子參與。

心 智

幾千年來，哲學家費盡心思地為「心智」下定義，即使今日，仍衆說紛紜。有些人說，心智是靈魂的落腳處，有人認為它不過是個人經驗的總和，故亦謂之意識。為了簡單起見，我在此把心智當作一切主要發生於大腦的活動，包括個性、思考過程、智力、心情（飛揚或低沈）、情緒（例如愛及恐懼）。

諷刺的是，大腦雖是情感與感覺的坐落處，但它卻沒有疼痛的受體，因此在局部麻醉以切開頭蓋骨之後，腦部的手術可以在未施麻醉藥的情況下進行，病人仍有意識。大腦似乎是一個結構明確的器官，只是腦內有些神經超過一公尺長，因此，何處才算腦部和身體的交界？如行釐清分界？你可以說大腦的末端在手指尖，例如打電腦時，大腦的訊息便是一路傳下來，直達指端。就構成而言，大腦是重約三磅的肉色及灰色物質，有90%是水分。大腦內有上千億個細胞，並且這些神經細胞有一百兆種可能的連結。

透過訓練可使有特殊性向的人展現令人嘆為觀止的算術能力。例如《超自然Ⅱ》(*Supernature II*)一書中所記載的艾肯教授(Aitken)。當人們請他將分數4／47轉換成小數，他在四秒後便開始回答：「答案是0.8510638297872340425531914」他吞了一口氣，又繼續：「893617021276595744 68」，到此為止是一循環，接著他又從：「0.8510……」開始唸。這位艾丁堡大學(Edinburgh)的數學教授顯然是位天才，但要展現此驚人之舉，他必須訓練自己的記憶力。在書寫工具及印刷技術尚未發達的從前，求生訊息的聯絡、歷史及習俗的世代相傳都得依靠好的記憶力。當時，那些善於記憶的人好比當今的圖書館。現在，人們懂得不斷地磨練大腦，每天吸收新知識，時時提供大腦新的刺激。衆人皆知，小孩若在學齡初期開始接受密集的學習訓練，則在進入青春期前，他可以大量地吸收知識。姑且不論為何人類的智力有如此的擴充性，也不管演化的過程是如何進行，能運用及考驗我們的大腦已是樂事一樁了。人類自豪能夠修理汽車、完成填字遊戲、贏得一場爭辯、發表政治觀點、通過考試等等。大腦不僅是人類最有價值的工具，它還是我們的同伴、密友、衛護及家園。

除了記憶及算術，我們還充滿情感。悲傷時，淚流滿面；憤怒時，臉紅脖粗。各種喜、怒、哀、樂的感覺或許是演化出來的益處——假使我們不因某人偷走我們最後一條魚而感到生氣，我們便不會設法將魚奪回來，那麼我們只好忍飢挨餓；試想我們若沒有親情，那麼誰來照顧嬰兒？當你的伴侶搬出去住後，你可能孤零零地坐在沙發上掉淚，這種失落感恰突顯兩人在一起的重要性。這種彼此需要的感覺使我們處於演化上較有利的成雙成對及羣聚的現象。在工作場合中，不論專家與否，分工合作總是比孤軍奮鬥來得有效率。這也說明人類是相互依存的。

隨著時代的進步及生活方式的多樣化，我們的大腦正面臨極度的壓力。難道我們的大腦專被設計來應付現代都市生活的繁瑣細節嗎？每天，我們在新聞播報中醒來，通常都不是什麼好消息。接著，郵差捎來信件，裡頭多的是付不完的帳單。早餐後，開車上班又是另一場噩夢；一路上交通阻塞，烏煙瘴氣。總算抵達工作地點，上司的命令一下，戰戰兢兢地又迎向新的挑戰。不論工作上意見不合或發生任何不愉快，都得設法熬過，以免薪俸打折扣。當我們趁休息時間隨手翻閱雜誌，偶然讀到一些教人成為標準的父母、可愛的戀人、成功的上班族等文章，我們開始感到罪惡。下班途中，我們順路到超市購物，抉擇的時刻又來了。拿起一顆蘋果，不知道新鮮否？有沒有打蠟、農藥、輻射物？想買一些冷凍食物，又躊躇起來，不知買回去的食品是否都迎合家人口味？回到家中，吃過晚飯，我們看電視消遣。看到悲劇使我們感動流淚，觀賞棒球比賽使我們竭力嘶吼，精彩的廣告片激發我們的購買慾。關掉電視後，我們安排明天的事情，把衣服丟進洗衣機，再熨燙明日的外出服。等到就寢的時刻，我們已身心俱疲了。我們的大腦生來就是為了應付這一切嗎？還是為了可以欣賞夜空中的星光閃爍以及思索宇宙的奧秘？

要是每個人的大腦都相同，那麼科學家便好辦事了。他們可以因此架構一個標準頭腦，並以此來評判每個人。可惜，事情沒那麼簡單——每個人的大腦都不同。雖然如此，腦部的測量仍照常進行。我們不僅可以得到靜態的電腦斷層掃瞄圖(CAT)，還可以透過發射正電子的斷層掃瞄、磁共振影像(MRI)、超導量子干擾儀(SQUIDS)等方式捕捉活生生的動態影像。

過去數十年內，我們耳聞許多關於神經（衝動）傳遞物質（或稱腦內化學物質）的報導。尤其常聽見基色胺及正腎上腺素等名詞，好像它們已成了稀鬆平常的日用品，特別是當許多製藥廠爭相仿造這些化學分子之際。其實，目前科學家對哺乳動物的中樞神經系統研究得最透澈的神經衝動傳遞物質要算是乙醯膽鹼（簡稱ACh）。科學家僅確知介於運動神經元軸突與中間神經元之間的突觸是由乙醯膽鹼傳遞訊息。除此之外，科學家尚無法培養其他部位的突觸，以確知其間的神經傳遞物質。而且，儘管乙醯膽鹼在神經及肌肉細胞之接連處的作用已被了解，但關於這神經傳遞物質在大腦如何作用，仍有待研究。在有關腦部研究的書籍中，隨處可見「假設」、「可能」、「或許」以及「我們不肯定……」等用語。這絕非因為科學家信心不足，實在是我們還不清楚這些神經傳遞物質如何運作。

多巴胺及正腎上腺素是另外兩種被發現的神經傳遞物質，不過它們較不常見，僅占腦內所有神經傳遞物質的一小部分。

除了神經傳遞物質，許多神經元（即神經細胞）的末梢還含有胜肽分子——它們可能也是神經傳遞物質，目前還不確定它們的功用。雖然人類對鴉片的認識至少有五千年了，但是到近幾年科學家才發現神經元及腦下腺也會製造鴉片劑，這和嗎啡一樣，能減輕疼痛及產生愉快的感覺。大腦的神經元上有若干種鴉片劑（麻醉劑）的受體，但科學家坦承，「目前對於這些大腦中的鴉片類似物以及其受體的可能功用仍所知不多。」

就科學而言，知道某種化學物質的作用和知道它是如何作用是兩回事。目前，腦部的科學研究仍處於辨識腦內化學物質及其引發的化學反應之階段，科學家並設法抑制或促進這些化學物質的作用。然而，我們不要高估現代醫藥的發達度，湯普生(Richard Thompson)指出，治療躁鬱症的藥物為何能發揮功效仍原因未明。

精油如何作用於大腦

精油可藉由兩種途徑抵達大腦：嗅覺及皮膚的吸收。位於鼻子正上方的嗅球，其實屬於大腦的一部分，它是從邊緣系統延伸出來的。由若干結構組成的邊緣系統，在大腦皮質部形成一環狀基座。它是情緒、性愛、記憶與學習的中樞，這些功能會受嗅覺的刺激——即使是下意識地。邊緣系統介於自主及不自主神經中樞之間，並連接左、右腦。精油透過嗅球，直接與邊緣系統接觸。嗅覺是相當複雜的反應，科學研究尚未揭曉它們是如何進行的。

不過科學界倒是發現人腦裡遍布benzodiazepene受體，這些受體也是Valium及Librium等鎮靜劑類藥物的作用位置。早在化學家發明醫藥之前，這些受體已存在大腦中，這或許意謂著自然界也有類似的物質能與這些受體反應。現在，研究者發現，老鼠的嗅球上有大量的benzodiazepene受體，而他們認為人類也不例外。或許我們天生就是要透過鼻子來吸收天然的鎮定劑（芳香分子）。

我們的血液循環有一套結構能防止大分子進入大腦，這即是所謂的「血腦屏障」。或許由於分子小以及親脂性，部分精油可通過血腦屏障，進入大腦內。（就像許多化學藥物一般）。精油可以各種途徑進入血液循環：透過鼻腔上方的微血管、透過口腔及呼吸道的黏膜、經由陰道及肛門（塞劑方式）、經由消化系統（口服方式）、經由皮膚吸收（按摩方式）。儘管大腦僅占全身2%的重量，但它需要15%的血液供應量。

「精油如何影響大腦呢？」最簡單的回答是，「我們不知道。」由於如此仰賴植物以維持健康，加上植物的化學反應與人類的如此相似，使植物提供的天然化學物質被視為啟動人體內反應機制的鑰匙。藥物藉由各種不同的方式影響大腦內的神經傳遞物質——它們可以阻斷神經傳遞物質的合成，或阻礙其在軸突內的前進、形成突觸囊、釋放到突觸，以及附著於受體上。科學家往往無法確知是哪一部分的機制在運作，更遑論要我們去了解精油如何影響大腦了。

然而，腦部的化學研究已為科學界引進新的討論話題，那就是為何某些精油有應變的特性，即所謂的「適應基」(adaptogens)。例如，少量的薰衣草有鎮定效果，而大量使用時，則變成興奮劑。這種兩極化的矛盾現象曾經使研究精油的人困惑。不過現在我們知道，即使在我們自己大腦內的化學分子，也存在這種應變性，例如多巴胺，或乙醯膽鹼——此化學分子抑制心肌細胞的活動，但卻活化骨骼肌肉細胞。德國慕尼黑大學的華格那博士(Dr. Wagner)曾發表一篇以藥草當作應變的評論。他和研究小組對「適應基」作如下定義：適應基是用來使生物進入高度的抵抗力狀態，以期提高對逆境（生理或心理）的抵抗力，並適應各種挑戰。我對此定義十分滿意。

精油有許多有趣的特性，這可能有助於解釋它們如何發揮作用。它們似乎會影響酵素的工作，酵素是動物、植物體內引起化學分子轉形的複雜有機物。布包爾博士(Gerhard Buchbauer)指出：「某些單萜類衍生物，例如香荊芥酚(carvacrol)及小茴香酮(fenchone)，會抑制乙醯膽鹼酯酶，這種酶會壓抑痙攣性向肌抑制機轉(spasmogenic musculo tropic inhibition mechanism)。他還說：「精油的成分聚積在神經細胞膜上，堵塞了鑲嵌於細胞膜上的離子通道（由蛋白質分子構成）。這阻塞會改變細胞膜的物理特性，尤其將改變其離子通透性。」

假使精油與某種細胞膜上的脂質作用，造成鈣離子通道功能的改變，則這裡牽涉到的是基本生理反應的改變。此外，如前述，精油還會影響酵素的作用。神經傳遞物質通常由來自植物的成分製成的。例如，基色胺是從色胺酸經由5－HTP而製成的，色胺酸是存在香蕉及其他蔬菜、水果裡的天然胺基酸。再加上精油的電性、極性、左右旋異構物、發射紅外線等特性，使精油的研究相當複雜、難解。不論我們將精油視作啟動化學反應的鑰匙，引起化學分子轉形的催化劑或是帶電的中介質，它們基本上都算是作用子──會激發體內的治療機制。

我認為大部分精油的活性及醫療價值會在萃取出的兩年後開始消失。它們或許仍具芳香氣味，但其療效則較差了。不過，還是有些精油不受此影響，可以保有其殺菌效果許多年，例如百里香、尤加利、野馬鬱蘭等。我們可以感覺精油有不同程度的「活力」。我知道這聽起來不太科學，但是有些精油就是不帶勁，這是很難判斷的，除非你有豐富的經驗或相當精密的儀器。

精油透過不同的途徑離開體內──呼氣、排汗、尿液或糞便。這使我們好奇為何每一種精油都有其特定的排出管道？芳香療法會解釋因為特定的器官與特定的精油產生「共鳴」，而物理學家則可能說是因為「選擇性的同步振動」(反地心引力)。另一項有趣的現象是人們經常會被某種香氣強烈地吸引或排斥，而這種反應不一定來自記憶中的經驗。例如，穗甘松(spikenard)不是人們經常容易接觸到的精油，但當人們第一次聞到時，每個人的反應皆不同。所謂的芳香是非常主觀的，只是我們不知道原因何在。

精油與水的關連

一般人認為精油與水完全不相容，這是個不盡正確的觀念。其實，精油的蒸餾過程中經常產生玫瑰水及其他純露(hydrolats)等副產品。在蒸餾期間，芳香分子隨著蒸氣上升，待冷凝後，精油才與水分開，上半部為精油，下半部是水。這蒸餾的副產物——純露，在歐洲被用於植物療法，這是一種植物藥劑。不過橙花露被用於烹飪，已在歐洲盛行好幾世紀。我們或許不明白原因，但蒸餾過程中，經冷凝後的水分確實含帶玫瑰的香氣或被蒸餾植物(即精油的來源)的氣味。當你放六滴天竺葵精油於浴缸中，並看見這些油滴浮在水面上，你若願意嚐嚐尚未接觸到精油的洗澡水，便會發現這水有天竺葵的味道。由此可見，芳香分子或精油的振動會設法溶入水中。

在科學期刊《自然》(*Nature*)中，有一篇令我深感興趣的報導(No.30, 1988年6月份)。那是由十三位科學家執筆，他們展示即使當抗體在高度稀釋的水溶液中無法被偵測到，但它們的記憶力還存在，使這抗體溶液仍具有生物活性。《自然》期刊的代理編輯對這篇報導的評論是，假使這結果被證實，則「我們將放棄兩個世紀以來對生物現象所作的觀察及理性的思考，因為這項研究發現無法以一般的物理定律來解釋。」主持這項研究的首腦人物班維尼斯特博士(Jacques

Benveniste)後來在電視節目中與反派人士進行三個小時的辯論。隨著爭論愈演愈烈，觀衆可以目睹一種全新的科學途徑是多麼難以被缺乏想像力的人們接受。當時，班維尼斯特博士正服務於法國國家醫學研究院，並且是法國頂尖的生物學家及免疫學家，同時，他曾在《自然》期刊上發表過千篇文章，其他二百多篇報導散見於各科學雜誌，其中有兩篇堪稱人們引經據典的經典之作。在他發表這篇頗具爭議性的文章之前，《自然》期刊的總編要求他請其他實驗室重複這實驗，結果，皆成功地在以色列、加拿大及義大利等國家完成。雖然如此，爭議仍持續不輟。

班維尼斯特博士的發現對下列各項研究有深遠的啟示：對抗療法(allopathic)和順勢療法(homeopathic)、精油使用和芳香療法（更遑論公共用水的管理）。當芳香分子進入水中，此分子的功能將遍布水中。想了解這是怎麼一回事，得先探討水的性質。

我們體內上下到處都是水，我們的身體有65%是水，腦部則有90%是水。不過根據佛拉那岡(Patrick Flanagan, M D)指出，「水是世界上最神秘、無形的物質之一。」佛拉那岡在十七歲時，被《生活》(*Life*)雜誌喻為全美十大科學家之一。當佛拉那岡還是康達博士(Henry Coanda)的學生時，即對水發生興趣。康達博士在1920年代發現，液體流經任何表面，皆有附著於那表面的傾向，這即所謂的康達效應(Coander effect)。康達博士對於恆查族(Hunza)飲水中所含的大量膠體礦物質（與離子礦物相反）深感興趣。恆查族人居住在喜馬拉雅山的西邊，他們通常能健康地活到一百多歲。「膠體」(colloid)一詞源自希臘文中的「黏膠」，用以形容人體、植物及動物體內遍布的物質（植物內的膠體有一功能，即保護細胞免受凍傷）。佛拉那岡認為，膠體在水中具有能量「種籽」的性質。在人體中，膠體對體內各種反應皆重要，因為它們會影響電流。

水是絕佳的電導體，想想大腦裡含90%的水分，即可知其重要性。由於氫原子僅能提供一個電子給其他原子，因此當它與氧連結時，這種連結是相當薄弱的，使水分子(H_2O)形成流體。水可被形容為一長分子，因此當我們在此端輸入精油，可在彼端偵測到。下次，當你看見精油浮在水面時，這時整個水缸內的水皆已具有精油的特性了。鼻腔上端的含水黏液如何將所接收到的芳香分子轉譯成訊息傳給嗅球？在此，精油遇水的反應是否提示些什麼？我們已知的是，水中的物質可藉由滲透作用進入體內，這也是我們透過沐浴吸取精油的原理。

精油與體質粒的關連

體質粒(somatids)指的是超顯微、次細胞、有生殖力的活體。它們的驚人之處是，紫外線（常用於殺菌）、五萬侖目(rems)的核能放射量及攝氏二百度以上的高溫等皆無法破壞它們。而且，體質粒無法以鑽石切割，並對任何再強的抗菌劑都没有反應。

奈森(Gaston Naessens)之所以能發現體質粒，是因為在1950年代曾與Lietz光學儀器工廠的技工共事。他自製一架顯微鏡，能使活的物體放大到三萬倍，解像度達150埃（Angstroms，1埃＝一億分之一公分）。電子顯微鏡可放大物體至四十萬倍，解像度達30～50埃，不過使用電子顯微鏡時，「需要改變被觀察物體的物理狀態」奈森解釋。然而，想了解體質粒，或甚至想正確地辨認它們，我們必須能夠看到它們所經歷的改變。奈森發現，這些在血液中被稱為浮渣(dross)的小碎屑，其實是形狀不規則的活體。

1990年，我有幸地觀賞到介紹體質粒的影片，這些小東西看似短小、閃爍的碧綠色小蟲，與紅血球相較之下顯得微小但數量卻多得多。在健康人的體內，體質粒經歷三階段的循環（體質粒、孢子、雙孢子），並分泌trephone，這是細胞分裂不可或缺的荷爾蒙。然而，當免疫系統衰弱不振時，或因焦慮、創傷而使免疫系統不穩定時，體質粒將經歷另十三種變形過程（包括細菌、分歧桿菌(mycobacterial)、擬酵母菌、子囊芽胞(ascopores)、菌絲等形狀）。

所有的生物體內皆有體質粒，包括植物的體液裡。根據奈森的前妻法蘭斯瓦(Francoise Naessens)指出：「這些微小的顆粒本質上是帶電的物質……體質粒其實是具體而微的能量濃縮子，是目前所發現最小的能源活體。」想了解此話的含意，不妨將體外培養的體質粒注射到一小塊新鮮的肉內，將肉放入真空的密封管中，置於太陽下，你將發現這塊肉不僅仍保有新鮮，而且還會長大哩！

奈森說：「在所有生物性的液體內，特別是在血液中，我們觀察到一種基礎顆粒，它們被賦予負電排斥力的運動，並擁有不規則形狀的特性。」精油是一種生物性的液體，因此我們大可認為精油內也含有體質粒。或許在未來的研究中，我們將發現精油以某種方式轉移體質粒（微小的能量濃縮子），或影響trephone因子——無論以化學的、電學的或能量的方式——並使體質粒維持對我們有利的三階段循環。

奈森不僅發明高解像力的顯微鏡及發現體質粒，他也以樟腦及其衍生物為基質，發展出一種稱「714－X」的新產品。此產品已順利地醫治了上千件癌症病例以及數十件愛滋病例。奈森寫道：「在完成若干樟腦及其衍生物的實驗之後，我們發現這產品具有驚人的藥物特性……它將氮攜至腫瘤細胞，以壓抑其生長。這作用就像癌細胞產生分泌物以麻痺免疫系統一樣。」芳香療法師將發現奈森選擇樟腦作為研究對象是一件有趣的事。龍腦油(Borneo Camphor, Dryobalanops Camphora)在芳香療法中被當作一種鎮定劑，在其他場合則可作為滋養劑。某些精油中也含有少量的龍腦成分，例如薰衣草油、肉桂油、迷迭香精油及某些牛膝草油。

其他因子

生命裡總有一些無形的力量。空氣中蘊藏著許多看不見的訊息——從行動電話的交談，到衛星電視的畫面。沒有一位生物學家討論生理反應時不提到電性，這也是我們看不見的東西。物理學家告訴我們，所有的生命基本上都是一種振動。更誇張的是，有的科學家認為生命只是一張大的3D立體照片(hologram)！（參考 Michael Talbot 所著的 *The Holographic Universe*, New York, Harpeer Collins, 1991）。目前，初步的研究正在揭示一項芳香療法師早已知道的事實——精油的作用遠超乎生理的層面。

摘要

在生物科學的領域裡還有許多待學習。光是討論精油的化學組成就可能冷落了生物特性中的其他重要因子。更何況，到目前為止，科學尚無法辨認出所有的精油組成。生命即是活著，這是重點！自然界有能力在某種驚人的程度內保留生命力。在丹麥，有一種植物的種子(Spergula arvensis)在一千七百年後還能發芽，而在中國，滿州蓮的種子在一千年後仍有生殖力。在我們確認精油內某種成分的醫療價值的同時，別忘了它們有可能與其他因子分工合作，而且精油裡的各成分可能彼此相輔相成，以達最佳效果。我們常發現我們知道某種精油適用於某種狀況，但卻無法解釋其化學作用是怎麼產生的。精油的種類琳瑯滿目，它們不僅是化學物質，更應被視為能量充沛、效果顯著的多功能液體。儘管外界的質疑，芳香療法師仍要強調精油含有「活力」。在科學能反駁這論點之前，可能還需經過一段時間。

該用哪一種藥

從事臨床芳香療法師多年，我覺得醫學專業人員不願善加利用精油的好處，實在十分遺憾。天然療法與醫學界（包括化學製藥廠）之間似乎仍呈對立狀態。醫生們往往容易漠視其他可以補救的醫藥或療法，因為他們對這些途徑既不了解又缺乏經驗。

這種對立與偏見和化學製藥業的發展及保護市場利益有關。換句話説，其中有利潤的因素存在。製藥業者耗資百萬英磅顧用政治説客、公關人員及業務代表四處鼓吹意見領袖、一般大衆及醫師拒用天然代替品。這種保護市場利益的作為，受害者還是病人患者。

普通科醫生大小病通看，他們沒有足夠的時間提供患者更詳細的資訊，所以患者只好自行研究，這似乎可以見諒。但醫院裡的專科醫師，他們面對的病症不多，應該可以研究其他可能的醫療途徑，以期更能對症下藥。很可惜的是，精油未被進一步地研究，以治療心理狀況。而抗病毒精油也未被加以探討，以用於紓解耳痛、感冒與流行感冒以及其他更嚴重的病毒感染。大家都知道化學藥物為我們解決許多問題，但有許多病症是化學藥品無能為力而得訴諸天然療法的。

芳香療法受外界批評的一點是——它的測試不夠科學，我們不知道這些物質是如何作用的。其實，基於金錢利益而與天然療法唱反調的化學製藥業，也經常搞不清他們的藥物是如何反應的。舉例説吧，多年來，業者始終告訴醫師使用三環基藥物治療憂鬱症成效卓見，因為這類藥物會改變正腎上腺素及基色胺（皆為神經傳遞物質）的天然濃度。但由於我們對大腦裡神經傳遞物質的實際運作情形所知有限，因此廠商的說詞，其實只是理論。這理論存有一些疑點。首先，測量尿液中這些物質的濃度是不可靠的方法，它無法顯示大腦中這些物質的確實含量。再者，並沒有可信的證據透露，憂鬱症患者真的有較低的正腎上腺素及基色胺濃度。而且，令人費解的是，三環基藥物在正腎上腺素突觸及基色胺突觸的作用僅只數分鐘內的事，何以患者需數週的時間才能收效、改善病情？這時間上的差距如何解釋？（就像使用多巴胺治療精神分裂症，也有此疑問。）儘管社會大衆，甚至包括醫生不清楚，藥物專家早知道化學藥物被用於處方上已成為習慣了，即使理論站不住腳，只要見效就好了。

不願使用天然藥物，而僅樂於開化學處方的醫生，應對這些化學藥物深入研究，並問問自己——是否每個人都確實了解這些藥物的作用？儘管研究人員尚未完全明白藥物的反應機制，其產品的執照仍照常地被頒予。在美國，目前上市的藥品中，75%是未經充分的科學分析。

另一項反對天然療法的評論是，外界認為這種療法可能有毒。他們聲稱：「天然的不見得安全。」没錯，自然界裡的確充滿危機，就像有人誤食毒莓、毒蕈，但它也充滿著自然的恩澤。人類與天然藥物的接觸已超過數千年，在漫長的時間裡，人類已從經驗中學習到自然界中什麼東西好吃或有毒，什麼東西有療效。芳香療法便是取自人類這豐富的經驗累積，其實，這也是化學製藥廠尋求天然醫藥而加以人工合成的來源。幸虧某些植物提供的天然成分，否則癌症的藥物不知要多貧乏。以我多年來的臨床經驗，我可以信誓旦旦地告訴各位，除了某些人對某些植物或植物產品所引起的皮膚過敏，在英國境內，我很少聽見純精油在經過合格的芳香療法師正確地使用後，發生什麼不良的副作用。根據德國慕尼黑科技大學化學教授華柏納(Dietrich Wabner)指出，引起皮膚過敏不適的成分可能是那種精油裡所殘留的農藥，而不是由精油本身引起的。由於媒體的報導，使化學藥物的副作用愈來愈廣為人知，而且已有一些不錯的書籍專門介紹這些問題。當我們了解迄今天然療法仍罕見有毒的報導時，若還以天然療法可能有毒的論調批評之，豈不荒謬可笑嗎？

同時，化學藥物潛藏的危機也時有報導。在美國醫學協會期刊（*Journal of the American Medical Assciation*, No. 27, 1987年11月，p. 2891），我們看到每一千名住院的病患中，就有一名死於醫學所提供的藥物。另外，根據化學藥劑行銷報告期刊（*Chemical Marketing Reporter*, No. 2，1989年1月），使用非類固醇消炎藥(NSAIDS)的六千八百萬名美國的關節炎患者中，每年有一萬至兩萬的死亡病例。面對化學藥物層出不窮的副作用，卻頻頻指稱精油可能有尚未知的副作用，這是極不公平的。例如，在艾里・莉立藥廠(Eli Lilly)的抗憂鬱藥Prozac的資料單上，不僅記載此藥可能引起疹子及其他過敏反應，還列出一長串副作用，包括發燒、腹瀉、噁心、嘔吐、失眠、焦慮、昏昏欲睡、疲勞、抽筋、肺部毛病、掉髮、性功能失常等等。很明顯地，接受Prozac治療的憂鬱症患者出現輕躁狂或躁狂，人們卻視之為安全的藥物！

在美國，藥物安全是由聯邦藥物管理局負責，不過根據參議院代表韋斯(Ted Weiss)指出，藥物管理局核准的一百九十八種醫生處方中，有一〇二種在1976～1985年間引起嚴重的反應，迫使他們必須重新檢定或從市場中清除。目前針對心理狀況的化學藥物中，有多少是注定要被回收的？時間將揭露它們的弊端。

天然藥物經常被貶視為安慰藥(placebos)──沒有化學活性的物質，其效果來自心理作用。諷刺的是，在化學藥物的領域裡，安慰效應頗為人知──經過世界各地的研究，人們認為安慰效應使30～35％僅接受糖果藥丸的嚴重病患恢復健康。有一羣專治狹心症的醫師發現，假開刀（將患者的胸腔切開後又縫合）與真正動手術（將乳動脈綁住）的治癒率相等。而在一項評估新化學療法的研究中，醫師驚訝地發現，僅服用安慰藥的對照組中，竟有30%的患者出現掉髮！甚至有人發現，安慰藥和嗎啡一樣能紓解疼痛。顯然地，安慰藥是醫學中的一環，而且安慰效應發生在各派醫療中，並非僅限於天然療法。

的確，在1992～1993年間，安慰藥使英國國家健康服務局耗資至少七千七百萬英磅，這正是醫生為病毒引發的感冒及喉嚨痛所開的抗生素的總價錢。事實上，醫生都知道抗生素對病毒感染無濟於事。曾有報導指出：「許多醫師往往沒有足夠的時間向病人解釋為何他們不需要任何藥物。」換句話說，抗生素對感冒的人是安慰藥。報導還說：「藥物服用過量將提升病菌的抵抗力，並破壞體內微生物的平衡，使更嚴重的感染有機可乘。」

當我在作芳香療法演講時，我很明白地告訴聽衆，精油並非萬靈丹。誠然，我有太多理由感謝化學藥物帶來的療效，但不能因此而否定精油的益處。在某些情況，精油可能也有安慰藥的功用，但有何不可？只要病人因此而改善病情。但是精油絕不僅止於安慰藥，已有上百篇科學報導證實此論點。身為一種補充療法，正確地使用芳香療法是恢復健康的安全途徑，要是讓它蔚為風尚，將為人類帶來更多的福祉。

第三章

現代人的心理

這是個發狂的世界！搶劫、綁票、販毒、失業，各種壓力從四面八方逼進。我搖頭納悶，為何我們還沒瘋掉。日子還是要過的，除非中了樂透大獎，否則我們還是每天為生計繼續拼命，在無休止的漩渦中求生存，我們能熬過來嗎？

無怪乎有半數的人口在迷幻藥或酒吧裡度日，或藉煙癮把自己抽成槁木死灰。想振作嗎？如果你覺得自己頹廢萎靡，不妨上醫院看醫生，當你在等候室，或許會不經意地拾起舊書刊，看到一篇〈那天我發瘋了〉的文章，這是有關鎮定劑上癮者的報導。文章裡有一段這麼寫著：「這些年來我開始發現我整個性格在改變。我開始打小孩，並因為微不足道的小事而對他們怒罵、尖叫。我不是這麼壞脾氣的人，我想我真的變了。」你偷偷地挾帶這雜誌進入門診室。你在五分鐘內告訴醫師你的問題之後，醫生拿起處方箋振筆疾書起來。你問醫師：「你寫的是什麼藥？」他回答：「鎮定劑。」你擔心地拿出剛才那篇報導給醫師看。「喔，是啊！但願我們不至於變成那樣，只要你的情況一好轉，我們就停用鎮定劑。」你若問是否有其他代替品，醫師可能向你介紹一種新的基色胺抑制劑，不過這類藥物已知有副作用，諸如個性的改變。「還有沒有其他取代品？」你問。「心理治療。不過至少需等六個月，因為等候名單上已大排長龍。」你道謝後，拿著處方箋離去。

假如你住在美國，你可能像其他人一樣，決定作心理分析。然後你估計需花多少治療費——一堂五十分鐘的治療課需一百五十美元，一週四次，四年下來共計124,800美元。你負擔不起這數目，於是在英國或美國，都有各式各樣的電話諮詢醫療師，他們能夠催眠打電話求助的人，使對方一五一十地說出生活上的問題，進而找出「癥結」所在（電話醫療師可能告訴你，這問題源自你的前生前世）；還有占星人士及通靈者可以預卜你的未來。此外，市面上有許多錄音帶教你如何有自信、發財、保持年輕、放鬆心情等等。在應有盡有的諮詢熱線及產品中，你頓時眼花撩亂，無從選起。你覺得更混淆不清，心情比剛開始時還沮喪，難道全世界只有自己還分不出方向、理不清頭緒？你倒杯飲料，抽出一根兩年前戒煙時所藏匿的香煙。

「現代人的壓力」似乎是一句老掉牙的話，但這句口頭禪千真萬確。環顧你的四周，多少人不是背負著家庭責任或金錢重擔、陷入膠著的人際關係或拼命地追求他們渴望的人際關係、受不健全家庭的折磨或擔心病榻上的親人、或僅是被過度的工作壓得無法透氣。你可能好奇——難道沒有真正快樂的人嗎？

在本章中，我將逐一探討現代心理所直接面對的問題。在「心理與身體的關連」一節中，我們將看到生理與心理其實是一體兩面的。在「毒品文化」一節中，我們將討論所謂的「娛樂藥」及其所引發的新問題，例如，古柯鹼剝奪人們的性格。在「上癮」一節裡，我們將發現，簡單的一杯茶會使人跌入鎮定劑上癮的惡性循環中，而嗑毒將使正常的人成為強匪及謀殺犯。「意識與控制」一節中將探討在視聽混淆的媒體叢林中找回自己是多麼困難的事。在「未知的心靈世界」裡，將提醒大家，世間還有許多未知的事物。在「精神與靈性」裡，將探討宗教懷疑論及心靈空虛的問題。在「心理療法、諮詢及其他療法」一節，將為某些人提供去向。最後，在「冥想及心像術」中，將為另一些人提供途徑。

我有一位朋友在伊索比亞從事孤兒院的工作。那裡的小孩一無所有──沒親人、沒住處、沒家當，要是有人給他們一枝鉛筆，他們會認為自己很幸運。雖然如此貧乏，但他們很快樂。這朋友告訴我，當她回到倫敦，看見物質無缺的人們愁容滿面，真是驚訝萬分。我們無形中已失去快樂的能力，不僅是和朋友或戀人聚首的快樂，而是一種開闊、樂觀的態度，我們每個人都應該擁有的。生活是一種福氣，是一場高潮迭起的冒險與學習，儘管途中有些崎嶇不平，但生活的目的就是要快樂，這是每個人與生俱來的權利。我們的周遭有許多事物可以幫助我們在黑暗中找到一線曙光，包括稍後將介紹給各位的天然精油。

心理與身體的關連

試想有一把劍擊術的劍筆直地穿入身體卻不痛不流血會是什麼情景？這就是荷蘭人大猶(Mirin Dajo)在1947年於蘇黎士柯斯高劇院所表演的精彩一幕。當下有一位觀衆心臟病發作，送醫不治，這齣戲因此被禁。不過，當時一名醫師聽說大猶的奇特本事，便要求大猶進行科學的檢查。於是在蘇黎士的某家醫院，面對大庭廣衆（包括醫師及記者）之下，大猶的助理再次以劍刺入他的身體，仍然是毫髮未損、不見血跡。在大批人馬簇擁下，劍還插在身上的大猶進入X光室接受檢驗，結果證實此劍果真筆直地穿透體內。待拔出劍後二十分鐘，大猶的身上僅留下前後兩道淺痕。大猶後來熱心地接受更多醫師的檢查，甚至有醫師用劍貫穿他的身體，幸好大猶不介意，否則這醫師恐怕要被控謀殺。

今日，在西班牙的瓦蘭奇亞市(Valencia)，有一位外科醫師不用麻醉劑為七百多位病人動過手術，他就是艾斯古德洛醫師(Angel Escudero)。事實上，他用的是心理麻醉劑──

就是在手術期間告訴病人不會痛。觀摩的人證實他並沒有用催眠術，這是思想轉移的另一類型。醫生說：「你不會感到疼痛。」病人聽了告訴自己：「我不會感到疼痛。」──果真如此。艾斯古德洛醫師指出，患者口裡有唾液是此療法重要的指標。他說，口乾舌燥是焦慮、害怕或恐慌的特徵。令一般醫師不可思議的是，艾斯古德洛醫師從不用抗生素，而他的病人也從未發生感染。

艾斯古德洛醫師稱他的方法為認知療法(noesitherapy)，而認知效應即是由個人的思考活動所產生的作用。艾斯古德洛醫師說，思考及想法會改變我們的動脈及每個器官，而且他鼓勵我們多作正面少作負面的思考，並學習過快樂的生活。艾斯古德洛醫師也接受自己的建議，每天在他美麗的庭園內打網球，那裡也是他手術及門診室的所在地。他無須通勤上班，在與其他地方沒兩樣的手術室內，艾斯古德洛醫師的助理是他親愛的家人：他的兒子是一位醫生，他的女兒是一位外科護士，他的妻子則負責和病人說話、握住他們的手，給予支柱與安慰。當手術刀深深地切入病人的血肉中，症人還能泰然自若，好像置身於氣氛和諧的聚會中！此時，病人仍有正常的感覺──但沒有疼痛。這一切顯然都是可能的，因為在人腦中有思考活動在操縱。「樂觀、正面」是艾斯古德洛醫師的忠告。

我們常在報章裡看到奇人奇事。例如，有一位母親見到被困在車底的兒子，竟有力氣抬起汽車，解救兒子。有位男士被一隻瘋狗追，情急之下，竟跳過十呎的高牆。我還聽說有位在戰地被俘的婦女，可以掰開鐵欄杆脱逃。也許你我都有這本事。

在緊急的情況下，大腦通知全身進入戒備狀態，並產生荷爾蒙，使我們隨時準備爆發行動──不是逃逸就是抵禦。恐懼也會停止本能的性反應，使我們不僅「性趣」缺缺，而且陰莖可能不聽使喚，陰道可能強力收縮（使陰莖無法插入）。另一方面，冥想可以緩慢身體的節奏、調整呼吸及控制血壓。使用生物回饋機(biofeedback)的人可以看著機器上的轉盤，控制他們大腦的節奏。身體與心理的相關連是可以觀察到的事實。

現在，科學研究也證實身體與心理是相關連的。大腦化學研究領域的前驅者柏特博士(Candace Pert)說：「你的心理存在全身每一個細胞裡。」曾任美國國家心理健康局大腦生化部主任，現任羅格斯大學(Rutgers)分子及行為神經學中心教授的柏特博士是大腦內鴉片劑受體及其他許多胜肽受體的發現者。二十年來，她持續領導大腦化學研究領域，並啟發當代的科學家，使科學家們現在確認大腦內的化學物質形成一連串的迴路系統，不僅只有大腦內的受體，還包括免疫系統、神經系統及荷爾蒙系統中的受體，皆與這些化學物質反應。換句話說，就生理層面而言，心理與身體是無法分隔的。

前面提到胜肽，它是由胺基酸串連而成的，也是蛋白質的建材。大腦內生產的嗎啡──enkephalin──僅由五個胺基酸組成，而同是胜肽類的因素林（胰島素）則含上百個胺基酸。胺基酸約有二十三種，它們以不同的排列及組合形成各式各樣的胜肽。這些胜肽與細胞表面的受體結合，通知細胞各種訊息，例如，細胞分裂、製造特定蛋白質、啟動基因等等，而這些反應最根本的來源是大腦的思考及情緒活動。

1980年代，當柏特博士發現神經胜肽的受體存在免疫系統的細胞上時，立即震驚科學界，並引發反對聲浪。然而，經過十五年的深入研究，許多實驗室重複柏特博士的實驗，並獲得更多支持的證據之後，柏特博士的發現才逐漸被接受。柏特將神經胜肽形容為「情緒的生化單位」。

這使阿希特柏格(Jeanne Achterberg)的研究不再難以置信。阿希特柏格是德州大學健康中心研究及復健的領導者。他發現，人們可以透過心像術的訓練，來增加血液中某種特定免疫細胞的數量。受試者依照訓練者的指示，可以提升T細胞或嗜中性白血球的數目。

焦慮現在被視為形成癌症的重要輔助因子，而有人聲稱，減少生活中的焦慮已為他們治癒癌症。假使能保持鬥志，並經常作冥想、放鬆心情及重整生活做自己想做的事，則能活得較久，這使癌症患者倍受鼓舞。

認為心理與身體是兩回事的時代已過去了。根據塔爾波(Michael Talbot)所著的*The Holographic Universe*書中表示：「深度被催眠的人可以控制過敏反應、血液循環模式以及近視狀況。此外，他們還可控制心跳速率、疼痛、體溫，甚至可以消除胎痣。」作者還報導一位患嚴重布洛克氏症(Brocg's disease)的十六歲男孩，經由催眠術而治癒。布洛克氏症是一種遺傳疾病，患者的皮膚厚硬、角化似蜥蜴。由此例中，我們看到遺傳密碼可受心理干擾！

心身疾病(psychosomatic disease)的定義是「由心理因素引起或惡化的生理疾病。」濕疹、氣喘、腸子不適症候羣及消化性潰瘍等經常屬於這類狀況。生殖系統可能也對心理因素有反應，例如有些不孕婦女在領養小孩後，突然能懷孕了。心理狀況不僅影響生，也影響死——焦慮可導致心臟疾病，使人走向墳墓。絕不要低估心理健康的重要性。照顧心理就是照顧我們的身、心、靈三部分。

毒品文化

在現代的世界，藥物是一種生活方式。糖果店裡賣香煙、酒吧裡賣酒精、古柯鹼在街頭交易、大麻在校園內吸食、安非他命是狂歡的良伴。似乎每個人都在尋找可以耽溺沈迷的樂子。就某種程度而言，這是消費文化的一種延伸——我們所買的東西已超乎我們的需求。這種購買慾來自廣告、同儕的壓力或焦慮。然而，太多的慾望對我們有害，有時甚至會致命。

或許曾有一段時期所謂的「娛樂藥」是相當安全的，可惜好景不常。今日，大麻的栽培經常使用殺蟲劑，這可能對健康非常不利。例如，在墨西哥，他們使用paraquat（一種除草劑），這種化學藥劑即使僅用少量，也可能造成無法挽救的肺部損傷。而在牙買加、哥倫比亞及貝里斯，他們使用glyphosate。同時，哈吸(hashish)被摻入鞋油成分及其他非尼古丁物質，使它不再被視為「天然」藥物。古柯鹼則比較像老鼠的毒藥，而不再是可可樹的衍生成分。

「娛樂藥」還隱藏著其他的危險。古柯鹼剝奪一個人的性格，使他是非不分，而且變成空無靈魂的屍骸，不僅為害自己，也波及周遭的人。海洛英是全然地有害，任何人在任何時機使用後，應接受腦部檢查。

酒精是目前最普遍及合法的藥物，但據估計，死於酒精的人數超過其他所有藥物的總合。在美國，公路車禍事件有半數是由於酒後駕車。這些肇事者的疏忽每年奪走兩萬兩千條人命。在1990年，全美有六萬五千人死於酒精的禍害，原因包括肝硬化、心臟受損、喉癌、口腔癌、舌癌、胃炎、胰臟炎、腦受損及其他許多因素。憂鬱及焦慮也可能由酒精引起。歐洲人可能視美國為酗酒者的天堂，其實，今日，美國消耗的酒量僅為1830年代的三分之一，而韓國的國民平均酒精消耗量居世界之冠，日本自從1950年代以來，全國的酒精消耗量已增為兩倍。每個國家的飲酒習慣似乎不盡相同——義大利人一天三餐離不開酒（每年有二萬人死於肝硬化），而芬蘭人似乎喜歡在狂飲後，醉倒於向前駛來的公車底下。

從以上的說明，諸位可能認為我是反對享樂的守舊派，那你就錯了。只不過，使用任何藥物若未適可而止，都可能造成遺憾。在追求刺激與快樂的同時，我們也要力圖減少其中隱藏的危險，最好是能找到既能提升生活樂趣又不會傷害我們的物質。

上 癮

一提起「上癮」，人們通常聯想到臉色慘白、瘦骨如柴、兩眼空洞的青少年蹲坐在陋巷內，手持針筒注射迷幻藥。其實更常見的上癮是一位滿面慈祥的老奶奶，手捧一杯香濃的下午茶！至少，在英國，上百萬人可能正攝取大量的咖啡因──見於茶、咖啡、可樂及某些藥物中──堪稱是一種上癮。假使這些人不趕緊戒掉這習慣或即使是已戒除了，都可能出毛病。一天喝五至十二杯茶或咖啡的人，可被歸類為上癮者──一天喝十二杯咖啡相當於攝取一公克的咖啡因。有些人服用這麼高劑量的咖啡因之後，可能出現一些類似焦慮神經症產生的症狀──包括頭痛、注意力不佳、焦躁不安、失眠、昏昏欲睡及發抖。

你或許未注意到，在一天辛苦的工作後，喝杯茶的強烈慾望是一種禁戒症狀。咖啡因畢竟是一種藥物，假使你突然停用，你無疑地將感到十分不舒適。如果你出現前述的神經方面的症狀，並想戒除咖啡因，記住，應慢慢地減少用量，且持之以恆，勿再上癮。

醫生在不知道其他替代品的情況下，仍大量地給予病人鎮定劑，然而，鎮定劑上癮已成為一公認的問題。1992～1993年間，光是在英國，就消費了五十四億份每日用量的benzodiazepines。而治療失眠及焦慮所用的安眠藥及紓解劑，一年分別讓英國國家健康服務局花掉三千萬英磅。

據說，對鎮定劑的依賴大約在六週後形成。除了可怕的禁戒效應，過來人指出，回首那段使用鎮定劑的日子，恍如一場沈睡，與世隔絕，好像那段時光不曾存在。在使用鎮定劑的期間，人們似乎比從前更疏離外界。他們感覺自己活在夢境，周遭的事物有如電影情境，和他們無關。他們覺得自己有如隱形一般。

假使這樣的情形發生在你身上，使你想戒除對鎮定劑的依賴，不妨趕緊找專業人士諮詢。雖然，有時報導說戒除鎮定劑上癮大約需四週，但我認為不止，差不多要好幾個月，而非數週。每個器官似乎有上癮的傾向，使用鎮定劑後，可能使全身產生依賴。因此，若突然中止鎮定劑，將造成器官（諸如心臟或肝臟）的危機。無論你怎麼做，勿操之過急，給自己幾個月的時間，逐漸減少鎮定劑的用量。最後，你將抵達一天只需一錠的劑量，到時再採取最終手段，向鎮定劑說再見。

本書裡，我們將介紹一些能取代鎮定劑的精油，不過還有其他選擇。健康食品店有賣各式各樣的順勢療法劑及植物性鬆弛劑，例如纈草錠(valerian)及西番蓮錠(passiflora)。通常，纈草用於鎮靜，能中止煩躁不安，也可用於治療歇斯底里症。然而，順勢療法是醫學中十分獨立的系統，前來看病的人將接受迥然不同的療法。同樣地，芳香療法也是相當獨特的一支，芳香療法師將針對患者的需求，開出各種精油組合的處方。

長久以來，酒精已成為許多文化中不可或缺的一環。甚至聖經中曾記載水變成酒的奇蹟！詩人、作家及畫家在美酒的酣醺之間創造曠世鉅作。酒精是社交場合裡的要角，它使人們放鬆心情、暢所欲言，不盡然一無是處。然而，喝酒要適可而止，否則當你超出一個臨界點，你可能對調你和酒精的主僕關係，而成為酒精的奴隸。在美國，據估計有一千萬人有酒癮，而在義大利，9%的人口酗酒。想說服嗜酒如命的人戒酒是非常棘手的事。

我們都聽過有人因酒，自毀前程；有人為酒；妻離子散。有些人沈迷酒飲只是因為喜歡交際，而唯一能滿足此需要的場所便是酒吧。有些人嗜杯中物只因遇到無法克服的障礙，而藉酒澆愁。假使你屬於第一類的酗酒者，應當注意了——你可能步上成千上萬社交人士的後塵，走向酒徒的不歸路。你若是屬於第二類，則問題較易解決，因為當你覺得生活走投無路，需要幫助時，酒精並不是唯一的途徑，還有許多方法使你無需受困於酒瓶。

想起尼古丁就使人作嘔，大部分的癮君子勢必同意此說法。尼古丁使你全身上下及體內體外散發惡臭，使小孩生病，使你喪命。儘管現在抽煙的男士減少了，女性的吸煙人口卻持續成長。在許多例子中，我想是因為她們的生活忙碌、繁瑣，從早到晚，從辦公室到廚房，所謂「女人的工作永遠做不完」，抽根煙恰好為她們騰出一段喘息的時間，她們可以堂而皇之地說：「我現在要坐下來休息五分鐘、喝杯茶、抽根煙。煙和茶不打緊，我要的是那短短的五分鐘！」

有時候，抽煙是非常形式化的習慣。有些人在坐下來打電話之前，就是得點根煙，或喝東西時，也要來一根。有些人使自己相信，手上無煙無法思考。還有人手上一定得夾根未燃的香煙，才能辦事。近來，我們發現許多戒煙的方法，包括催眠術及針灸法。這些方法都曾對某些人見效。想戒煙的人不妨試試！

意識與控制

有些人的生活漫無目的，有如汪洋大海中隨波逐流的浮游物，而有些人頭腦清醒，生活中的一切都在掌控裡。就心理健康而言，意識的掌控是很重要的因子。研究再三地顯示，控制力低或沒有控制力的人，在生活中飽受痛苦。例如，研究指出，使用嗎啡（止痛藥）有節制的患者不僅較能控制疼痛，而且較不需靠藥物。在醫學史上歐尼許博士(Dean Ornish)是響叮噹的人物，因為他曾顯示，綜合冥想、小組治療、步行、紓解焦慮的練習及素食等方式，可以復原心臟冠狀動脈疾病。他說，如果你相信你可以控制你的生活，而且你有能力作決定，而不是被動地接受醫療，你將較有可能改善你的意志所主控的行為。

但一個人除非意識清醒，否則無法控制行為。「意識」在牛津字典中的定義是：「知道自己在做什麼或想要做什麼。」就某種意義上，失去意識是相當容易的事。學校經常因未鼓勵創造性或原創性的思考而被抨擊，學生被迫接受窠臼的內容，而不被鼓勵追根究柢。就連成年人也不例外，上班時，被動地接受指示，回到家後，又讓配偶及小孩占有。的確，世上有太多的人被外在環境的人、事、物支配。許多人到了耳順之年才猛然覺醒，問自己：「這是怎麼回事？」或後悔花了那麼多時間取悅他人，從未當過真正的自我。

成為自身意識的主宰是心理健康的一部分。不妨定下心來，利用五分鐘的時間，在空白紙的上方寫下「我」，接著在下方列出你的夢想、最想做的事情、最不滿意及最滿意的事情等等，並試著為自己找到定位及人生目標（而不是依順別人的期望），順著自己的方向向前馳進。

未知的心靈世界

人的心靈是件奇妙莫測的東西。當一位母親逛超市時，她可能感應到小孩子出事，連忙趕回家。相隔萬里千山的戀人可以感應到另一半遭遇困境，這就是所謂的「本能」。有些人可以夢見將要發生的事情，這是一種預知的能力。蓋勒(Uri Geller)和其他許多人一樣，能全憑意志力讓湯匙彎曲；有些人可以在不碰觸的情況下讓物體在房間內移動；考古學家請有特殊能力的人手持古代的器具，引導他們找到地底下古代建築的精確位置；人們在被催眠後，可以憶起前世的細節，精準且完整，甚至用已消逝的語言描述。這是經過一些畢生鑽研這類學問的教授所證實的，究竟是什麼東西使人類產生這些能力？

我們認為唯有天才才能創造出來的傑作，但在藝術家自己的眼裡，這些作品是歸功於外來的力量。音樂之父巴哈說：「我彈的音符不過是照本宣科，是上帝創造了這些音樂。」米爾頓(John Milton)說，這整部《失樂園》(*Paradise Lost*)是有人口述給他的。史迪芬生(Robert Louis Stevenson)在夢裡獲得*Dr Jekyll and Mr Hyde*的靈感。在一封給友人的信中，莫札特說他的音符來自外界，他說：「我不知道它們怎麼來的，我没有逼迫它們，它們也不是在我的想像中斷斷續續地湧進，當我聽到它們的剎那間，已是完整的全部。」許多科學家也指稱他們最偉大的思想源自一道靈光乍現，有如從外界穿透。冥冥之中有一種力量在運作，但究竟是什麼東西呢？

精神與靈性

在意識之上，還有一種超意識是人們曾經經驗過的，並以不同的方式表達之。自從有了歷史以來，人類不斷地企圖協調存在平凡世界以外的力量。三千五百多年前，在地中海的克里特島上，人們利用罌粟花（鴉片的來源）為輔，與希臘女神進行溝通。幾千年來，墨西哥人利用仙人掌(peyote)與神靈世界交流。今日，印度人冥想數小時，為了與神接觸。世界各地的基督徒與回教徒在教堂及寺院裡向高居天國的上帝祈禱。幾千年來，人類透過上千種方式向未知的領域延伸、窺探，在那裡我們都知道有個存在空間，那就是精神與靈性的世界。

精神與心靈是同一回事。人之所以為人，是因為有靈性。從前，精神領域的定義相當直截了當，大家有共同的精神信仰及觀念；今日，信仰的選擇很多。走在同一條街道上，你可能經過天主教堂、猶太教堂、佛教寺院、清真寺、印度教寺。如果願意，你會走進哪一間呢？或許你不喜愛這些精神聚會，你偏好以個人私下的方式體驗精神活動。

有精神信仰基礎的人，即使只是個人的想法，會有一種強化自己的觀念。他們覺得自己正與一種更廣大的力量接觸，並與別人相連。顯然地，當論及道德優越感時，這種力量可能不好──「我的宗教信仰是唯一正確的宗教，你們其他的都是錯的。」這種感覺即使在落單一個人時，也可能發生──例如冥想或凝視夜空星辰時。除了宗教信仰的精神層面，當一個人靜靜地獨處時，他可以體驗與自然、大地、天空，甚至動物及人類的結合。像一張金色的網，我們與世間萬物彼此相通互融。試著找尋連結點吧，你並不孤單。

心理療法、諮詢及其他療法

六十年前，英國的婦女若未婚生子，得被心理治療單位監禁，理由是這婦女一定是瘋了，才會在如此情況下懷孕，許多婦女因此在牢獄裡度過三十載。她們的作為在今日根本是平凡無奇的。同樣地，手淫曾一度被視為犯罪。我們不知道今日大家所公認的「發瘋」，在明日的尺度裡將作何評判，不過很有可能基於某些理由，它還是會被視為一種錯誤。每個社會都有自己的規範及所允許的正當行為。但有許多人因為無法遵循社會規範，而被擠出社會的主流。不尋常的行為或許被認為怪人或瘋子，但這些規範是誰定的？定規範的人是否神智清楚？我們被迫穿上遵守規範的硬外套，但我們不妨略鬆鈕釦，以免把我們的生活悶得窒息。

生活裡遭遇困難時，尋求協助是天經地義的事。這並不代表你是失敗者，相反地，它顯示你有意願改善你的情緒狀況。問題是上哪兒求助？

精神科醫師受過專業的訓練，專門處理心理及情緒問題，他們可用心理分析法或比較偏向遺傳及生物化學的方法找出問題的根源，例如家庭關係。精神科醫師必要時也可以開藥給病人。心理分析師始於佛洛伊德(Freud)，他們靜坐一旁，聆聽病人細數過去與夢境。心理學家有許多種，例如兒童心理學家、工業心理學家、臨床心理學家等等。心理學家暨心理分析大師榮格(Carl Jung)認為，內在的心理力量與智力及精神層面的關係和其與性層面的關係不相上下（這是榮格與佛洛伊德意見分歧之處）。儘管有些心理學家是醫生，而有些是經過長時間的訓練，在英國的法律中，並沒有阻止任何人開個診所，並自稱心理學家。心理治療師可能只見病人數次，並給予諮詢，或可能長年觀察患者，並給予經典的心理分析，這全視心理治療師及病人的需求而定。

心理治療可能是一對一的方式，也可能牽涉夫妻兩人或全家人。任何家庭裡若有一位或多位成員有心理問題，我建議他們接受全家心理療法。夫妻不和睦，尋求專業的諮詢也是獲益匪淺。

有時候，一對一的療法並不妥當。因為病人想說什麼就說什麼，不盡客觀，有時可能誤導心理治療師。最近，我和一位婦女談過。我驚訝地發現她編造許多情節，她說她的用意是「討好心理分析師」，而且也是一種自我保護，因為她認為花那麼多時間講真的事，只會讓她痛苦得難以討論。重點是，這位心理分析師該怎麼來分辨實話與謊言？在這個例子中，心理分析師顯然僅將婦女所說的一切取其表面意思，並以此評斷她的性格。

除了一對一治療及小組治療，還有許多其他的療法，例如舞蹈治療、藝術治療、音樂治療、歌唱治療、憤怒治療、行為治療、悲傷諮詢、強暴受害者小組、性虐待受害者小組，以及「受傷的男性」小組等等，不妨找出最適合自己的療法。許多人因為狀況相似而組成一團體，例如家中有癌症病童的父母容易形成一個互助互持的小組。你也可以在報紙上刊登廣告，尋求情況與自己類似的伙伴，自組一相互扶持的團體。

芳香療法也逐漸地被應用於心理治療，有關此療法的諮詢與建議，請參閱第十章。

冥想與心像術

冥想與心像術都是非常有幫助的技術，可以很快地從書上學會，甚至可以無書自通。冥想的目的是要清除你所有的思緒。剛開始，這是相當困難的，但經常練習就能駕輕就熟，甚至一天只要十分鐘，將有助於改善你的健康。冥想期間，你必須專注於某種東西。有些人利用聲音，例如「歐姆」，有些人想一種東西，例如一朵蓮花，有些人則專注於呼吸。這些方法無非是讓一個人靜下來，靜到你幾乎可以聽到體內進行的各種運作。有時，意念可能升起，但儘管讓它們飄散，勿使它們盤旋、縈繞。

挺腰立背地坐舒適。開始前，先讓腳趾、小腿、大腿、臀部、腹部、手臂、肩膀、頸部、頭部及臉部等放鬆。放輕音樂有助於引導你進入冥想。拔掉電話插頭，以免過程中受干擾。燃燒精油也確實有助於冥想過程——選擇你喜歡的單種或組合式精油，或許可從紓解焦慮的精油種類中作挑選（請參閱第八章）。

和冥想一樣，心像術是一種極其古老的方式。西元第四到第六世紀之間，印度的瑜伽文獻中建議以心像術來摹繪心中戀人的樣子。他們先在心裡擬構一個精確的形象，再賦予身體、心理及精神特質，接著每天專注於此影像，最後這位戀人有如唸咒召喚地現身了。西藏坦特拉經也記載心像術的練習，可以被用來創造任何想要的東西。這方法對西藏人是相當合情合理的，他們認為世上的每樣東西皆由意念創造，而且持續地被人類集體的思想改造。為了練就純熟的心像術，較執著的內行人會在密室或洞穴中閉關數年。蘇非族(Sufis)相信心像術可以塑造一個人的命運，這是他們所謂的「有創意的祈禱」。

在現今的西方文化中，心像術廣泛地被用於治療疾病，尤其是癌症。在醫療的心像中，其用意在於想像一位「殺手」正在破壞生病的細胞。怎麼想像這位「殺手」，以及怎麼想像那些你想消滅的細胞，全屬於個人的自由。這殺手或許像一隻鯊魚，逐步地吞噬魚羣，或有如一位槍手迅速地爆破腫瘤細胞。

心像術最要緊的是勤加練習。我不是要讀者拼命憑空想像，而是強調在你進入創意式的心像術之前，應先以實際的物體作練習。你可以拿任何東西練習，例如一朵花，觀察它的花瓣顏色、質地、雄蕊、雌蕊，並數數花瓣的數目。不論你挑選什麼東西練習，在作過一番觀察之後，閉上眼睛，試著用「心眼」看，當心中的影像模糊或消失，再重新審視真實的物體。持續這種練習直到你能把東西看清及記牢。練習觀察及想像有趣、愉快及真實的東西或平面的圖畫形式——一棵樹、一座花園、海岸等等。勿挑選一只杯子或一張桌子等乏味單調的物體，以免失去興致。

如果你想藉由想像一隻大白鯊來消滅體內的癌細胞，不妨取一張大白鯊的真實照片，仔細地端詳——看看牠的膚色、身體的形狀。假使你患的是結腸癌，不妨找一本解剖學的書籍，好好地瞧瞧結腸的解剖圖。假使你是個和平主義者，對暴力的想像興趣缺缺，你可以用癌細胞正逐漸溶解或像打蛋一樣開裂或被烤得縮攏等方式，取代用子彈炸裂的想像。

當你練習心像術時，可在室內燃燒六至八滴精油。選用使你感到愉悅、放鬆的精油。最後，你將能隨身攜帶心像術，隨時使用，即使是坐在火車內，你也可以兩眼張開，進入心像的世界。如果你還記得在面紙或袖口上滴幾滴精油，你可以將它們吸入，這將有助你集中意念。

第四章

芳香心理學

何謂芳香心理學

在討論芳香心理學對你、我有何意義之前，我想先解釋一些有關「芳香」(aroma)的名詞，這是當今逐漸流行的語言。所謂「芳香療法」指的是精油的臨床使用，可與物理治療結合——通常以按摩或吸入的形式進行。芳香療法師所接受的訓練程度差異頗大——從幾次的週末訓練課程到多年的長期訓練不等，學習內容包括解剖學、生理學、化學及按摩技巧。接受完整訓練的芳香療法師將從事一般人無法在家自行處理的工作，他們的服務有時還是不可或缺的。一小部分的芳香療法師偏向採取醫學途徑，但絕大多數的芳香療法師傾向焦慮的管控。另外，有些美容師及化妝師也使用精油及精油產品，並自稱他們所作的是「芳香療法」。這僅是芳香療法領域中的一環——養顏美容。就某種程度而言，任何人都可以成為芳香療法師，因為現在這類資訊容易獲得，而且操作方式不盡然須藉重外援，可自行在家裡使用。

由於精油的用途不僅局限於臨床的範疇，故數種名詞也因應而生。芳香療法師威廉・亞諾泰勒教授(William Arnold-Taylor)於1981年首創「aroma-tology」，他說這個名詞意指「全身的芳香療法」——包括身體、心理及精神。這是個廣義詞，涵蓋了精油能改革性格及增進靈性的特質。如果你想表達精油的深遠影響，這是個不錯的用詞。

「aroma－chology」是嗅覺研究基金會的標誌，這個機構專門為香水工業從事研究工作。不論是使用人工合成或天然的精油，aroma－chology與影響心理有關。它包含芳香氣味的研究，以吸引顧客進入商店，並逗留較久，以及使辦公室的職員提高工作效率或放鬆心情。這類研究不僅僅如此而已，其實，多年來，政府的國防單位不斷地研發芳香氣味，以期能控制羣衆或支配敵方的行為。

芳香心理學(aroma－psychology)特指利用精油對心智產生正面的影響——例如增強記憶力、改善學習能力、提升情緒低落、補強自信心。這些心智上的刺激作用對每日的工作表現有直接的影響，而且實際上的應用也正廣泛地被各種機構利用。

由於身、心是一體兩面的單位，芳香心理學這個名詞多少不盡理想，若反過來稱心理芳香療法(psycho－aromatherapy)也不妥當，有些人恐怕會聯想到希區考克的恐怖電影「Psycho」中洗澡的一幕。不過，這些名詞多少還是可以點出身、心在任何時候都是一體的。例如當你不小心燙傷手部，你塗上薰衣草油，這是針對身體受傷的治療，然而薰衣草油也同時有助於平息你的驚嚇，使你放鬆心情，這便是心理層面的效應，我們將此稱作芳香療法。另一方面，當你準備開一個家庭宴會，而且你希望屋內芳香四逸使客人心情輕鬆愉快，你可以趁他們抵達前，在擴香器內放些天竺葵、肉桂及香蜂草精油。除了使嘉賓感到精神舒爽，這些精油也有助於防止惹人厭惡的感冒病毒在席座間傳染開來，這是附帶的好處！在這個例子中，我們看到芳香心理學的應用。

人工的化學芳香劑無法發揮抗菌或抗病毒的功能。儘管現在工業界企圖複製精油的芬芳氣味，他們所製造的產品無法與天然精油相提並論，這之間的差異，很難找到類似物來作比喻。或許，我們可以將天然精油比作現場音樂會，則人工合成的複製品就好比音樂會的錄音。錄音技師也許說，錄音可以改善實況，因為在錄音室裡，他們可以添加回音、聲效，或「塞入」音符或歌詞，這些其實都不如現場表演完美。臨場感總是多了幾分震撼及活力。天然精油與合成香精似是而非。天然精油是純的、高貴的、愉悅的及有益的物質，是來自上帝的恩賜。合成香精則是人類在實驗室裡模仿的產品，其效果尚待求證。事實上，合成香精只是迎合消費者的購買慾，並使他們甘願付出更多的金錢。

嗅覺的突襲已充斥在我們生活周遭。我個人就痛恨在坐進計程車後座時，才發現身後有個散發出噁心氣味的化學芳香劑。我不得不儘量憋氣，直到抵達目的地。此外，百貨公司裡的化妝品專賣部，不時以咄咄逼人的香氣迎面襲來。幸好，現在運用於芳香療法且具有改善心理狀況的精油不斷地被研發出來，使我們擁有一個嶄新的芳香天地。不過，往往當研究顯示某種精油有舒展身心的效用，例如橙花油(neroli)，則衛浴用品業者便想出「咱們來生產橙花油泡沫浴產品」的點子。不久後，市面上就會出現標榜「放鬆身心、芳香療法」的泡沫沐浴乳，但你不知道也可能不願知道的是，那產品裡半滴橙花油也沒有。說穿了，裡面摻的是一些聞起來似橙花油的化學成分。

現在，化學家將告訴你，合成的和天然的沒兩樣。他們指出，他們在實驗室裡合成的各式化學物質與真實的東西所去不遠。有些化學家甚至認為化學「版本」較好！他們的邏輯是這樣的：橙花油的組成上百種，但產生此氣味的成分僅五至十種，因此這五至十種成分可以接受安全測試，進而組成「橙花油」產品。然而，天然的橙花油無法測試其安全性，因為它太複雜了。因此，化學的「副本」比天然的「正本」安全。在你認同這邏輯前，得先了解兩件事。第一，橙花油和所有的精油一樣，是複雜得無法複製。沒有實驗室能生產出有天然橙花油功效人工橙花油，因為至今尚無人能找出天然橙花油的所有成分。化學家會說你無需其他九十至九十五種橙花油成分即可合成氣味相同的產品，問題是，你只想複製橙花油的芳香，還是要它的效用？第二，當化學家測試一羣合成的化學成分時，是個別逐一測試的，儘管產品中的每一種成分都是安全的，至於整個產品的安全性又是如何呢——化學成分之間彼此如何交互作用——更重要的是，這些成分如何與天然化學物質及我們體內的細胞作用？

化學家喜歡指稱某些精油內含有微小且可能有毒的成分，而且他們不會被允許複製這些物質於產品中。這或許沒錯，但我們仍不願在實驗室裡製造精油。精油的重點在於它們相當複雜，而且是整體運作的，或許精油內有些物質有毒，但整體精油內的所有成分，彼此透過協同(synergistic)或拮抗(antagonistic)的作用使精油不具毒性。正由於精油這種完美的內部平衡，使精油具有無法複製的神奇效力。研究天然植物產品的權威杜克博士(James A Duke)提出另一重要論點：

> 「在演化的過程中，我們的基因已經歷過許多天然的化合物，包括有毒的及藥用的化合物，我們的體內因此具備能應付這類毒素的機制。我們的基因對未來的人工化合物仍然陌生……透過基因的遺傳，我們的免疫系統也接觸過許多昨日的天然化合物，但就是還沒遇過明日的人工合成物。」

今日，上百萬人將以香水的形式將精油擦在身上，也將有上百萬人以飲料及食物的形式將精油送入口中。每當你嚼咀一片薄荷口香糖時，精油已含在其中，而汽水工廠差不多採購了最多量的柳橙類精油。甚至連通常被視為香水成分的依蘭(ylang ylang)，也被運用於糖果製造業及糕點食品中。精油生產是大型的全球工業。例如，1992年，光是在美國生產的薄荷油(peppermint)及綠薄荷油(spearmint)，分別價值九千五百萬美元及四千六百萬美元。據我所知，没有人因為使用這些精油而出現有毒的副作用。就我知道的，也没有人因為食用馬鈴薯而發生有害的副作用，雖然如化學家所知，馬鈴薯含有毒素——尤其在表皮內。

芳香心理學及心理狀態

關於芳香氣味對心理狀態的影響，目前正吸引一些主要的研究單位。四個主要的嗅覺研究機構分别是：紐約的嗅覺研究基金會、費城的蒙內爾(Monell)化學感官中心、芝加哥的嗅覺及味覺治療暨研究基金會，以及英國渥瑞克(Warwick)大學的嗅覺研究部門。嗅覺研究基金會頒發經費給有興趣從事嗅覺生理研究的醫師，這經費是由香水工業贊助。蒙內爾化學感官中心則簉請五十位博士級的科學家，在商業界及政府單位的支持下，從事香氣的生理及心理研究。

此外，還有無數的商業組織及教育機構開始探討香氣的心理效應，例如國際香料及香精有限公司、東京的Takasago中央研究室以及Toho大學的醫學院、耶魯大學。心理學教授拜倫(Robert A Baron)已發現，氣味怡人的室內使人們工作較有自信、有效率，且較有誠意化解衝突。我從我的信箱中發現，新一代的心理學學生顯然對香氣有改變行為的潛能大感興趣。

在整個科學研究領域中，嗅覺已成了炙手可熱的研究對象，原因如下：嗅覺細胞每三十至四十天會再生的事實，使它們成為大腦及中樞神經系統細胞之間十分獨特的一羣，這是神經生物學中相當振奮人心的一環。嗅覺的受體系統也包含P蛋白質、G蛋白質、GABA受體，基於各種理由，科學家對這些受體頗感興趣，而且若能研究出它們如何作用，則許多其他的生理秘密可能將被揭穿。然而，也有一大票研究香氣對心理有何影響的人，是基於利益關係，因為這類的研究計畫容易爭取到經費。

當我閱讀有關精油的研究論文時，經常為他們所選用的精油及用量感到驚訝。舉個例子，在一項探討薰衣草的鎮定作用之於年長患者的試驗中，他們在患者的枕頭上滴了三滴薰衣草油。薰衣草是一種應變子(adaptogen)，意即它在低劑量時是一種效果，而在高劑量時又是另一種效果。視病人的情況，一滴薰衣草油應該就足以使人入睡，而三滴則可能引起反效果──興奮作用。

當然，另外一個問題是，你無法替大自然申請專利。想註冊專利，你得發明東西，而精油不知在多久多久以前就被發現了。那些贊助研究氣味如何影響心理的人，無不希望能從研究所得中剝削利益。為了此目的，他們不得不製造新的化學組成，並以其特殊用途申請專利。人工的芳香物質也可能誘使行為的改變（猶如藥品），這個事實十分討好商業利潤，因為業者認為處理天然產品較處理合成的產物還麻煩，天然產品尤其容易受天氣變化的牽累及害蟲的破壞，也較快分解、變質。結果使研究轉向尋找什麼樣的人工化學物組成可以誘發什麼反應。最後，當這類研究進入實際運用的階段，你、我將發現我們的周遭逐漸充斥著這些化學物質。未來最重要的問題不是「我們是否將利用香氣來改變行為？」因為這總是會發生的，而是「我們要選擇人工化學物質還是天然精油？」

醫院、安寧病房及養老院

醫院及安寧病房需要充滿愉悦的氣息，使用精油是最佳的途徑。除了能中和醫院裡刺鼻的藥水味及使空氣清新怡人，它們還能減少交叉感染的機率（假使你懂得使用適當的精油種類）。從事在公共建築物內安置精油發散系統的戴爾先生(Fred Dale)指出：「當人工合成物質與某些氣味接觸時，不僅無法消除那些氣味，還可能使原本的氣味更難聞。」

相反地，使用精油則效果奇佳無比。而且它們還有其他好處。位於英國赫里福(Hereford)的渥賽斯特(Worcester)醫師在一項歷經半年的試驗中指出，將薰衣草油擴香至空氣中，可改善病人的睡眠習慣，並使他們在白天較不具攻擊性。再者，在這半年期間，只不過是在空氣中加入薰衣草的芳香（對大腦有鎮定效果），有些患者甚至因此戒掉鎮定劑。

戴爾先生曾設計了一種「記憶包」，提供養老院的人使用。這記憶包裡使用了五種芳香，外附一張院方看護人員提供的輔助字條，以誘發老年人的記憶。你可能知道，老年人的短期記憶力不佳，但卻有很好的長期記憶力。假使長期的記憶力可以透過香氣被激發，將活化他們的大腦，使年少往事彷彿歷歷在目。同時，美國製造精油擴香裝置的Aromasys公司也正與養老院聯手研發減少老年人語無倫次的配方。在此，精油也被用來激發老年人的念舊情懷，以引發活躍的心理狀態。

Aromasys公司在美國境內已安裝了六百個擴香系統，包括在威斯康辛州的St Croix Valley紀念醫院。在此醫院內，從大廳、護士站至急診等候室，皆散發著精油的芳香。尤其是在急診等候室等待病人消息的家屬，空氣中散發著紓解焦慮的精油可減輕家屬的緊張情緒。院中還有一種可移動式的精油擴香系統，可以隨時移至需要的地方。視需求情況，不同的時間及不同的地點可能使用不同的精油。此醫院的行政主管說，他們的目的是使醫院更人性化、更個人化及更不具神秘感。

1992年，瑞德博士(William Redd)及馬恩博士(Sharon Manne)在紐約的Sloan－kettering癌症中心執行一項試驗，目的在了解香氣是否能減低正接受磁共振影像處理的患者的焦慮。他們比較兩組患者的焦慮程度，其中一組患者（共四十二人）吸入正常空氣，另一組（共三十八人）吸入含胡椒醛（heliotropin，味甜，似香草味，見於胡椒精油中）的空氣。結果，63%與香氣接觸的人降低了焦慮的程度。

紓解焦慮一直是「倫敦光明之屋」（處理與HIV病毒相關問題的機構）關心的重點。多年來，除了一般的醫療法，他們一直提供補充的療法。其中，芳香療法的使用率極高。其主要的優點是帶來全身性的放鬆及紓解焦慮和緊張，結果為免疫系統帶來正面的影響。有人認為芳香療法似乎可以遏阻疾病的發生，不過這項觀察可能有誤，因為每一位患者可能同時接受若干不同的治療。有些人在臨終前，甚至要求將精油蒸散到空氣中。

服務於倫敦聖約翰醫院及聖伊莉莎白醫院的助產士皆已成為訓練有素的芳香療法師，他們認為精油的好處無庸置疑。他們將精油提供給產前、臨盆及產後的婦女，對母親及寶寶都有益。他們將精油運用於噁心、腿水腫、肌肉痛、乳腺炎及各種感染。除此，懷孕及生產期間也可能出現焦慮、緊張，特別是曾經有此經驗的婦女。另外也需注意血壓的控制。

愈來愈多護理人員對芳香療法產生興趣，因為他們看到國際芳香療法師聯盟(I. F. A.)所展現的成果，倍受啟發。I. F. A. 的芳香療法師發動一項「芳香療法看護」計畫，幫助兒童病患、癌症及AIDS患者和其他病人。英國皇家護理學院有鑑於其成果，已展開許多小型的研究計畫，遍及英國各地，並著作芳香療法的相關文獻。例如在Royal Sussex County醫院，有一項試驗將加護病房及冠狀動脈醫療單位裡的三十六位患者分成三組：接受芳香療法按摩、不含精油的按摩、完全不按摩（對照組），按摩的部位是腳。這些人在五週內接受各種不同的測試。結果，經過五週後，對照組的收縮壓(systolic blood pressure)降低16%，而芳香療組降低50%（僅接受按摩者下降41％）；在心跳率方面，對照組降低41％，芳香療組降低91％（僅接受按摩者降了58％）。

但願在漠視和偏見摒除後，芳香療法的功效能進一步被開發。經驗已經告訴我們，芳香療法無害，而且患者也很認同它的好處。在一般醫療不敷使用時，我們應該多加注意芳香療法所提供的可能性。

辦公室

日本人使用香氣已有悠久的歷史，他們都很敬重這項傳統。1985年，日本的多里博士(Shizuo Torii)首先發起研究精油對心理的影響。他利用測量腦波顯示某些精油能產生刺激作用，某些則有鬆弛作用。從那時起，這方面的研究開始起飛。現在就我所知，各商業大樓及各市府單位的辦公室內所裝置的精油擴香系統有五十種左右。

日本的第三大工程建造公司──Shimizu，有專業的工程師為整棟新的大樓安裝芳香系統，以改善上班族的工作效率及紓解壓力。在一家由Shimizu公司設計的銀行裡，薰衣草或迷迭香被擴香到顧客出入、活動的地區，而檸檬或尤加利則用於櫃台後方，以使工作人員保持神智清醒。這些商業用的精油擴香系統能夠在不同的時間噴出不同的芳香，以提升或放鬆精神（依需要決定）。Takasago精油公司曾顯示，在薰衣草飄散的環境裡，鍵盤輸入的失誤率降低20％，使用茉莉香降低33％，使用檸檬香則降低54％。定期更換芳香的種類，可維持嗅覺敏感度（耐受性）及工作效率。

Kajima是日本另一將芳香系統列入考慮的工程建造公司，他們現在也出售擴香系統。在他們設於東京的總部大樓內，有感應器以監控空氣的狀況，例如溫度及濕度，而且大樓的電腦系統會根據不同的時間及不同部門內的男女比例調合出適當的芳香。例如，薰衣草加玫瑰可發揮鎮定、紓解壓力、降低血壓等一般功效，午後的無精打采可以用檸檬加茉莉來對抗，這種組合有清新、提神的效用。

零售商店

近年來，工廠直銷成了美國的新興行業之一。專門製造芳香物質給零售商的西雅圖零售企劃公司便是一例。他們的總裁歐文(J'Amy Owens)說：「芳香的氣味是吸引顧客的最佳途徑之一。這是一種『自投羅網』的策略。」要在商店裡安裝一個別致且個人化的芳香空調系統可能得耗費兩萬美元。

然而，想要擁有芳香發散裝置未必得花那麼多錢。你也可以自己動手營造符合自己需求的芳香環境，你只需要幾瓶精油即可。而且，現在市面上可買到一種非常有效率的精油擴香器，它不用電源也無需蠟燭，同時因為它攜帶方便，所以在辦公室及家庭裡都可使用。即使在商業場所使用精油，讓空氣芳香，其成本也不會超額。例如位於邁阿密的Radisson旅館，他們每天花二十一塊美金使整棟建築內充滿芳香。

芝加哥嗅覺及味覺治療暨研究中心主任赫許博士指出：「香味比其他方式還能有效地提升消費者的購買慾。不論商品是否與香氣有關，這個論點都是事實。」換句話說，你可以在電影院的大廳裡發散人造的爆米花香味，促使看電影的人購買真的爆米花。或者，你也可利用花香刺激消費者購買與花無關的產品，例如一雙跑鞋。

1990年，赫許博士曾在購物中心招收了三十一位自願者，並要求他們到兩家鞋店看跑鞋。在這項測試裡，兩家鞋店所展示的Nike運動鞋是一模一樣的，只不過其中有一家店面充滿清淡的花香。結果顯示有二十八位受試者較願意購買有香味這一家的跑鞋，而且他們寧可多付平均10.33美元。儘管在測試中，赫許博士試著使受試者察覺到花香，但許多受試者並未特別注意到此香味，只是他們仍較偏好有香味的這一家店面。在此說明了購買慾的反射動作也是一種潛意識的作用。這項測試結果十分吸引門市部的主管，尤其現在的技術也已研發出如何在密閉的環境內釋放各種氣味。

此外，赫許博士也曾在賭城拉斯維加斯作過一項測試。他發現若在一批「吃角子老虎」附近灑些特殊的香氣，則顧客在這一批機器內投入的錢平均增加45.11%。同時，赫許博士在另一批機器附近灑第二種香氣，接著再以另一批完全不灑香氣的機器作為對照組。結果，後面這兩批機器內所「吃到」的銅幣都未增加。可見，第一種香氣裡勢必有某種東西可刺激消費力。現在最新的芳香研究就是想找出究竟是什麼東西可以使賭客揮金如土，這也是各大購物中心及商店相當感興趣的事。

儘管目前日本的零售業者尚未廣泛地運用香氣，但豐田汽車展示廠倒是利用花香來吸引女性顧客。同時，美國一位汽車業者也透露，他們正贊助一項研究，以找出能使汽車銷售員顯出彬彬有禮及值得顧客信賴的氣味。

當然，促銷僅達業者目標的一半，最重要的是要有金額進帳。在此，香氣也可派上用場。想想看，你是不是可以在帳單上噴些氣味，使客户趕快支付。有一種稱「Aelous 7」的氣味就有這種功效，它聞起來像汗臭味。這顯然是一種便捷且划算的作法。

校園內

最初證實香氣可以改善記憶力，進而有益於學習及通過考試的人是來自耶魯大學的心理學家蕭柏(Frank Schaub)。他發給七十二位大學生一張列有四十個形容詞的單子，並請他們寫下這些形容詞的反義字。這些學生並不知道隔天將被要求回想它們。在這實驗的各個階段中，有些學生接觸到巧克力的香味，有些則無。結果，接觸過巧克力香味的學生可以記得21％的答案，而未接觸者則記得17％。當這實驗以樟腦丸的氣味重複進行後，也獲得相同的結果。顯然地，這關鍵因子在於自始至終（即記憶和回想兩過程）都使用同種氣味。芳香療法師認為精油可改善21％的記憶力，到時，我們才不用樟腦丸哩！

不久前，芝加哥的赫許博士和他的研究小組發現，在高年級的微積分課裡，化學合成的綜合花香可以提升學生的學習效率。這些學生需作三次測驗，同時戴上含有芳香氣味的口罩，結果學生們的測驗成績從14％進步到54％。當赫許博士以成人如法炮製此實驗後，受試者的測驗成績僅從14％進步到31％。赫許博士已提出若干機制說明為何香氣能增進學習效率，不過確切的原因仍未明，還需進一步地研究。

不難想見，未來莘莘學子將在香氣瀰漫的教室內學習。不過，到時我們又要擔心那將會是天然的香氣或是化學合成的。我們的下一代以及我們本身已置身於各種環境污染中，包括水質污染、殺蟲劑、除草劑、蔬果的農藥殘留、肉類含有毒金屬和荷爾蒙、空氣污染、清潔劑和衛浴用品、化學芳香劑等等，現在該是對這些污染物說「不」的時候了。香味誠然能增進記憶力，但有一個取代化學芳香劑的方法——使用天然精油。如此，我們可以將大自然的恩賜引進學習環境中，讓坐在教室的學子浸潤在松樹、尤加利、絲柏、佛手柑、葡萄柚、羅勒、迷迭香、天竺葵、玫瑰等植物的芳香中。

未來的展望

從前述舉例的芳香心理學中，我們知道我們已來到一個新紀元的大門，我們沒有理由不依循天然的途徑。

就目前全球的芳香劑供需的觀點而言，你可能會問，假使現今人們使用的芳香產品都改成以天然的來源取代，這樣地球可能没有足夠的空間種植這些精油植物。這問題或許可以透過生物科技來解決，這正是著名的香水化妝品工廠——雅詩蘭黛(Estee Lauder)——開發玫瑰油及茉莉油的方式，這些精油是以物稀為貴著稱的。他們研究開發部門所利用的方法是先分離出花瓣內製造精油的細胞，再以營養液培養這些細胞。假使這個方法奏效，便可以成為香水業者的玫瑰油及茉莉油的來源，這不失為香水愛好者的佳音。然而，我和我的同事不會將這些物質運用於傳統的芳香療法上。無論科學界怎麼説，我們相信真正的精油僅來自含有葉綠素的植物，它們能利用陽光的能量合成有機物。我們偏好生物天然合成的途徑，不過，若芳香是唯一的訴求，則生物科技或許可以解決此供需問題。

就整個地球的前途而言，植物早已被當作有益於臭氧層的研究對象。目前許多國家對乳白斑鳩菊（Vernonia galamensis，菊科植物，洋甘菊與永久花也是這個家族的成員）深感興趣，因為這種植物的油可以製造油漆，減少大氣中的污染物。乳白斑鳩菊的黏性低，可充當一種溶劑，成為乾漆表層的一部分，而且不會揮發到空氣裡引起污染。根據Herbalgram的報導，美國和德國的學術界及工業界已著手開發乳白斑鳩菊的其他用途，包括潤滑劑、潤滑劑添加物、黏著劑、環氧樹脂（染料、接著劑等用）。身為第三世界的經濟作用，乳白斑鳩菊的特長是能生長在每年降雨量僅八吋的地區，而且對動物而言是很難入口的植物。試想光是舊金山盆地，每天就有22公噸的揮發性有機化物從油漆及亮光漆發散至臭氧層，造成破壞。乳白斑鳩菊的研究將為臭氧層帶來福音。

同時，柳橙類的精油也可成為石油化學物質（用於油漆）、家庭清潔劑和溶劑（用於清潔電腦晶片）的代替品。這對那些吸入三氯乙烯（常見的溶劑）會引起頭痛的人而言，不愧是一則好消息。

人類的身心無法適應過剩的人工化學物質，而且我們也正逐漸了解那些人工化學物質對人體的影響。到了公元2020年，孩童們恐怕無法體會漫步在松林間的樂趣，他們可能將松樹的芳香與合成的清潔乳液聯想在一起。研究嗅覺的科學家發現，人們已不容易欣賞自然的芳香，大自然正瀕臨消失的危機。

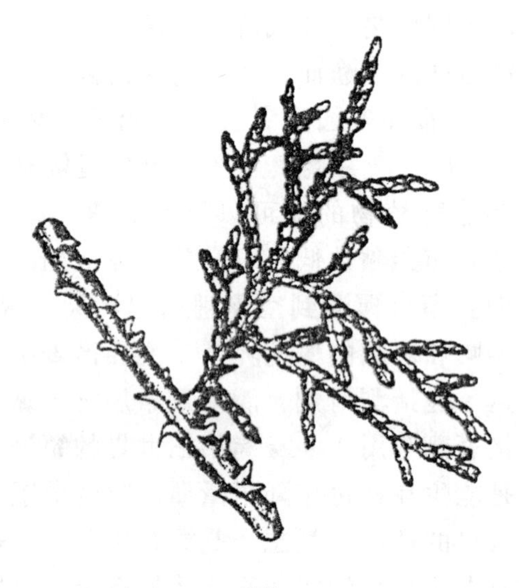

絲柏

第二部

情緒治療與芳香療法

愛的表達是自然發生的奇蹟。

然而，眞正的奇蹟是表達背後隱藏的眞愛。

這麼說來，任何因愛而生的東西都是一件奇蹟。

——談論奇蹟的課程

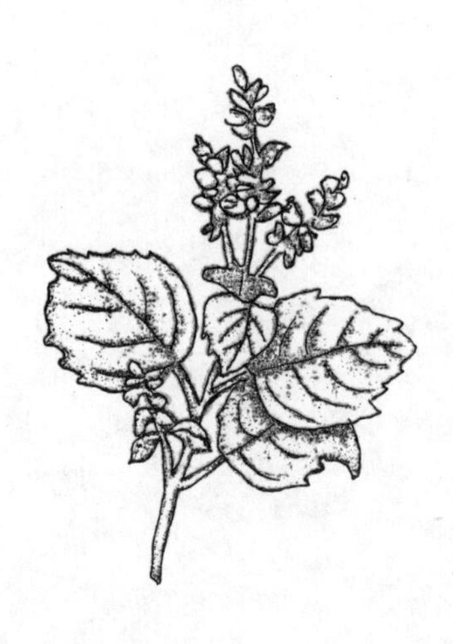

第五章

如何利用精油改善心理狀態

長久以來，使人類沮喪的事物接二連三。當超市裡不再充斥著舶來品，每年的農收便成了重要的議題。假使農作物無法收成或遭受蟲害，生活將變成了地獄，人類陷入饑荒。接著又傳來軍隊騎馬，挾持武器進攻城鎮的消息。你可能半輩子都在焦慮中渡過，並且擔心你小孩的未來。從古至今，人類一直處於焦慮的狀況中，不過從古時候使用的香油、軟膏中，我們可以確知有些特殊的植物成分能紓解這類的心理負擔。到了西元60年，迪奧斯科里德(Dioscorides)已能列舉一千五百種藥用植物，其中有許多是芳香精油的形式。我們的祖先就是靠這些物質成長的，它們也讓我們了解自然提供給人類的多樣化幫助，包括對心理狀況的改善。

醫學經過漫長的時間，已發展出各種不同的體系。它們彼此未必相互衝突，它們可以是異曲同工、殊途同歸。阿輸吠陀是印度的傳統醫療法，它將病人的性格特質列入診斷中。醫生根據患者的個性（屬於哪一型）給予特定的植物藥方。這種利用個性診斷的方式是現今順勢療法(homeopathy)和藥草療法的慣例。有關性格與精油，將在第三部中詳述。

在第二部裡，我們將透過芳香療法對付各種問題，包括最耳熟能詳的焦慮、緊張等問題。這些情緒問題將逐一地介紹，從藥物濫用、上癮、好攻擊性，到創傷、隱退、喪失自我價值。中間也穿插正面的情緒，包括自信、滿足和喜樂。精油因為具有提升情緒的潛力，使芳香療法近年來逐漸成長茁壯。最美妙的是，你不一定得在生病或遇上麻煩時才能使用，精油隨時能為你效勞，讓你朝氣蓬勃又健康。

複雜性與可塑性

精油像人類一樣——很複雜。一位名叫蘿絲瑪麗(Rosemary)的人可能是一位曼妙的芭蕾舞者、一位電腦癡、一位母親、一位廚師、一位司機、一位網球選手或是一位詩人。同樣地，稱為Rosemary（即迷迭香）的精油也能從事各種事情。你可能在報章裡讀到迷迭香被用於治療風濕症，但這不代表那是它唯一的用途，它對治療沮喪和疲勞也有益。精油具有可塑性和應變力——正如人類一樣。

在臨床上，芳香療法師開給每一位患者的配方都不相同。即使相同，病情或狀況也不見得一樣。我無法在一本書中針對每個人不同的情況列出各種配方，不過從本書中，各位讀者多少可以獲取一些參考。除了標準的臨床配方，讀者還可看到針對每一種情況所列出的精油項目，你可以從中選取適合自己的精油。讀者也可以參考書中所列的單一精油及其對應的特定問題，例如情緒暴躁，並參閱說明此問題的相關章節，前後對照。你可以配製一套個人化的精油，這個人配方可能隨著時間及狀況改變。你可配出千變萬化的組合，因為精油是如此地具有可塑性。

芳香療法的妙處之一是，當你混合兩種或更多種精油時所產生的協同效應。佛手柑是絕佳的信心增強劑，與天竺葵調合後，可以使你信心百倍，克敵致勝。單一精油或許已能發揮功效，但若與其他精油混合，不僅可以突顯單一精油的特性，還具有活化和協調的潛能。從最常使用的三百多種精油中，各位可以想見將有多少種排列組合啊！兩份A油配一份B油，兩份B油配一份A油，或者兩份A油加兩份B油——這些都是不一樣的組合。你可能得請數學天才才能將所有的可能組合計算出來。

精油的調合與協同作用

當你將兩種精油混合時，等於創造了一全新的化合物。將兩種、三種或更多種精油調合的組合種類幾乎是無法計數。在本書中你將看到許多組合式的精油，它們是以混合後的整體來發揮效用的，例如用以治療焦慮，但這不表示其中單一精油也有同樣的療效。因此，務必參照每一種問題所列出來的混合精油，或對照那種問題所適合的單一精油，或從列出的精油中組合出適合自己的配方。

適應基

許多藥草、植物的根部和精油都是適應基(adaptogens)——天然的平衡劑。檸檬作用於神經系統，它可當作鎮定劑或振奮劑，視需要而定。薰衣草是另一種適應基，少量時有放鬆作用，高濃度則有刺激作用。使用精油最要緊的是平衡，當身心平衡時，才能有最佳的表現。有了適應基的觀念後，當你看到某種精油被用在兩種狀況相反的問題上時，便可以明白原因了。精油的用量和它所發揮的作用是息息相關的。

化學類型

同一種植物若生長在不同的環境中，將產生具有不同特性的精油。海拔高度、水質、土壤肥沃度、地球的磁場引力、種植方式和天氣等，皆是影響植物生長的因子。因此，不同國家或地區所生產的同一種精油，其特性不盡然相同。「化學類型」指的就是來自同一家族的不同分支，它們可能有些許差異，這又暗示出精油使用的多種可能性。

品質與純度

通常人們會認定某種植物及其精油的來源地。例如薰衣草，說到這種植物，大家立刻想起它不是來自英國就是法國。然而，儘管英、法目前仍是薰衣草的來源，現在，它也來自中國，進而運輸到法國，再以「法國」的標誌出口到其他國家。從前，法國的薰衣草生長在陽光普照、晴空萬里，且空氣清新的地區。現在，你可以看見薰衣草生長在與公路毗鄰的田地裡，附近核能發電廠的廢煙遮蔽天空。這與原本法國道地的薰衣草出處——阿爾卑斯山——迥然不同，此地的空氣乾淨無塵。對芳香療法師而言，區分生長於科西嘉島(Corsica)的永久花(helichrysum)和來自前南斯拉夫的永久花是很重要的，因為這兩種精油有不同的醫療特性。

從前，有些精油僅在拍賣會出售，今日，大批發商似乎可以較直接的方式取得精油來源，這使購買者較易掌握一些需要考量的因素。除了精油出處的問題，將精油運用於臨床的芳香療法師還關心這些精油作物是否含有化學殺蟲劑、殺菌劑或除草劑。這些農藥除了可能殘留於精油作物，也可能大量地出現在我們每天的食物中。因此，中盤商或直銷的購主有責任確定精油產品不含農藥。任何精油裡殘留農藥的多寡視整個供應需求量的大小而定。用心的芳香療法師在選用精油時，也會考慮此問題。各個精油貿易組織都了解大眾對精油純度的需求。因此，當消費者愈排斥農藥，愈促使種植精油作物的人減少用量，或甚至一概省略不用。

精油可藉氣相色譜分析法、質譜儀、薄層色層分析法和液體色層分析法等方式將精油內的各種成分分離及分析。氣相色譜分析法（簡稱GC）基本上是一支空心的柱子，內層襯有化學樹脂。將微量的精油以溶劑稀釋後，注入柱子的一端，接著將氫氣或氦氣打入柱子，在恆壓下，迫使精油的各成分吸附在柱子內側。在最複雜的儀器中，其氣體分析柱可達一百公尺長，口徑0.25毫米寬。柱子的彼端有一偵測器，可辨認每一種由樹脂釋出且抵達彼端的精油成分。最易揮發的成分最早被偵測到。隨後，此柱子被加熱，以使更多成分釋出，這些較晚跑出來的成分照樣被儀器記錄下來。當精油內的各種成分抵達偵測器時，這些成分會燃燒產生放電反應，並在紙上記錄一連串起伏不定的電波圖。圖上有吸收高峰(peaks)的地方顯示出各式成分的相對位置，因此產生每一種精油特有的「指印」。

然而，使用這種分析法有若干問題。和其他分析法一樣，每一台儀器之間多少會對精油產生不同的反應，而分析後的記錄也不盡相同，所以不同台的儀器所產生的各種精油「指印」無法正確地作比較。這表示每一台儀器都得建立它自己的「指印」資料庫，使後來測試的精油能從資料庫中來比對。不過，目前工業界僅以一套「標準」的指印資料庫為分析精油的參考來源，故每一台分析儀的特性和差異性並未被考慮在內。除此，解讀精油「指印」是以人工的方式進行的，因此解讀的結果可能因人而異。儘管如此，氣相色譜分析法在某程度上倒有助於辨別精油的純度。譬如，沈香醇（linalol，一種醇類）是許多精油裡常見的天然物質。而人造的沈香醇含有其他微量化合物，例如雙氫沈香醇。因此，假使某種精油的「指印」中出現雙氫沈香醇，表示這精油被摻入雜質。然而，有時候，業者會在精油中摻人來自其他植物的天然沈香醇，這種摻入雜質的方式則無法從「指印」中檢查出來。一旦精油裡的各成分被氣相色譜分析法分離後，可以進一步地利用質譜儀和紅外線光譜儀等方式辨認各種成分。儘管科學發達，精油內所含的上百種成分仍無法一一被辨識。當然，這也意謂著科學家仍無法在實驗室內合成完整的精油。

在法律上，「精油」可被標示在不含任何天然物質的產品上。有些瓶子表面印有「芳香療法精油」，但實際上只是幾滴精油與植物油混合的產品。有時，這會使消費者誤以為他們買到的是未稀釋的精油。

大部分的精油是從植物蒸餾出來。在製作的過程中，蒸氣使具揮發性的精油從蒸餾瓶底部上升，因而與植物分離。隨後，經過冷凝作用使精油轉變為液態。此時，精油與水分開，精油較輕，故在上層。最後再將精油蒐集起來。柳橙類的精油則以另一種方式製造，即所謂的「榨取法」。它是以高度靈敏的機器將精油從果皮中抽出，無需高溫。在此過程中，不論水果上所使用的各種農藥，將無可倖免地納入精油中。精油的大批發商愈來愈在意栽培和萃取步驟的各方面細節，他們希望能掌握種植的方式，並淘汰農藥的使用。我們消費者對精油高純度的訴求，可促使上游業者以有機的方式種植精油作物。

英國渥瑞克大學嗅覺研究中心的多德教授(George Dodd)發明了一種電子鼻，可以辨別芳香氣味裡的部分組成。或許這工具將為未來的精油分析效勞，不過在這之前，人類的鼻子仍是目前最靈敏的芳香偵測器，有時，它甚至可充當氣體分析柱彼端的偵測器。評斷精油的最佳方式是用鼻子聞，不過，和氣相色譜分析儀一樣，我們得建立我們個人的芳香資料庫，以供精油比對時的參考，這顯然煞費時間。

嗅覺的藝術

香水製造業和精油業者所雇用的專業「鼻子」是經過多年的訓練，才有辦法分辨某種產品中的某種成分。顯然地，任何健康的鼻子皆可透過長期的訓練，以區分上萬種不同的香氣。想讓鼻子能辨別各種精油，以及判斷它們的來源和品質，的確需要經驗和練習，除此，還需了解聞香的藝術。

打開一瓶精油，或將精油抹在試聞香水的紙條上，手持此精油，距離鼻下六吋作圓形旋轉。這作法是為了振盪芳香分子，使氣味更易發散出來。接著，將這瓶子或紙條移到右鼻孔下聞，然後換到左鼻孔，最後放在兩鼻孔下聞。當你聞的時候，用力將香氣吸入，讓自己感覺香氣從鼻腔頂端衝入頭頂，最後遍及全身。在這過程中，你必須完全意識到自己作此的目的。讓自己全神貫注地體會香氣，假使你的方法正確，你可以感覺出口腔後方的香氣，以及感受到它對大腦的影響。在嗅過四種精油後，應暫停一會兒，以免嗅覺疲乏，妨礙正確的辨別力。最後，如果你是以紙條作嗅覺練習，則這些紙條還可當作書籤或放入衣櫥中增添衣服的芳香。

該用多少精油

有時候，少就是好。並不是說當精油用量加倍，效果就跟著加倍。當你看到某種複方調油，其中A精油三十滴，B精油二十八滴，C精油二十六滴，勿因此認為A精油的效果會較強。每一種精油都有各自的潛能，所以在某種複方調油中，某些精油的滴數可能需要較少。此外，當精油彼此混合後，將可發揮協同作用，使效果更佳。只要你依照正確的比例調合精油，則無論你配製多少量都沒關係。

除非你是合格的芳香療法師，否則勿以未稀釋的精油按摩。在醫療上，有時候，精油未經稀釋就直接使用，例如以薰衣草油治療燙傷，但這畢竟是特殊情況。不論你感到多麼絕望，你沒有必要以未稀釋的精油解決情緒問題。別憂心忡忡，一定有辦法走出困難，但需要有耐心且保持鎮靜。

該使用多久

這個問題並沒有硬性的規定。它全視個人及問題的癥結而定。我的建議是，不妨先嘗試一種精油或複方調油，幾天後若效果不彰，再改用他類。

該用哪一種方式

使用精油的方法很多。當你到芳香療法師那裡，你最可能遇到的是按摩的方式——使用一種芳香療法特有的系統。平常在家裡可使用一種較普遍的按摩法，而且如稍早曾述，這種方法很有效，因為精油經由皮膚吸收後，擴散到全身各處，同時，芳香分子也從鼻子被吸入。沐浴時所使用的精油可藉滲透作用進入體內，但這種方式的吸收量較少。水分子太大，故無法穿入皮膚，而精油分子很小，所以很容易通過。我們也可利用薰香的方式，吸入揮發的精油。若直接從精油瓶口吸聞，或將精油沾在手帕、面紙上聞，也非常有效。還有一種方式是讓室內瀰漫精油的芳香，可利用薰蒸台、蠟燭、噴霧瓶、水盒、濕氣機和暖氣機等。你可依照需要的程度選擇使用方式，或配合環境使用。例如，你若在辦公室，則顯然不宜以沐浴的方式，你可選擇薰蒸台或直接以瓶就鼻地吸入。使用方式的多樣化恰可迎合我們每天置身於多變環境中的需求。各位不妨實驗一下！

湯匙、油瓶和滴管

在本書中，我會建議各位以湯匙調配混合精油或用基礎油稀釋單種精油。各種湯匙的大小不一，所以不妨到烘焙用品店或五金行購買測量用的湯匙。一般而言，標準的量匙含量如下：一茶匙等於五毫升；一點心匙等於十毫升；一餐匙等於十五毫升。

混合按摩油需用乾淨的棕色玻璃瓶。你可將家裡正巧有的瓶子徹底洗淨，並消毒過，或向藥房購買。瓶內的容量通常會印在底部。本書中我提到的精油通常是與三十毫升基礎油調合的，所以你只需要一個容量三十毫升的瓶子，因為加入精油後，不大會影響容量，而且這種容量的瓶子恰恰足夠。一般而言，瓶子標記的容量是僅到瓶頸與瓶身的交界處，並非滿瓶的量。

購買瓶子時，最好選擇圓形瓶，以便於在兩手掌間搓滾，手也是調合精油的過程中不可或缺的角色。精油瓶必須保存在陰涼、乾燥的地方。順勢療法(homeolpathy)的配方應與精油保持距離，因為精油若靠太近，會影響順勢療法的配方。同時，也勿購買放在精油、很濃的香水、香皂等附近的順勢療法配方，因為這些物質非常敏感，可能受濃烈香氣的干擾，而產生負面的作用。

大部分精油瓶的瓶蓋上都有一滴管。滴管頂端有一個圓形小孔，它使空氣可以進入，並使精油滴以同等大小均勻地滴出。假使沒有這個小孔，精油可能無法被吸出，或油滴可能像水流般地掉出，這將破壞你的計量，使你得重新開始！有些精油產品並沒有滴管頭，這違反芳香療法貿易協會的原則，因為這種瓶子可能使兒童誤食。當然，這種瓶子也很難測量滴數。另外，滴管不可共用，每一瓶精油都需要一根專屬的滴管，以免精油之間彼此污染。

基礎油

芳香療法師使用的基礎油種類廣泛，包括甜杏仁、杏桃仁、葡萄籽、胡桃、榛果等油。在某些醫療情況，我們也使用小麥胚芽、鱷梨、胡蘿蔔、琉璃苣、月見草等油。玫瑰籽油則可用於生育方面。還有許多油可當作基礎油，從最普遍的玉米油到最珍稀的Monoi油（源自大溪地）。另外，還有許多已問世的油，例如櫻桃子油、KuKui核果油、奇異果子油、椰子油、山茶油、西番蓮花油、蘭花油等，芳香療法正重新發現它們的益處。

由於這些基礎油的各種好處，與大腦的功能無直接的關連，因此我不在此細談它們。在我的另一本著作《芳香療法配方寶典》其中有幾頁專門介紹基礎油，有興趣的讀者可以參閱。

儘管你可能選用葵花油、紅花油或葡萄籽油作為基礎油，但甜杏仁油是最易獲取的。選購標明「有機」的產品（也就是不用農藥種植的）或標示「冷壓」者，因為這類產品最純。

使用方法和劑量

精油最大的好處之一是使用方法的多樣化。假使你沒有精油擴香器使精油散布整個室內，可將精油滴在棉花球上，塞在暖氣機後面，這樣也可使芳香分子蒸散到空氣中。假使你沒有暖氣，可將精油滴在熱水盆中，使芳香分子散發出來。如果你沒有浴缸，精油也可在淋浴時使用，如果你沒空看芳香療法師，也可以自行按摩。

在使室內充滿芳香分子的方法中，我們建議的精油用量似乎略嫌少，而且假使你坐在室內等待香氣發散，可能會感到失望。其實，室內早已充滿精油分子，只是我們的嗅覺麻痺了。想想當你走進煙霧嬝嬝的酒吧或宴會，可能被迎面而來的煙味嗆到，但一會兒後，你便習慣了周圍的煙味，不再覺得那麼濃烈。同樣地，我們對精油的香氣也很快地適應。當你在室內安裝好精油準備讓它蒸散時，最好先把門關上，離開室內。幾分鐘後，當你再進入室內，將會發覺空氣中散布著香氣，同時根據這香氣的濃、淡，你可以判斷是否使用太多或太少的精油。

表5.1（第106頁）列出各種精油的用法及劑量。隨後，表5.2（第111頁）也將列出精油與調合油各自所需的用量。

表5.1 精油使用方法和劑量

方式	劑量	說明
泡澡	依照指示或最多8滴	在浴缸內放入適量熱水。加入精油。關上門窗使蒸氣不外逸。浸泡至少10分鐘，放鬆身心，以鼻子深呼吸。精油在加入浴缸之前，可以少量植物油稀釋之。除非經由指示，否則某些精油不宜使用於泡澡。它們是：羅勒、肉桂、丁香、薄荷及百里香。
淋浴	依照指示或最多2滴	照平常方法洗澡。接著將精油滴在濕毛巾或海綿上，輕快地擦遍全身，站在熱水下，以鼻子深呼吸。
按摩浴	每人3滴	方法同沐浴。
蒸氣浴	每600c.c.水加2滴	僅用尤加利、茶樹或松樹，因為這三種精油是以吸入方式進入體內，並以排汗的方式排出體外。它們是極佳的清潔劑及解毒劑。事先將油與水混合，置於熱氣的源頭。
按摩油	依照指示或每c.c.基礎油（植物油）最多加1滴完整的用量指南，請參閱稍後的一覽表	將精油加入基礎油裡：可使用甜杏仁、榛果、杏桃仁、葡萄籽、黃豆、花生、葵花、番紅花(safflower)等植物油。用清潔的棕色玻璃瓶調合（瓶底應印有容量數值）。如果使用一種精油以上，在加入基礎油之前，先讓精油在瓶內混合。讓精油與基礎油充分混合的方法是，將瓶子上下轉動數次，再以雙手搓滾瓶子。

續表5.1

方　式	劑　量	說　明
		如何量取按摩全身所需的油量？將手掌作成杯狀，倒入按摩油，直到即將流出掌心時，就算足夠。畢竟，手掌隨身體的大小而變，因此每個人的用量不盡相同。通常，1點心匙就綽綽有餘。假使你對香皂、香水或化妝品過敏，在使用按摩油的24小時前，先作皮膚測試。
面紙或手帕	1滴	需要時吸入即可。
以蒸氣方式吸入	2～3滴	將熱水倒入碗裡，加入精油。使臉面向碗，距離10英吋左右，並在頭上蓋一塊毛巾，以封閉左右兩側。閉上眼睛。以鼻子深呼吸1分鐘。主要應用於醫療。
置於熱水中蒸散	1～9滴	將熱水倒入碗裡，加入精油。關閉門窗。讓香氣在室內瀰漫5～10分鐘，必要時可再更新，但勿使香氣過度襲人。
擴香器	1～6滴	擴香器是特別為精油製造的產品。它們有一個盛放精油的碗，以及加熱所需的蠟燭或電源。這碗必須是由無孔的材質製成的，擦淨後才不會殘留精油，可以再使用不同的精油（如果需要的話）。通常擴香器是用陶土製成的。在加入精油前，記得先放水。擴香器加熱精油後，釋出芳香分子。現在有一種新型擴香器不需加熱，這種產品尤其吸引家中有小孩或寵物的人。

續表5.1

方 式	劑 量	說 明
暖器	1～9滴	將精油滴在棉花球上，置於暖器上方或暖器管旁，與熱接觸。
增濕器	1～9滴	將精油加入水中。
室內噴霧法	每半品脫(約280c.c.)的水加入4滴或更多	使用新的盆栽噴霧器。填入溫水後（勿用沸水），加進精油。搖動使之混合均勻。向高處噴。勿噴到光亮的木製家具或天鵝絨布，正如你避免讓這些易受損的東西碰水一樣。
燈泡	4～6滴	你可以購買經過特別設計的圓環，通常是金屬或陶土材質，使它可以套在桌燈的燈泡上方。此圓環的內部中空，可以填入精油。安裝此圓環應趁燈泡未亮仍是冷卻狀態時。使用時，小心勿使精油外溢或濺出，因為精油是可燃物質。
燃燒木頭	每根木頭1滴	使用松樹、絲柏、檀香或雪松等精油。在使用前的半小時，先在每根木頭上滴1滴（儘管這木頭已經過許多週才使用，精油仍未失效）。
假花（絲料及紙質）	每朵花1滴	直接將精油滴在假花上（裝飾品）。有些精油無色、具水的質感，有些精油稍帶顏色、較黏稠。因此，視你選用的精油及花朵的顏色而定，可將精油滴在花瓣、雄蕊或莖幹上。

續表5.1

方式	劑量	說明
枕頭	每個枕頭1～3滴	有些精油會在枕頭上留痕跡（其他的布料亦然），因此視你選用的精油而定，可直接將精油滴在枕頭套的角落上，或將精油滴在棉花球上，塞入枕頭套的角落。或者也可將此棉花球塞在枕頭下方。
衣服	1～2滴	有些精油無色且有水的質感，有些則略帶顏色且質地較黏稠。當你選擇以此方式使用精油時，得記住這點，以免損害衣料。精油必須被滴在方便嗅其芳香的衣服部位。假使滴在袖口，可以隨時舉起來聞。假使滴在領口，則整天都可以聞到香氣。
香水		精油可以當作香水使用。它們可以用荷荷芭油或伏特加酒稀釋。不論荷荷芭或伏特加，其用量與精油用量的比例是2:1。假使以伏特加稀釋，還可以50%的水稀釋。任何時候想聞，也可以直接打開瓶蓋，從鼻子吸入香氣。
項練墜子		隨著芳香療法的興起，愈來愈多廠商生產小瓶狀的項練墜子，甚至耳墜。此設計是用來裝香水或精油，隨時隨地需要時，可以方便地打開來聞。

續表5.1

方式	劑量	說明
乳液和乳霜	10～15滴	可以將精油摻入乳液或乳霜中，不過這些產品必須無香味。儘量選購最簡單、最純的產品。 罐裝產品：加入精油並攪拌均勻。 瓶裝產品：將瓶中內含物倒到一個碗內，加入精油，均勻混合後再裝入瓶中。

孕婦或授乳母親 這些婦女應儘量使用最低量的精油，並將配方裡的精油量減半。至於懷孕或授乳期間應避免哪些精油，請參閱本書末的附錄Ⅱ。

表5.2　混合精油及基礎油的用量對照

精油的滴數 精油	將左列的精油滴數混入右列的基礎油量 植物油			
最小值～最大值	每毫升	茶匙	點心匙	大匙
0.5～ 1	1	1	—	—
1 ～ 5	5	1	1	1
2 ～10	10	2	1	1
3 ～15	15	3	1	1
4 ～20	20	4	2	1
5 ～25	25	5	2	1
6 ～30	30	6	3	2

※這些是一般使用精油的最小與最大量，除非有特別指示。

特殊狀況

正服用藥物的人	將所有精油的最大用量減半。假使精油是你的用藥，應告知醫師。假使使用順勢療法，也應讓醫師知道，因為據說精油可能對順勢療法產生負面影響。
鎮定劑上癮的人	在上癮期間，所有精油應減至一般最大用量的一半。
其他物質上癮時	在上癮期間，所有精油應減至一般最大用量的一半。

酒精中毒	使用酒精過量時，所有精油應減至一般最大用量的一半。

購買精油時，最好能知道一瓶裡有多少容量（滴）。不過，由於滴管的規格略帶差異，總滴數只是個大約值。通常，一毫升(1c.c.)有二十滴，依此類推。

許多昂貴的精油和純精油多以2.5～5毫升的瓶裝出售。大多數精油是以十毫升瓶出售。

⭘調合及混合

從使用按摩油時聞到香氣可以證明精油會揮發。其實，大部分精油在有機會滲透皮膚之前即已揮發部分。因此，用碗調合精油是很浪費的。精油一接觸空氣就開始氧化，因此，使用精油期間，讓瓶蓋開著，也是很浪費的。本書中所建議的各種調合精油的用量，已將此因素列入考慮，假使你遵循上述的對照表，將可吸收足夠的用量。

如何調和多種精油

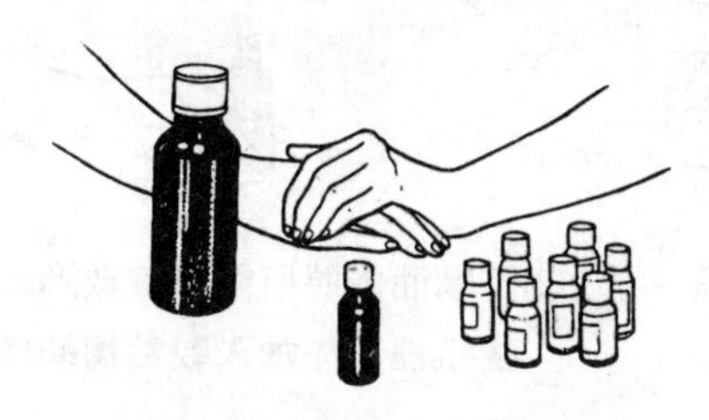

①將精油、空瓶及基礎油（植物調和油）備妥。

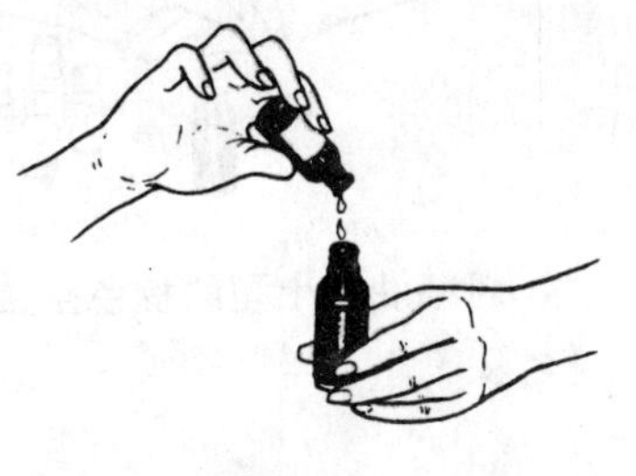

②將各式精油滴入空瓶裡。放回瓶蓋，用雙手搓滾瓶子，以徹底混合精油分子。

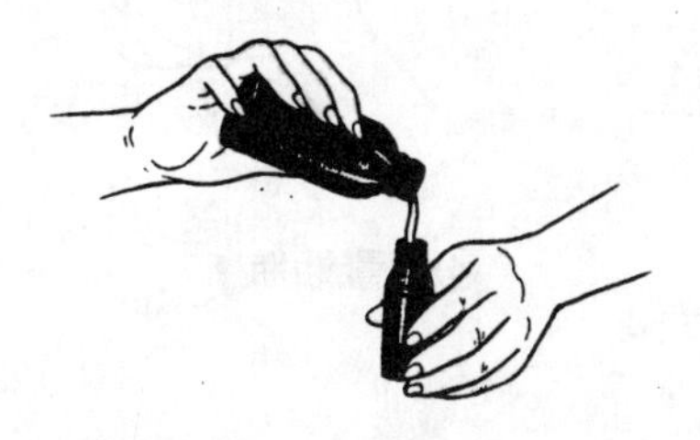

③加入基礎油至正好超過瓶身與瓶頸的交界處。

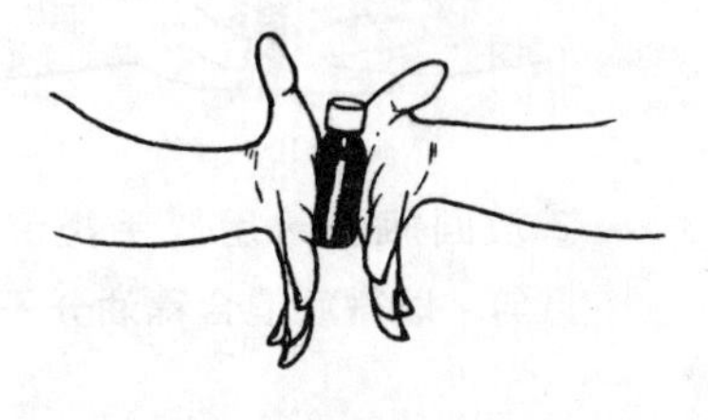

④放回瓶蓋，用雙手迅速搓滾瓶子，以徹底混合精油及基礎油。

如何調製具有協同效應的濃縮調和精油

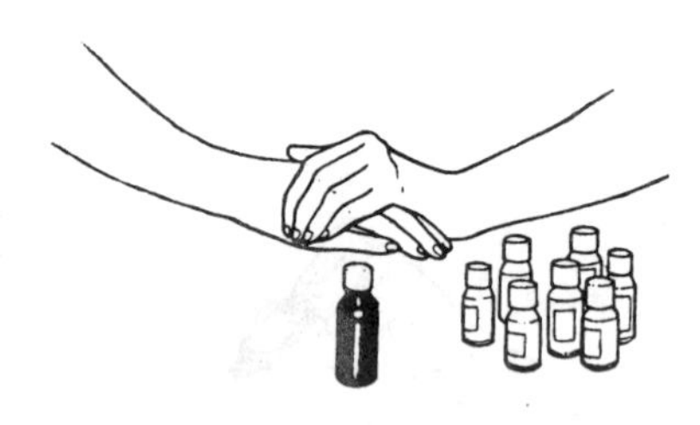

①將精油及小型的棕色空瓶備妥。

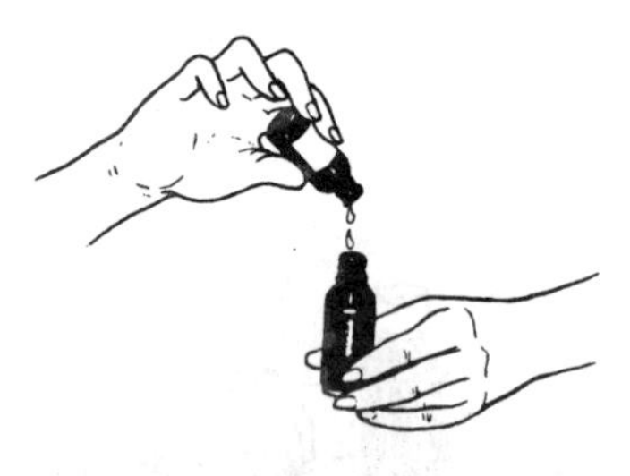

②將精油依照所需的滴數滴入空瓶裡，先加入較黏稠的精油。

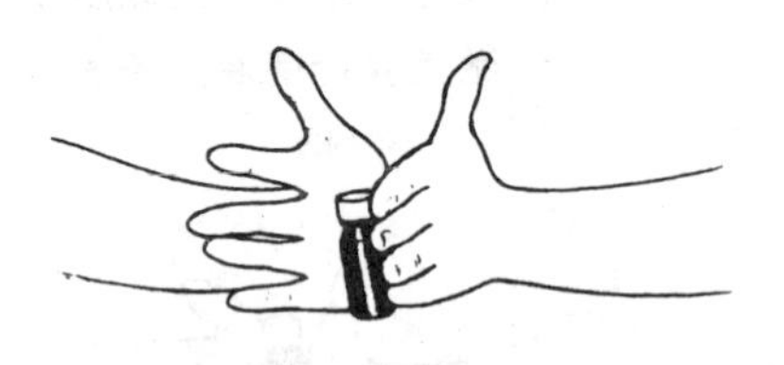

③放回瓶蓋，用雙手搓滾均勻，以徹底混合精油分子。

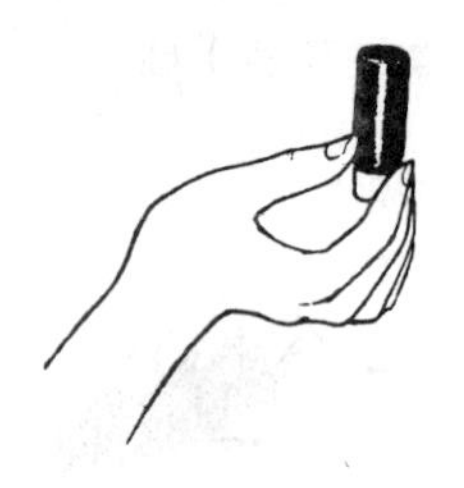

④倒置油瓶。

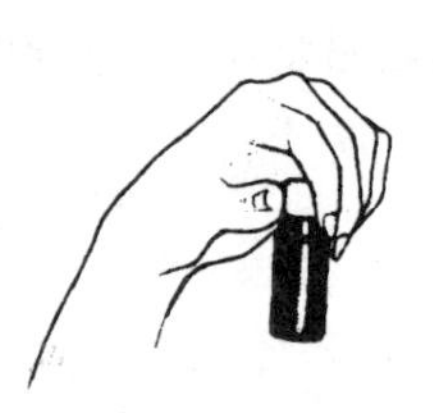

⑤恢復瓶口朝上。

如何將單一精油稀釋成按摩油

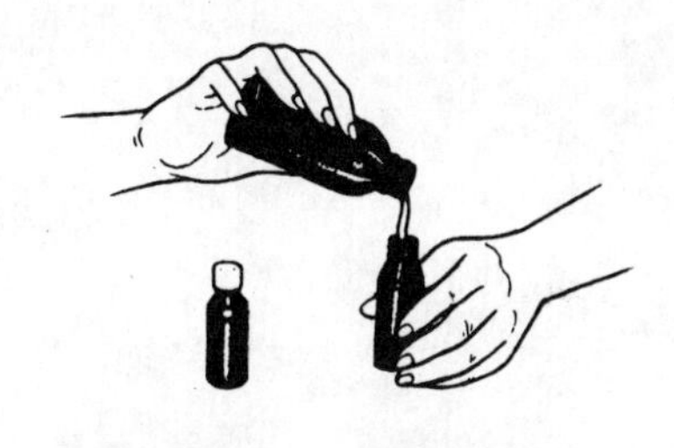

①將基礎油倒入空瓶，直到油滿至瓶肩爲止。

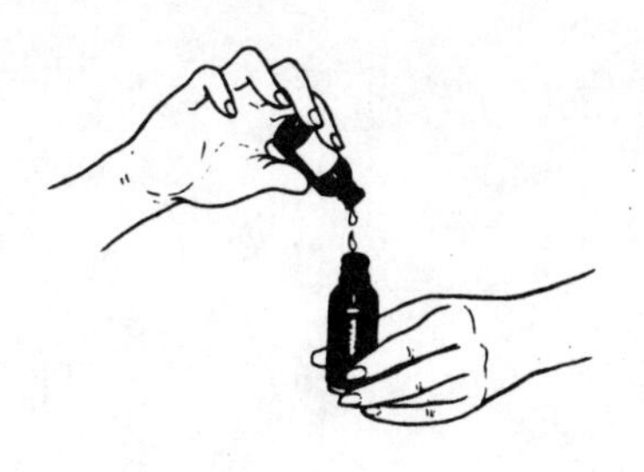

②加入精油。

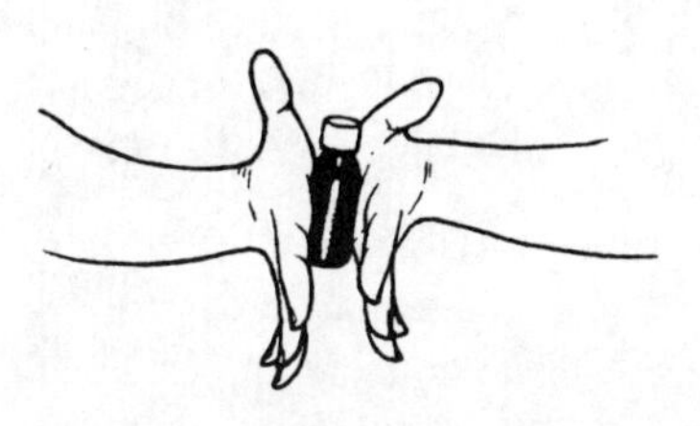

③放回瓶蓋，用雙手迅速搓滾瓶子，以徹底混合精油及基礎油。

第六章

如何利用精油渡過生活的難關

有人認為生活中不如意的事十之八九，他們咒罵、抱怨，生不如死。我不敢肯定生活真有這麼糟，但有時候，生活中的確有些難熬的關頭。我相信假使你在遭遇困境時保持鎮定和清醒，應該可以化險為夷地安然通過。在這一章裡，我將逐一討論那些可以讓精油派上用場的地方，包括校園、辦公室、工業界、農業、飛機和汽車旅行、警察局和監獄等。

校園內

精油在幫助我們完成學業上扮演若干角色——它使我們快樂地、自信地、有效地及健康地學習。當然，有許多外在因素決定我們在學習上的表現，這是我們無法控制的。假使我們來自有十個小孩的大家庭，且生活在一間侷促的公寓，則很難有片刻的安寧得以讀書，而父母也沒有充裕的時間督導每一個小孩的課業。對此，精油也無能為力。精油大體上是幫忙我們維持健康的身心，使我們能跟上學校的進度。因為，假使我們因流行感冒而曠課三週，將使學業受挫。身體健康不是本書討論的重點，有關這方面的問題，讀者可參閱我的另一本書《芳香療法配方寶典》。本書著重於精油對心理健康的幫助，包括快樂、自信和效率。

當我們抵達學校時的心情，將影響我們的學習狀態和效率。在下一章，我會建議各種精油配方，以幫助各位克服那些阻撓我們發揮最大潛能的負面心理。例如，我們將利用精油提升自信心，這可幫助你在課堂面對三十多人發言，也可幫助你不受同儕欺凌。

當然，學習的主要目的是要充實你對事物的認知和了解，使你能通過考試或運用在工作上。這裡牽涉到記憶力的問題，衆所周知，精油對記憶力十分有益。老師的心境狀況對課堂上的教學交流也有影響。因此，在教師辦公室使用精油，間接地對學生的學習有幫助。另外，精油也可控制感染，尤其若是在考試前夕，有人將流行感冒帶入校園，則有如骨牌效應般，到了考試當天，全校可能將近半數的師生及職員患了流行感冒。使用精油，可減少這類感染猖獗。

增強記憶力、保持頭腦清晰和提升效率

在第二章我們曾談過，當芳香分子與嗅球的纖毛上的嗅覺受體接觸時，其實這些分子已算是與大腦的一部分連結。嗅球埋藏於邊緣系統(limbic system)，邊緣系統的部分功能是記憶。通常當某種氣味使我們想起過去的某種事物時，是一種被動的聯想。在芳香療法中，我們將利用精油主動地刺激記憶庫，以回想起先前學習過的東西。

基本上，這個發生過程是這樣的：當你學習時，你的大腦正吸收許多訊息，同時你坐在靠近精油的地方——或可用精油擴香器，或將精油滴在手帕上（使你可以偶爾吸聞）。這些訊息因此與這種香氣聯結。當考試來臨時，你一邊溫習功課，一邊使用同一種精油——這回不用擴香器，而是滴在手帕上。使你更直接地吸入這種香氣，進而喚起你先前學習的記憶，使你聯想起學過的東西。在這過程中，有幾項法則供你參考：

(1)使用你從未用過的香氣，以免聯想到與學習內容無關的東西。可以為每一科目調配獨特的香氣。

(2)可能的話，每一科目使用一種精油（或配方），但勿使用過量。

(3)只有在你需要回想學習內容時才吸入香氣，例如考試期間。如果你經常使用，將混淆你的記憶。

(4)謹慎使用。就我所知，目前並沒有規定禁止考試期間使用精油，但它可能構成不公平競爭之嫌。

(5)勿完全依賴此方法。香氣和記憶的關連旨在提供額外的輔助，並不能以此取代努力用功。別想在流覽課文後，期待任何奇蹟發生。很抱歉，事情沒那麼容易。你還是得投注時間和精神，將所學融會貫通，才能獲取好成績。

許多人都有這種經驗，你本來想起一件事情，卻一溜煙地不知去向。當你坐在電視機前觀賞機智搶答節目時，你可能大聲地叫出答案。但如果你真的到攝影棚參加比賽，面對攝影機、燈光和螢光幕前上百萬的觀賞，原本呼之欲出的答案突然溜掉了，你的腦海一片空白！精油無法幫助你記憶你不知道的事，但它可幫助你在知識和記憶之間搭起橋樑，使你想起已知的事情。精油的這項好處，可能決定參賽者過關或遭淘汰，使學生考試及格或不及格。你可以用任何精油來喚起記憶，不過較好的選擇是羅勒、佛手柑、檸檬或迷迭香，或混合其中兩、三種。羅勒使頭腦清晰，而佛手柑增強信心。迷迭香以幫助記憶力著稱，而檸檬對集中注意力有效。

幾年前，我在廣播裡聽到一位高中生的訪談。那時，他剛順利地通過十五科的課業，破了全英國高中生的紀錄。主持人問他如何辦到的，他說他把所有和功課有關的書籍和期刊疊得高高的一堆，放在書桌右邊，從最上面的第一本開始看，一直看到他看不懂為止。他一點兒也不把時間浪費在擔心這本書未看完，很快地，他把這本書放到書桌的左側，緊接著從右邊書堆上拿起第二本開始看。同樣地，當他看到無法理解時，便停止再看，迅速地把這本書放到左邊。他就這樣地把右邊的書和期刊一本一本地看過，在這過程中，儘管有艱澀難懂的地方，但倒也讓他完成部分的作業和報告。然後，他把最後都堆到左邊的書堆再移回右邊，重複同樣的過程。在反覆數次相同的步驟之後，他只剩下一些實在無法理解的，準備翌日向老師請教。由此可見，在他來回反芻書中的內容之際，他逐漸地抓住重點、解決問題。下次你如果也要交報告時，不妨試試這種方法。

教職員辦公室

想要控制一班三、四十位學童守秩序，並使他們熱烈地參與課堂活動實在不容易。我向那些辦到的老師脫帽致敬。在教師辦公室使用精油可以幫助老師放鬆和養精蓄銳，使他們生龍活虎般地再出發。我建議使用有放鬆和鎮靜作用的精油以及擴香器。至於相關的精油則列在本書末的精油參考表中。

另外，由於教師辦公室也是一密閉空間，病菌很容易在其中傳播，尤其是那些引起咳嗽、感冒和流行感冒的病毒。在擴香器內裝入有抗菌功效的精油，可遏止感染蔓延。在爆發流行感冒期間，我建議使用尤加利、迷迭香、百里香、丁香、肉桂或一種特殊的混合物稱「Dermatect」。

校園內各樓館和宿舍

在日本，許多大型的辦公大樓內充滿著精油的芳香，以提升工作效率，並營造一個輕鬆的環境。一天當中，不同的時間使用不同的精油，以產生不同的心情（請參閱第四章），這方法也可運用在校園內。尤其當午餐過後，學生和教師可能都有點疲軟，需要來點振奮劑，我建議使用柳橙類精油——檸檬或葡萄柚油、檸檬尤加利或清淡的花香。香味不宜過濃，略可聞到即可。

初次到外地求學的大學生可能感到焦慮、陌生。生活周遭的一切都是那麼新鮮——新環境、新面孔、新住處、新課業。社交活動如宴會、舞會對這些新鮮人有強烈的誘惑。只要不荒廢學業，這些活動本身無害。學習最重要的是能集中精神，而精油恰可幫上此忙。使用精油可以提醒你——現在是我的讀書時間。方法如下：先整理書桌，泡杯咖啡，試著忘掉昨晚在酒吧裡的狂歡及腦海中仍盤踞的劇情、花邊新聞等，接著點燃精油薰燈（或用其他室內方法），然後加入精油，告訴自己：現在我要專心用功了，隨後開始進入情況。置身於芳香的氣味中，可使你專注於手邊的事務。

➲辦公室

由於每日面對繁冗的雜務和各種通訊設備發出的嘈雜聲，例如電話、傳真、電腦網路、呼叫器等，使得現今的辦公室環境比從前還壓迫人。工作上的緊張和焦慮是許多上班族的問題，大型公司往往因為職員發生這類問題而影響營業的效率和利潤。頭腦較先進的主管會替公司聘請芳香療法師為焦慮過度的職員治療。畢竟提升員工的健康總比員工效率欠佳所造成的虧損還值得，聰明的公司應該將精油的益處引進工作場所。

不過，大家要知道，每個人對芳香精油的反應不同。根據經驗和記憶，有些人可能因某些原因而對某種香氣排斥，所以我們沒辦法確定自己喜歡的氣味別人是否也能接受。因此，假使你和別人共用辦公室，當你在辦公桌上擺個薰燈（或其他擴香器）之前，最好先取得同僚的同意。你可以帶數種精油到辦公室讓大家聞聞看，以便挑選出每個人都能接受而且對你有幫助的一種。假使你有自己的辦公室，則可以隨心所欲地使用。

使用精油時，需配合不同的狀況。在流行感冒肆虐期間，應使用有抗病毒及保護功效的精油。假使你長期處於工作壓力之下，應使用有放鬆作用的精油。當你趕去上班後，應使用有振奮效果的精油。不妨考慮使用葡萄柚或檸檬尤加利來對抗精神不濟。而羅勒、豆蔻或佛手柑可提升注意力。空氣不新鮮是辦公室內的另一問題，我建議使用下列各種精油：檸檬、薰衣草、迷迭香、葡萄柚、檸檬尤加利或絲柏。

假使你正經營零售商店，應該特別注意近來科學家對香氣如何影響顧客所作的研究，我曾在第四章的「零售商店」一節討論過。赫許博士曾說：「香味比其他方式還能有效地提升消費者的購買慾。」香氣奇妙的地方在於它可作用在潛意識，使人們在不知不覺中受它影響。你可讓整個店面內充滿精油的芬芳，或在產品廣告單上用點精油。據說，清淡的花香特別有效。

工業界

前述的各種問題和解決之道大致上也可適用於工業界，而且隨著消費者對商品的精挑細選，香氣也逐漸被用來幫助消費者作選擇。這方式即所謂的香氣「微壓縮」(micro－encapsulation)，最常見的是在雜誌內的香水廣告，你可在香水樣品上刮一刮，香味隨即散發出來。或者，某些清潔劑的包裝上有個區域藏有瓶內清潔劑的香味，你只需壓一壓此部位，即可聞到香味，以判斷是否喜愛這味道。再過五年，我們可能只需用鼻子即可在大型的超市內找到衛浴用品或咖啡產品，到時，購物將變成一趟芳香之旅！

芳香療法在此運用得頗廣。它不見得被用於告訴消費者瓶內的香氣如何，它可以說服消費者在不知不覺的情況下認為你的產品最棒，而且你的產品也未必得附帶香氣。

許多公司耗資巨額印製精美的產品目錄和文宣傳單，免費地發送給消費者，但大多被隨手扔進垃圾桶。如何使廣告傳單更具吸引力，將是業者需努力的。根據各種測試顯示，商店內若散發香氣，顧客會逗留較久，因此，如果讓你的廣告單也含帶香氣，或許可以讓消費者保存較久。精油的好處還不只如此。某些精油可以給顧客信心，增加他們對公司的好印象。不知原因為何，他們覺得非得將廣告單放在桌上，而且當他們拾起這廣告單，他們覺得對這公司的產品有信心。「咱們就選擇這個廠牌吧！」「我對這廠牌印象不錯……」他們說。這時，你的促銷活動已成功了一半！

如何使廣告單上帶有香氣呢？只需在裝廣告單的紙箱上滴幾滴精油，再將紙箱套以黑色塑膠袋，至少二十四小時。當然，要記得密封。精油香氣將進入箱內，進而滲透每一張傳單。雖然香氣或許不易被察覺，尤其經歷郵遞系統後，香氣似乎淡了許多。但其實，香氣的作用是不知不覺的——它未必需要被察覺。假使你的公司不是要促銷女性用品，則無需使用花香類的精油，應選用一些能反映公司信譽和生意興隆的精油，我建議使用豆蔻、檸檬、佛手柑、芫荽或苦橙葉。同時，不妨追蹤記錄哪一種精油傳單招徠最多顧客。

我肯定精油在未來將被巧妙地運用於更多場合。在美國已有香水公司為企業廠商生產專屬的香氣，使顧客在聞到某香氣時，即想起某公司。例如某家公司專屬的香氣裡有一成分是檸檬味，則當顧客在其他場合聞到檸檬味，將聯想到這家公司。不論是烹飪、上餐館、走過市場或使用檸檬香皂，只要顧客接觸到檸檬味，都可能想起這家公司。

聰明的公司早就懂得在辦公室內散發精油的芳香，以提高員工的工作效率，不論是紓解上午的緊張氣氛，或是振奮午後的精神不濟。大型工廠若欲使用精油，可能有困難之虞，不過，現在有特殊的擴香系統，適合大型的工作場所，使員工也能受精油之惠。有些工廠裡的工作十分乏味，如果你在裝配線上打盹，小心賠掉你的手和工作。工廠裡的意外事件經常由片刻的分心失神引起，任何能使員工專心的東西，包括精油，都能避免這類的不幸。

農業界

隨著人們對芳香療法的重視，精油需求量也日益增加。但同時，歐洲共同體支付津貼給歐洲的農夫，請他們不要耕種。這是沒有道理的。就英國而言，它的耕種條件相當適合某些精油作物的生長，包括洋甘菊、薰衣草、鼠尾草、迷迭香、薄荷、綠薄荷、玫瑰、百里香、馬鬱蘭、香蜂草等。我們還需要能提供基礎油來源的植物，例如琉璃苣(borage)和月見草。這些精油植物有些生長快速，根本無需怎麼照顧——例如香蜂草、琉璃苣，而有些則可以輕易地以攙插的方式繁殖，例如薰衣草、迷迭香。有些種子很容易採收，只要在恰當的時機，用袋子套住植物的頂部，例如洋甘菊。

目前，以有機方式生產的精油作物愈來愈受青睞，它們的需求市場正逐漸擴充。假使農夫改用有機方式種植精油作物，我相信他們將不難開發他們的市場。事實上，假使農夫直接和精油的經銷商接洽，將可省去中盤商的剝削，並降低市價，使消費者願意購買。在《芳香療法配方寶典》一書中，我曾討論過伴作（companion gardening，即在同一耕地內，同時栽植兩種或兩種以上作物的栽培制度），這方法可以運用於精油作物的種植，以避免使用農藥、殺蟲劑、殺菌劑、除草劑等，這些化學物質對環境不利。

生產精油是對環境很友善的事業。不僅無需使用農藥，精油作物的乾燥及不需要的部分還可作為蒸餾精油的燃料。燃燒後的灰燼還可重返土地，當作肥料。總之，當食物過剩而無需再種植農作物時，種植精油作物是一條取代的途徑。

飛機和汽車旅行

坐飛機對某些人而言是十分不舒服的事情。現在有些航空公司開始將芳香療法引入服務項目中，他們或許會在機艙內釋放有紓解及鬆弛作用的精油，問題是每個人對香氣的反應不同，航空公司無法預期某種香氣是否引起某些乘客不愉快的回憶。然而，就個人而言，若想減輕搭飛機的不適，可以在前往機場之前，用有鬆弛作用的精油洗澡（盆浴或淋浴皆可），並在口袋內塞入含有精油的面紙或手帕，使你必要時可以方便吸聞。我建議使用下列單一精油或依你的喜好混合其中幾種：馬鬱蘭、薰衣草、快樂鼠尾草、佛手柑、羅馬洋甘菊、野洋甘菊、肉豆蔻或價格較高的菩提花。我發現由快樂鼠尾草、馬鬱蘭和薰衣草組成的混合精油特別有效。當你從口袋抽取面紙或手帕吸聞時，應避免精油分子散發到他處，干擾鄰近的乘客，機艙畢竟是個密閉的環境。

當你開車旅行時，你當然不希望精神鬆懈，故應避免使用薰衣草油或其他會使你鬆弛及反應遲鈍的精油。然而，開車有時候是頗令人焦躁的事情，尤其當遇上交通阻塞時，幸好有些精油既可紓解緊張、焦慮，又可保持警覺性。在車內最好僅選用下列精油：薄荷、檸檬、萊姆、葡萄柚、絲柏、佛手柑、杜松、迷迭香、苦橙葉、檸檬尤加利和薄荷尤加利。

警察局和監獄

沒有人會想進去警察局或監獄玩玩。當一個人被扒、被搶或遭遇其他暴力事件，才需要到警察局，而當一個人作姦犯科被定罪後，才會進入監牢。說它們是令人高度焦慮、緊張的場所，一點也不為過，尤其對那些每天在裡面工作的人，確實如此。英國艾塞斯市(Essex)的警察是芳香療法師的常客，他們幫助警察紓解終日精神緊繃的壓力。事實上，警方需要專業的諮詢顧問，以幫助警員解除辦案過程中的不愉快經驗，這些不愉快的事情甚至經常威脅著他們的生命。你若身為警員，你可能預期一些無法預期的事情，而且你若掉以輕心，可能很容易葬送自己的性命。更有過之的是，你可能要處理龐雜的公文！快令人窒息了吧？沒錯！

目前，我知道至少有一名警方的顧問是訓練有素的芳香療法師，他能為警員按摩，紓解他們一天的疲憊。我希望未來能有更多專業的芳香療法師為警員服務。

警察局是個標準的焦慮場所，有充分的理由接受精油的恩賜。薰衣草可能不適用於警員辦公室，因為他們必須保持警覺性，使用檸檬或葡萄柚精油則有提神醒腦的作用。在等候室等候報案的受害者，也可藉由精油紓解焦慮。這時，薰衣草、佛手柑、天竺葵或快樂鼠尾草皆可派上用場。這些精油也適用於偵訊室，它們幫助嫌犯放鬆心情，並回憶作案的經過。受害者除了遇害事件本身以外，還可能受噩夢連連的折磨，導致身心俱疲；若是我遇到這種情況，我會向精油求救。

從前的婦女遭遇強暴，往往因警方和法庭的不當處理，而使受害者反而很罪惡。現在，警方似乎已努力地減少受害者的心理負擔，他們讓受害者在較舒服的環境下接受筆錄和諮詢。強暴事件嚴重地摧殘受害人的肉體和心靈，故當非常謹慎地使用精油。但受害者可決定是否使用精油，因為無論精油使她感到如何地全身放鬆，這種精油在未來可能使她聯想起這樁可怕的事件。有些受害者或許寧可在沒有精油的環境下接受訪問和諮詢，因為她們不願讓任何精油產生負面的聯想。

至於在嫌犯這方面，沒有一種精油能迫使他們洩漏機密，儘管已有人開始研究能中止嫌犯矢口否認的香氣。有些罪犯被送入監獄之後，即使身邊的皮帶及鞋帶等物已被獄方沒收，還是可能上吊或自殺。有些犯人則整夜狂叫或一直撞牆。若讓監獄裡散發精油的芳香，例如薰衣草，可能幫助每個人平靜下來。在監獄裡使用精油可使受刑人鎮定且較不暴力，比給他們藥物還好。精油不像藥物只會麻痺犯人，它使犯人產生正面的態度，幫助他們熬過坐牢的歲月，並積極地計畫如何重新做人。監獄管理員應認真地考慮在獄內使用精油，不妨先從女性監獄開始，因為女性對精油較不排斥——有些男性認為精油是女人的用品。

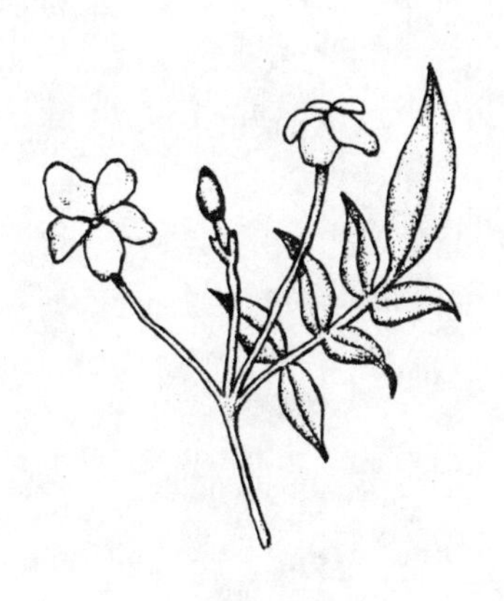

茉莉

第七章

情緒治療

「千里之行，始於足下。」

～～老子

簡　介

我們的大腦是一切活動的原動力：我們所說的每一句話、每一份心情和每一種感覺都是源自大腦。大腦和身體是一體的，它們總是合作無間。在第三章「現代人的心理」中，我們曾討論過身體各部分都有能力與大腦內的化學物質直接結合的受體。我們已無法將神經學、免疫學和內分泌學分開研究，因為這三門學問彼此息息相關，缺一不可。心理神經免疫學家告訴我們，就科學而言，身體和大腦是不可分開討論的。

大腦裡的活動可決定你將快樂或悲傷；它決定你的生命是否有意義。但我們對大腦的活動居於非常被動的地位，我們不太注意我們的情緒變化，直到發現事情不對勁。我們很少訓練我們的情緒，使它像我們經常運動的身體一樣維持健康的狀態。但假使我們能訓練堅強的意志，我們可以克服很多事情，包括治癒體內的疾病。當然，有些人確實能控制他們的大腦，或至少能保養它；冥想、瑜伽和太極拳正是目前全球上百萬人每天所需作的練習。有些人則選擇心理諮詢或心理治療，這方法顯然對許多人有幫助。精油是另一種途徑，它可幫助我們獲得情緒上的平衡，激發出我們與生俱來的快樂和喜悦的權利。精油使我們的生命再度閃爍動人。

精油像是一個百寶箱，任何時候你都可以向它們予取予求。準備赴一場面試嗎？不妨將幾滴佛手柑油滴在手帕上，在進入主管辦公室前，先用力吸聞。當你受到傷害卻無論如何也得照常地過完一天時，聞大馬士革玫瑰油(rose otto)將有幫助。如果只是想讓整天保持好心情的話，不妨用葡萄柚精油配合淋浴。各式各樣的精油隨時為各種情緒問題待命，不愧是大自然豐富的恩賜。

在一個理想的世界，快樂並不稀奇。但在現實生活中，我們看到每天早晨的公車裡，每個人似乎都低著頭，若有所思，畢竟我們要擔心的事情太多了。強暴犯猖狂於街頭巷尾；工作可能莫名其妙地丟了；有人病魔纏身；有人飽受戰爭摧殘。假如我們周遭盡是這些令人憂心的消息，我們如何能快樂、自在呢？諷刺的是，那些曾經歷死亡邊緣的人比一般人還了解快樂。有一位心臟病患者在病發過後發現，他從前浪費太多時間與親近他的人作對，現在他覺得要好好地愛他們，而且積極地生活。過去他不知道快樂哪裡來，現在他體會到快樂來自愛你所愛的人，並善待他們。

愛是解決問題的最佳帖劑，它能將難題化解，正如日出霧散一般。愛是從每個人內心放射出來的能量，照亮黑暗。愛是我們生命中最偉大的天賦，如果我們將心中的愛與人分享，我們的生命將變得有意義。但願每一個人的心靈都能為愛敞開——愛我們的家人、愛我們的朋友以及愛我們的鄰居。可惜，這世界並未如此理想，許多人在成長的過程中，都遭遇過心靈的創傷。精油可幫助我們彌補傷口，讓我們重建心中的愛。

愛的問題在於它使我們赤裸裸地遭受情感的傷害。愛一個人也會因他而痛苦。小孩被他們所愛的父母傷害，而父母也會因小孩而心痛。戀人彼此傷害，不惜以尖銳的言語刺傷對方。我們都容易受情感的傷害。這雖不幸，但還好人類對這種痛不陌生，我們的祖先已知道利用精油來治療。精油可以修補我們心靈的傷痕，使我們重新站起來。精油的工作不是要麻痺我們的情感，相反地，是要我們更懂得感受。生存就是要用心感覺——去體會悲傷電影中的悲傷，或恐懼時的腎上腺素遞增。這些是生活上反覆出現的感覺，但若經常被一種負面的感覺籠罩，並非好事。

「生活本來就是悲慘的。」「生活真是辛苦。」「要是我有什麼什麼東西，我一定很快樂。」這似乎是許多人對生活的定義。其實，快樂本身像蝴蝶一樣，總是不太容易捕捉到。但有些人自然而然地感到快樂，你看嬰兒和小孩總是那麼快樂，許多窮人和富人也很快樂。那麼，到底是什麼因素使我們感到不快樂呢？我認為金錢的多寡並不是主要的原因，根據我的經驗，一個人是否快樂端賴他對人生抱持的態度。認為生命短暫、可貴的人，會看到生命中許多美好的東西。如果大家都懂得珍惜周遭一切，並彼此互助互惠，締造善良、有愛心的社會風氣，那麼那些不愉快的情節將逐漸從我們身邊離去。

有些時候，我們對別人似乎熱心過頭，當朋友心情低落時，你可能會用精油幫助他。但別忘了照顧自己，你的身體值得你善待它。我們有權利以自己的方式來處理問題。如果坐在沙發上抱著靠墊痛哭，會使你好過些，那就去做吧；如果清理房子的內外、上下，會使你舒暢些，那就去做吧；順從自己的心意，放縱自己一回，反正又不是做虧心事，不妨告訴自己：「我有責任讓自己快樂。」因為，假使你快樂，你身邊的人也跟著快樂。

懂得生命哲學對生活有幫助，有些人則藉助宗教的力量。不過，任何人都可能從奇妙的大自然中獲得啟示——一朵花的造形、鳥的鳴聲、樹林裡的風或山丘上的雲，它們無時無刻地提醒人們生命的美妙，大自然蘊藏著無數的驚喜和學問。記得有一次我開車去參加一個會議，路途遙遠漫長，當我開得疲勞睏頓之際，忽然眼睛一亮，一道色彩鮮明的彩虹橫跨在公路與樹林之間的草原上。我把車子停靠路邊，凝視著頭頂橫越天空的奇景。那彩虹近得簡直就在眼前，我突發奇想地跳進彩虹。結果彩虹似乎向後移動，我又向前跳進，彩虹又向後退。經過幾番嘗試後，我明白了，假如我一直想摸到彩虹，它就離我愈遠。我們追求目標所獲得的報酬並非抵達目標本身，而是過程中生命所經歷的喜、怒、哀、樂。於是，我帶著謙卑且更快樂的心情繼續我的旅程。

任何經驗都是有益的，因為那是我們生命中很真實、實際的一部分。我們必須擁抱經驗，時時善用它們。將不愉快的經驗轉化為有助未來的教訓及智慧，同時也藉此更認識這個世界。不論好經驗或壞經驗，都可豐富人生的閱歷。每一個經驗都隱藏一份意義，即使我們目前無法看見。

假使我們除了快樂，什麼都不期待，那我們便能夠擁有快樂。但其實，一般人都有太多的期待了。我認識一些非常快樂的人，他們一貧如洗，什麼都沒有，但他們很懂得快樂。任何小東西對他們而言，都是一個禮物。讓我們靜下心來，感謝我們的幸運之神、感謝我們所愛的人（別忘了告訴他們）、感謝我們溫暖的家及美好的回憶。人生的旅程中，難免有暴風雨，我們感謝在遭遇困難時對我們伸出援手的人。精油也了解人生的戲碼，它們隨侍在側地為我們效勞。

每個人生來就有率真、喜樂、自信、浪漫、信賴和自由（思想和心靈）的權利。我們只要站立不動，聚精會神地向內探索，定可發現隱藏在心底的精神所在。這種與心靈的結合可作為判斷事物的最高指導原則。使我們在處於沮喪、絕望或焦慮、緊張時，皆能逆來順受。

耐心是我們經常忽略的天賦，甚至有人覺得不屑，稱它是被動的付出。但没耐心往往造成挫折及憤怒。耐心和積極、希望、熱誠和喜樂一樣，都具有正面的價值。這些特質都可藉由天然精油的作用引發出來。在尋求問題的解決之道中，我們顯示出我們的自覺——我們都是活力充沛、積極樂觀且有自信的。

正面的心理、心情和情緒

➡警覺性

二千多年前，生死一線間就看你是否夠警覺。那時，你不可能漫遊於鄉野，而對身後樹叢裡的枝條嘎裂聲毫不理會（可能有隻猛獸正對你虎視眈眈）；你也不可能忽視前方地面上被壓碎的果實（你的晚餐說不定就在附近）。保持警覺是生存的機制，過去和現在皆然。夜歸的婦女對身後的腳步聲特別敏感，對前方巷內的黑影亦然。司機對前方的車輛警覺，母親對在運動場嬉戲的孩童留神。無論程度高低，每個人對周遭環境多少都有警覺性，以維護生命安全。此外，我們的未來、我們的工作也得仰賴警覺性。公司的經理必須確保在會議期間神智清醒，學生在課堂上也要保持警覺性，以確保跟上課程進度。某些職業要求更高的警覺性。假使飛行員、塔台管制人員或火車駕駛員有絲毫的分心失神，都可能釀成大悲劇。

保持警覺不只像士兵站崗那樣戒備及集中注意力，它要求的是頭腦的反應靈敏。除了對周圍環境的警覺，還延伸到我們四周所環繞的人們。警覺性就是要徹頭徹尾地對任何動靜敏感。

有助於提高警覺性的精油

羅勒、黑胡椒、豆蔻、芫荽、肉桂、杜松、苦橙葉、百里香、尤加利、薄荷、迷迭香、松樹、葡萄柚、佛手柑、萊姆

請見表5.1，以了解哪些油不適合用於沐浴。

下列調合精油可分別用三十毫升基礎油稀釋成按摩油。或以這些比例混合成具有協同效應的調合精油，沐浴時用五滴，吸聞時用一至三滴，各種室內擴香法（即讓精油充滿整個房間）皆用八滴。

1號調合精油（警覺性）		2號調合精油（警覺性）	
杜松	14滴	葡萄柚	10滴
松樹	8滴	萊姆	10滴
迷迭香	8滴	黑胡椒	5滴
		薄荷	5滴

下面此調合精油僅適合以精油擴香器的方法使用。它也有提神醒腦及增加警覺的作用：

發散法的精油——提高警覺性	
檸檬尤加利	15滴
薄荷	5滴
羅勒	5滴

有主見

我曾經在醫院聽到一位病人說：「生病最麻煩的是我都不能有自己的意見。我無法要求醫護人員告訴我事實。」不論在醫院內、外，這種情形經常發生在病人身上。他們忙著對抗病魔，根本沒有多餘的時間爭取自己的權利。所謂的有主見，就是勇於提出你的需要，或表達你的感受。不論他人怎麼說，你的本能讓你覺得應該去做的，就不應受阻撓；有主見就是要保護你的權利，使你作自己的主人，而不受別人操縱。有主見就是要維護個人感覺的完整性，不受他人的影響。

有主見的人往往能達到他們的目的。當他們遭遇不滿，會站出來為自己的權益辯稱。他們不會羞於邀約夢中情人，使他們找到真愛。有時，女性的有主見會與過度激進混為一談，這完全是不同的兩回事。

雖然我不明白其中的原因，但精油確實能幫助我們成為有主見的人。我看過許多人在接受幾個階段的芳香療法後，從最初的溫和謙恭轉變為坦白直接、篤定獨斷。

下列精油皆已成功地使人們發揮主見。選擇單一種精油使用或從中選擇數種，組合成符合你需求的精油，或使用下面的調合精油。它們適用於沐浴、按摩、擴香器（或其他室內方法）、蒸氣吸入、面紙吸入等方法。使用效果不可能一夜見效，起碼要連續使用二週。一直到有人對你說：「我很欣賞你的作風，是什麼原因讓你如此？」這時你才發現自己跟以前不同了。

有助於發揮主見的精油

茴香、羅勒、茉莉、雪松、絲柏、薑、乳香、廣藿香、依蘭、黑胡椒、野洋甘菊、佛手柑、芫荽、康乃馨、玉桂子、萊姆、豆蔻、山雞椒、岩玫瑰、晚香玉

羅勒不適用於沐浴。下列調合精油可分別用三十毫升的基礎油稀釋成按摩油，或以這些比例混合成具有協同效應的調合精油。參考表5.1的用法及用量。

1號調合精油（有主見）		2號調合精油（有主見）	
岩玫瑰	2滴	廣藿香	10滴
山雞椒	10滴	乳香	10滴
茉莉	6滴	佛手柑	10滴

3號調合精油（有主見）	
雪松	15滴
絲柏	5滴
萊姆	10滴

專心

集中注意力除了提高工作效率，也使工作的人更樂在其中。當你致力於某一項工作時，最糟糕的事莫過於被外來因素中斷。不過，每個人對專心的需求不一，有些人可以一邊聽廣播一邊工作，而青少年甚至只能在音樂很大聲的陪伴下看書！當身邊有許多孩童奔跑、嬉戲時，很難使人專心做事，但我看過一些婦女能同時看顧小孩和從事複雜的蕾絲手工。

要全神貫注實在不容易。一下子電話響；一會兒門鈴響；有太多使我們分心的瑣事。要靜下來專心做一件事似乎很難，往往導致敷衍了事。結果，我們學會同時兼顧許多事。我認識一位婦人，她是四個孩子的母親，她可以同時編寫劇本、和朋友聊天、看報紙、流覽電視節目、擦指甲油……

不論你做什麼事，專心對你很有幫助，它使你獲得較滿意的工作成果。當你必須完成某項費時的工作，集中注意力使你生活較不脫序。專心可幫助我們頭腦清楚，思路通暢。

研究報告已詳載精油能夠提升專心一意的能力。精油可在工作期間或放鬆（冥想）時，透過面紙或室內擴散法吸聞。也可用於沐浴，這是將注意力集中在自身的好時機。有許多精油可提升注意力，除了下表所列，有人發現其他精油也有益，例如使用茉莉和玫瑰油，使戀人更專心於浪漫與親密。欲提升工作效率，檸檬、羅勒、山雞椒或乳香等是較佳的選擇。

有助於專心的精油

檸檬、羅勒、檸檬香茅、山雞椒、豆蔻、佛手柑、橙、雪松、迷迭香、尤加利、薄荷下列調合精油除了羅勒和薄荷不宜用於沐浴，其餘皆適合各種用法。請參考表5.1的用法和用量。

1號調合精油（專心）		2號調合精油（專心）	
檸檬	20滴	山雞椒	10滴
羅勒	6滴	豆蔻	10滴
迷迭香	2滴	檸檬	10滴
薄荷	2滴		

有助於專心的精油

乳香、橙花、羅馬洋甘菊、大馬士革玫瑰、水仙、風信子

信心

自信心使我們肯定自己，走路抬頭挺胸，不論走到哪裡，都感覺自在。信心表示你不會錯失任何機會，並充分把握、利用周遭的事物。信心是一種魅力，當你看見一個自信滿滿的人踏入辦公室，便可以了解。信心使我們求職順利，而且有信心的女性敢穿出與衆不同的衣著風格。就某種意義上，信心使我們充分地享受生活。

精油無法賜予你全盤的信心，它的任務是提升你的信心，有如一針強心劑。許多經過芳香療法的人都認為這是不爭的事實。從下列精油中選用你覺得吸入時感到舒適的種類。假使吸入後，產生負面的情緒反應，則不宜使用，應改用其他種類。

你選擇的精油必須使你覺得舒服及喜愛。精油藉由紓解那些經常妨礙我們工作的恐懼、焦慮、緊張等情緒，以增進我們的信心。

有助於增强信心的精油

雪松、絲柏、菩提花、豆蔻、茴香、薑、佛手柑、葡萄柚、茉莉、松樹、迷迭香、橙、芫荽

將下列調合精油用三十毫升的基礎油稀釋成按摩油，或以這些比例混合成具有協同效應的精油，可用於沐浴、面紙吸入或室內擴散法。用量請參考表5.1。

1號調合精油（信心）		2號調合精油（信心）	
橙	10滴	葡萄柚	10滴
雪松	5滴	橙	10滴
薑	5滴	佛手柑	5滴
茉莉	6滴		

3號調合精油（信心）		4號調合精油（信心）	
雪松	10滴	迷迭香	20滴
絲柏	12滴	茴香	10滴
松樹	8滴		

5號調合精油（信心）		6號調合精油（信心）
豆蔻	5滴	以30毫升的基礎油與15滴茉莉油或菩提花油混合。
薑	15滴	
芫荽	10滴	

滿足

當人們被問到最想從生活中獲得什麼，許多人會回答「滿足」。說到滿足，可能使我們聯想到動物的畫面——一隻貓咪懶洋洋地躺在壁爐前，或一隻大狗坐在你的膝上。我們吃過豐盛的一餐後，也會感到滿足，尤其是親自下廚時。滿足並非洋洋自得，而是對生活的知足，或對完成工作的滿意——不論是把衣服熨貼、整理好工具室或除完院子裡的草。

很少人一整天都感覺滿足、快樂，或許有人認為那樣很無聊，因為如果每天都感到滿足，那會失去許多其他的感覺。因此，你必須找個平衡點。有些人對周圍一切的人、事、物極度不滿，他們認為根本沒有滿足這回事。有些人不願相信他們真能感到滿足，而且可能有不切實際的期待或理想。我建議這些人審視他們的生活，從中挑選自認為滿意的部分，例如對音樂的愛好，由此出發，逐漸累積對其他事物的滿意度。

勿指望精油能為你的內在作多少改變，不過，精油倒是可以幫助不滿的人減少壓力和緊張。下列精油可以各種常見的方法使用。

有助於滿足的精油

大馬士革玫瑰、絲柏、薰衣草、橙花、佛手柑、檀香、橙、廣藿香、依蘭、羅馬洋甘菊、丁香、安息香

下列調合精油可分別用三十毫升蔬菜油稀釋成按摩油，或依照這些比例混合成有協同效應的調合精油。用法和用量請參閱表5.1。

1號調合精油（滿足）		2號調合精油（滿足）	
佛手柑	10滴	羅馬洋甘菊	5滴
丁香	5滴	橙	10滴
檀香	10滴	薰衣草	10滴
依蘭	5滴	絲柏	5滴

創造力

假使撇開大自然不談，這個世界的樂趣來自人類心靈的創造力。音樂、繪畫、文學、服裝設計師、廚師等等，都為我們的生活增添情趣。要是人類沒有創造力──沒有電視、電影、電腦、汽車、飛機、報紙、廣播──這世界會變成如何？或許你不見得需要這些東西，但人類若無法創造美麗的樓房和花園，生活不是太無趣了嗎？

創造有如和明日世界握手示好。它是已知與未知領域的交界面，也是一門充滿可能性的藝術。欲發揮創意，得讓想像力翱翔。當一位先鋒者踏入從未有人到過的境地，特別需有信心

與信仰，畢竟他們可能遭遇挫敗。然而，創造本身是一種喜悅與樂趣，對創造者及受惠的人皆然。藝術能挽救生命，當人們處於各種生活壓力下，總傾向訴諸音樂、繪畫、文學；這些饒富創意的東西，使人們面臨困難時，不至於崩潰。

每個人多少都有一些創造力。環顧四周，是不是有些東西誕生於你的雙手間——一件毛衣、一個模型、一幅畫、一幀照片、一座花園。不過有些人大腦裡的創意細胞似乎特別發達，新點子總是源源不絕。著名的法國作家Baudelaire深愛他的精油，而且，據說達文西（Leonardo da Vinci，義大利畫家、建築家、科學家）喜歡四周充滿芬芳的香氣，他特別偏好橙花。最近，搖滾音樂家利用精油幫助歌曲創作，我甚至認識一位牧師，他在草擬布道講詞時，也需藉助精油的芳香。

當你選用精油時，不論是單一精油或調合精油，應選擇能吸引你的氣味。每個人偏好的精油不盡相同，正如創意因人而異。然而，下列都是經過人們認為有效的精油。除了丁香不宜用於沐浴外，下列精油皆適用於各種用法。請參閱表5.1的用法及用量。

有助於創造力的精油

佛手柑、檸檬、乳香、天竺葵、橙花、大馬士革玫瑰、千葉玫瑰、茉莉、丁香、月桂、康乃馨、山雞椒、金合歡、檀香、絲柏、杜松

集中精神

漂亮地完成一件事與敷衍潦草行事的差別，往往在於是否能夠集中精神。集中精神即是將所有的注意力和精力完全貫注

於手邊的工作。冥想教人們集中精神，使你不論在冥想期間或其他時候，皆能集中精神。集中精神是極佳的特質，人類許多創造與發明多虧能夠集中精神。

下列精油皆以幫助人們集中精神著稱。它們都適用於各種用法，請參閱表5.1的用法和用量。假使某精油的氣味會使你想起某件事，則應避開它，以免那些記憶蜂湧而至，阻礙你集中思考或專心工作。因此最好選擇從未接觸過的精油。

有助於集中精神的精油

沈香醇百里香、檸檬、茴香、佛手柑、羅勒、雪松、絲柏、杜松、檸檬香茅、山雞椒、薑、肉桂、丁香、依蘭、菩提花、迷迭香、肉豆蔻

下列各種精油可分別以三十毫升基礎油稀釋成按摩油，或依照這些比例混合成具有協同效應的調合精油。參考表5.1的用法及用量，以及不宜用於沐浴的精油。

1號調合精油（集中精神）		2號調合精油（集中精神）	
沈香醇百里香	10滴	茴香	5滴
檸檬	6滴	絲柏	5滴
迷迭香	10滴	杜松	10滴
羅勒	4滴	山雞椒	10滴

快樂

快樂是每個人都嚮往的境界，當我們抵達快樂之境，就好比掌握了生活。快樂的人散發出迷人的光采，而且在他們的心靈中，悲傷似乎無地自容。快樂的人有時可以吸引不快樂的人，但得小心能量被他們吸光。

快樂是很個人的事——讓你快樂的事，未必使別人快樂。就某種意義而言，快樂就是能夠接受自己扮演的角色及眼前擁有的現況，而不是熱中功名，追求遙不可及的目標。承認自己的極限是迎向快樂的一扇門；肯定自我價值則是另一扇。

假使一個人一直生活在悲慘世界裡，精油無法使他立刻進入快樂天地，但精油確實能巧妙地誘發快樂。不論選擇單一精油或調合精油，都應選用吸引你的香氣。

下列精油中，丁香和肉桂不宜單獨使用於沐浴中，但若以調合精油的方式則無妨，因為它們在調合精油裡所占的分量幾乎微不足道。請參考表5.1的用法和用量。

有助於快樂的精油

橙、大馬士革玫瑰、千葉玫瑰、茉莉、芫荽、薑、丁香、肉桂、安息香、康乃馨、玉桂子、天竺葵

1號調合精油（快樂）		2號調合精油（快樂）	
橙	19滴	玉桂子	5滴
千葉玫瑰	5滴	天竺葵	10滴
茉莉	5滴	肉桂	5滴
丁香	1滴	薑	10滴

喜悅

喜悅是純粹、不含雜質的樂趣。就像小孩看到聖誕老人帶來禮物時的感覺一樣。也好比當你的父母將車子鑰匙遞給你時的感受一般。當你支持的足球隊射門成功，你也會為此感到歡欣。喜悅的感受有如搭上飛機直奔夢想的目的地；那些經歷心靈旅程的人，喜悅有如和宇宙萬物結合的渾然忘我。胸懷喜悅，安詳跟著來。喜悅也有治療功效——它使全身每個細胞舒暢——簡直是無與倫比的歡愉，上天的恩賜！

下列精油適用於各種方法，你也可調配自己喜愛的配方。

有助於喜悅的精油

檀香、檸檬、佛手柑、橙、大馬士革玫瑰、橙花、依蘭、乳香、羅馬洋甘菊、菩提花、金合歡、苦橙葉

增強記憶力

本節不是針對記憶力喪失、健忘或失語症等患者而言，而是針對想改善記憶力的人。世上沒有神奇的記憶訣竅，你還是得靠自己的努力或其他記憶輔助法以及經常練習，才能增進記憶力。但精油有累積性的好處，或許你最初未察覺，但當你覺得能記住更多事情的細節且回想事情較不費力時，便會發現記憶力進步了。有創意的人特別重視能夠回想風景或其他事物的細節。

可以用擴散、吸入、沐浴或按摩等方式使用精油。經常使用精油似乎可以幫助我們進入記憶區讀取資料。精油的芳香分子可以直接抵達大腦，引發腦細胞的反應。或許因為芳香分子能刺激大腦內負責貯存訊息的海馬區(hippocampus)，使我們藉此順利地讀取記憶中的資料。香氣誘發記憶——有如按鈕

一押，燈就發亮。記憶一直存在大腦中，就看你如何索取。記憶的存取過程仍是個謎。不過，下列精油經過使用者及芳香療法師的認定，對增強記憶力特別有效：

有助於增強記憶力的精油

薑、羅勒、檸檬、葡萄柚、迷迭香、沈香醇百里香、豆蔻、黑胡椒、芫荽、玉桂子

下列精油可以擴散法、吸入法、沐浴（羅勒、百里香除外，除非僅占調合精油中的一小部分）或按摩等方式使用。下列調合精油可分別以三十毫升基礎油稀釋成按摩油，或依此比例混合成具協同效應的調合精油。用量請見表5.1。

1號調合精油(增强記憶力)		2號調合精油(增强記憶力)	
薑	7滴	迷迭香	10滴
檸檬	8滴	羅勒	5滴
豆蔻	10滴	沈香醇百里香	7滴
玉桂子	5滴	葡萄柚	8滴

平靜

平靜是一種優雅、安詳的狀態，是精神上的寧靜，擴散到全身各細胞。任何時候都可以進入平靜的境界，即使站在擁擠的公車上，也不例外。擁有內心的平靜並不表示你不會為不平憤怒，或從不抱怨，或採取被動姿態。所謂的平靜是從肌肉、神經、大腦到心靈，皆處於一種靜止的狀態。這種境界或許短

暫、易逝，但卻是很難忘的經歷。它可能發生在當你全神貫注於一本書時，或冥想期間。平靜猶如心中的一潭靜水，它一直存在我們體內，有待每個人去發現。假使我們用全身每一個細胞去傾聽，而不光是用耳朵；假使我們用全身每一個原子去撫摸，而不只是用手，便不難發現內心的那潭靜水。

下列精油有助於營造安寧的氣氛，以促進平靜油然而生。可以按摩、擴散、吸入、沐浴等方式使用。香氣對每個人的作用不盡相同，對某人可能引發平靜的精油，對另一個人或許不管用。因此，不妨試試各種精油，看看哪一種對你較有效，或選用其他未列入表中的精油。

有助於平靜的精油

羅馬洋甘菊、橙花、杜松、乳香、大馬士革玫瑰、香蜂草、茉莉、康乃馨、西洋蓍草、歐白芷、穗甘松香

表演

我們常說車子的「性能」好，這表示車子能達到其機械能力的巔峰狀態。人類也有「性能」，只是我們不知道我們的極限為何，當然人體的結構也有無法超越的屏障。假使我們不斷地訓練和嘗試，誰知道會激發出什麼潛能？或許我們都有可能成為太空人，向月球飛去。

不論是演員、舞蹈家或音樂家等，這些職業的表演者為我們帶來無窮的歡樂，而他們也在每一次的表演中盡其所能。其實，我們每一個人站在自己的崗位上，無不力求表現，不管是表現給別人看或為自己表演，我們都希望一次比一次好。當我們能夠充分發揮所長，信心和自尊會跟隨而來，使我們繼續貫注精神與創造力，使下一回的表現更加盡善盡美。

假如你本來就不具某種能力，精油是不可能賦予你那種能

力，不過精油可以給你信心，使你發揮最大潛能。職業表演者利用精油克服怯場，幫助他們有自信、有把握，使他們演出順利。

有助於發揮表演的精油

檸檬、佛手柑、薰衣草、葡萄柚、大馬士革玫瑰、永久花、千葉玫瑰、茉莉、天竺葵、檸檬尤加利、月桂、野洋甘菊、乳香、絲柏

下列調合精油可分別以三十毫升基礎油稀釋成按摩油，或以這些比例混合成具有協同效應的調合精油。請參考表5.1的用法及用量。

1號調合精油（表演）		2號調合精油（表演）	
永久花	8滴	乳香	4滴
天竺葵	12滴	絲柏	8滴
佛手柑	10滴	檸檬	10滴
		野洋甘菊	8滴

積極

思想或許是人類最有力的工具。有人說我們都可以思索出自己的未來——決定未來是否充滿幸福、快樂、財富或悲慘、孤單，這類話題的研討會經常舉行。專家說，每個人都是自己前途的建築師，所以不妨積極地為自己打算吧！為自己預設一個美好的未來，努力去達成。測驗性格是否積極或消極的典型

方法是拿半瓶酒給受試者，問他瓶內有多少酒。如果他答「半空」，則屬於消極性格，若他說「半滿」，則屬於積極性格。這簡單的測試的確點出一個重點——我們對事實的觀念將受我們態度，不論積極或消極的左右。我們從自身體驗及觀察他人當中發現這個現象。

要如何培養積極的態度呢？麻塞諸塞大學心理系教授艾普斯坦(Seymour Epstein)的建議之一是，每當消極、沒有建設性的念頭發生時，立即「駁回」。為了幫助各位打消負面的想法，他建議在手腕上套一條橡皮筋。每當消極的念頭來臨時，你大叫「回去！」同時彈一下橡皮筋。這種聯想模式可能被認為毫無意義，因為我們是人，不是動物或機器，不論發生什麼事，我們的反應都是跟著情緒走的。這就是所謂「你無法中止消極，那是人之常情」的論調。從前我或許認同此看法，但這幾年，我看過一些人蓄意地採取積極的態度，而且果真改善許多。我想起一對夫婦，他們十年前就約定不再爭吵，這些年來，他們嚴守承諾，除了夫妻之間常見的鬥嘴，他們不僅未爭辯吵架，而且也未彼此惱怒、抱怨、挑剔或惡言相向，而且他們告訴我，他們現在比以往相處融洽、相敬如賓。

艾普斯坦教授的另一項建言是面對失敗，但切勿給予自己過度嚴刻的評價，那只會促使你養成消極想法的習慣。許多年前，有一位心理專家曾說：「每一個今天都是你所剩的生命之第一天。」所以別再受過去不幸事件的折磨，應該記取教訓，繼續向前走。

根據心理學家大衛博士（David Weeks，英國皇家艾丁堡醫院）的研究，新潮、作怪的人，壽命比守舊、傳統的人還長五至十年。「新潮」在此的定義是有強烈的企圖心、靈活的幽默感和具有好奇心。專家說，保持心智活躍有益於長壽。

成功者和失敗者不同的特質之一是，成功者懂得在情況不利時，立即懸崖勒馬或另闢蹊徑；而失敗者不知權宜、盲目執著，終如飛蛾撲火。堅持不盡然是美德，如同賭徒，我們必須適可而止，止於所當止，當你没有太多選擇時，容易促使你孤注一擲。這使我聯想起一位非常積極的美國女律師所講的一句話：「把所有的鍋子都放在爐子上。」她的意思是說，把你的腹案全部拿出來試試看，看哪個計畫最可行，就像把鍋子都放到爐上，看哪一鍋火旺，哪一鍋火熄。其重點在於——並非所有計畫都有成果，豈可僅指望其中一鍋！

積極的人為自己創造成功的機會。他們謹慎規劃，學習如何應付不同的情勢，從中為自己造就機會。積極的人不作白日夢，他們為自己設立實際目標，並身體力行，循序漸進，不抱怨、不苛責。生活難免有不如意，我們應該視為當然，將它們當作生活的一環，但勿讓它們主導生活的一切。

生活裡不外是善與惡，而我們要學習的不外是如何找到平衡點，使善多於惡。根據牛津字典的定義，「樂觀」一詞適用於宇宙裡一切相信善必然勝過惡的觀念。悲觀的人似乎老是看到事情的最壞面。但當這世界已是如此腐敗之際，我們如何相信善必然勝過惡？暫拋每日報紙刊載的作姦犯科等暴力事件，打通電話和老朋友敍敍舊吧！樂觀和積極永遠為你敞開大門。

我每天從事精油工作，且親眼目睹精油為人們驅除消極，因此保持積極、樂觀對我是件不費力的事。精油好比裝滿積極的小包裹，為每個人帶來積極和樂觀。它悄悄地轉變一個人的態度，使你不禁告訴自己：「事情或許沒這麼糟。」或：「我或許能找到一條出路。」當然，也不能全靠精油，你還需自力救濟。不妨將大問題切割成若干小問題，再逐一解決。想像成功的情景，勿老惦念著失敗。確實了解自己的需求及原因，將它們一一記下，並畫一張藍圖，計畫如何實現目標。今日事，今日畢，勿拖延至明日——假使你每天都做一點，終有一天會達成。

我還不知道有什麼精油不會幫助人們積極向上，但選擇下列精油是基於它們在傳統中被用於這方面。抱著正面的心態使用精油，更能發揮精油的效果。利用擴散法，使精油充滿工作場所或居家環境，它們也可以按摩或面紙吸入法使用。

有助於積極的精油

羅勒、檸檬、葡萄柚、檀香、松樹、廣藿香、岩蘭草、杜松、絲柏、豆蔻、苦橙葉、天竺葵、乳香、迷迭香、玉桂子、月桂

羅勒不宜用於沐浴。下列調合精油可分別以三十毫升基礎油稀釋成按摩油，或依照此比例混合成具協同效應的調合精油。請參考表5.1的用量。

1號調合精油（積極）		2號調合精油（積極）	
天竺葵	10滴	檀香	10滴
玉桂子	8滴	松樹	5滴
月桂	8滴	絲柏	5滴
乳香	4滴	苦橙葉	10滴

休息

我們都需要適當的休息，不僅是睡眠，而是平衡我們的身心，放鬆我們的精神。有些人不懂得讓大腦休息，腦子裡總是填滿新的主意、構想、計畫。他們不斷地追求、學習及探索。保持如此靈活、好動的頭腦絕非壞事，但你要是夠聰明的話，應該明白適時休息的益處。誠如一位智者所說，想成為完善的人，你必須學會哲人的沈靜與領導者的行動力。平衡是最重要的，而休息是維持平衡的一環。下列精油單獨使用或混合使用，效果都不錯。

有助於休息的精油

薰衣草、天竺葵、千葉玫瑰、快樂鼠尾草、菩提花、橙花、馬鬱蘭、苦橙葉、檀香、金合歡、花梨木

下列調合精油分別以三十毫升基礎油稀釋成按摩油，或以這些比例混合成具有協同效應的調合精油，適用於各種室內擴散法、吸入法及沐浴。用量請見表5.1。

1號調合精油（休息）		2號調合精油（休息）	
橙花	10滴	天竺葵	20滴
苦橙葉	20滴	薰衣草	5滴
		快樂鼠尾草	5滴

自覺

能夠和真實的自我溝通乃是力求自我實踐的利器。自覺不僅使我們更親近我們的心靈，它也有且助於認清我們的希望、恐懼和喜悅。假如我們對於我們的感受與反應有自覺，也就是我們清楚地意識到自我，將有助於維持情緒的健康狀態。通往自覺的途徑很多，包括形態療法(Gestalt therapy)，這方法是透過一個人所做或所需做的事情，來反映他真正的性格，並在過程中使他了解自己的想法、感覺及行動。此目的是要清楚地透視自我，而不被外物蒙蔽，並了解自己真正想要的是什麼。我們經常鼓勵人們輕鬆自在地當自己，不要羨慕他人。總歸一句話，欣賞你自己吧！

想了解自己未必得藉由心理治療，我們可以透過自我觀察及詢問別人對自己的觀點來獲得自覺。我們也可藉由自己對他人的影響，洞悉內心潛藏的動機。精油在此可幫助我們發現我們從未認識的自我。

有助於自覺的精油

快樂鼠尾草、依蘭、絲柏、天竺葵、松樹、檀香、月桂、野洋甘菊、茉莉、丁香、玉桂子、桔、芫荽、歐白芷、鼠尾草、香桃木、岩玫瑰

自尊

欣賞自己或偏袒自己的見解並沒什麼錯的。如果你無法看重自己，還有誰會看重你呢？我常訝異許多人貶抑自己，對自己說：「我絕不可能辦到。」或：「我才智不足以勝任。」其實，他們絕對有接受挑戰的能力，或至少可以勇於嘗試，但如果自尊不足，什麼都甭提。

簡單的說，自尊即是肯定自己的潛能和價值，為自己的能力自豪，並相信自己對各種事情的判斷力。當你有自尊，即使發現自己的缺點，也不使你對自己動搖，因為你相信自己有過人之處，並賞識這些優點。好吧，你說你不完美，但有誰是呢？隔壁的張三，他種的甘藍菜比你的大，但你的馬鈴薯不也比他的大嗎？人比人，氣死人，何必庸人自擾呢？每一個人都是不同、獨特的個體，天生我材必有用，此乃老天的美意。每一個人都有優點，我們應該為此自尊、自重。

精油不可能使你一夕間成為賞識自己、對自己充滿期許的人，但它們能夠巧妙地改變你，幫助你逐漸化解生活中的晦澀角落，使你逐漸建立自尊心，並評估自己在世上的價值。最好選擇從未使用過的精油，以免某些用過的精油可能引發不愉快

的回憶。

有助於自尊的精油

風信子、檀香、岩蘭草、依蘭、千葉玫瑰、茉莉、康乃馨、佛手柑、天竺葵、野洋甘菊、雪松

下列調合精油可分別以三十毫升基礎油稀釋成按摩油。或依照此比例混合成具協同效應的調合精油，可以沐浴、室內擴散法、吸入等方法使用。用量請見表5.1。

1號調合精油（自尊）		2號調合精油（自尊）	
依蘭	10滴	風信子	8滴
佛手柑	4滴	佛手柑	4滴
岩蘭草	2滴	千葉玫瑰	8滴
檀香	12滴		

註：上述2號調合精油是一種效力特別強的精油組合，故在三十毫升中，總共僅需二十滴精油。

自我形象

假使我們視自己為積極、快樂、精力充沛、容光煥發的人，則別人也會如此看待我們。當然，假使你在生活中一再遭受挫折，則想擁有正面的自我形象，並非易事。但是積極的想法可以提升一個人的自我形象，避免自慚形穢。假使我們以積極、笑容可掬的態度看待自己，並將此影像投射到外在世界，或許我們真能成為那樣的人。

精油可以幫助我們發現自己的長處和特質，並強化它們，

幫助我們改善自我形象。由於這牽涉個人問題，我建議只選用吸引你的精油。避免使用那些可能引發負面聯想的精油，例如使你想起曾鄙視你的人。下列精油單用或混用兩相宜。

有助於自我形象的精油

橙、薰衣草、香蜂草、羅馬洋甘菊、依蘭、千葉玫瑰、茉莉、檀香、絲柏、杜松、雪松、松樹、黑胡椒、乳香、桔、肉豆蔻、香桃木、月桂

下列調合精油可分別以三十毫升基礎油稀釋成按摩油。或依照此比例混合成具協同效應的調合精油，可以沐浴、室內擴散法、吸入等方法使用。用量請見表5.1。

1號調合精油（自我形象）		2號調合精油（自我形象）	
千葉玫瑰	10滴	檀香	5滴
橙	5滴	黑胡椒	10滴
桔	10滴	乳香	5滴
依蘭	5滴	茉莉	10滴

第八章

各種情緒問題

虐待

➲情緒和身體

「虐待」一詞通常用來描述各種個人所經歷的折磨——從一般的暴力毆打到兒童的性侵犯和言語的攻擊及損毀人格。舉例說吧，在英國，數以萬計的父母稱他們的小孩「怪物」，或對小孩子說：「過來，小怪物。」——半說笑，半當真。身為成人，如果有人叫你「怪物」，你肯定很難過。但小孩似乎天生得受此虐待——這或許是因為嬰兒時期的哭鬧、在不方便的時刻要食物、製造骯髒的尿布或剝奪父母的自由等所應得的一種處罰。但要是一個小孩老是被叫「怪物」，即使一天只叫四次，到了他五歲時，他已被喚了七千三百次，而且最危險的是，他可能因此相信自己是怪物。如果這種言語的濫用算是一種虐待，加上兄弟姊妹之間的相互影響，我可以下此結論，在我們（英國）的社會裡，未受過任何虐待的人很少！

當然，有些形式的虐待比其他方式還具殺傷力，而且最常來自我們所愛的人；嬰兒被他們所愛的媽咪叫「怪物」，小女孩被她摯愛的父親凌虐，戀人彼此殘害對方（包括身體和言語）。就是這種愛恨交雜，造成長期性的傷害。因為日後，當你在其他關係中，你可能很難從愛裡解脫恨，而你未來的新愛可能是一種愛恨糾結的關係，你似乎永遠無法全然滿足。

「虐待」一詞涵蓋很多經驗，我們每個人可能或多或少都遭遇過。我們很難說哪一種情感傷害是源自受虐待，但這些可能的精神受損包括無法愛人及被愛、無法與人分享、缺乏自信、自尊心不足、沒有安全感、羞愧、自卑感、沮喪、恐懼、罪惡。假使這些感覺未獲得適當的抒發，它們可能盡情地啃噬你的心靈或性格，像蠹蟲悄然地侵蝕木屋的棟樑，直到有一天屋子可能傾塌。

幸好現在虐待的問題廣泛地受各界討論，這有一部分得歸功於某些名人的坦誠、公開，使受害者不再認為是自己的錯。然而，儘管在理智上可以理解受虐不是我們的錯，但在情感上的認知卻完全是另一回事——而且要困難許多。受虐的人通常需要幫助，雖然現在已有諮詢專家為兒童性虐待及家庭暴力事件的受害者服務，但有關這方面案件仍層出不窮。有些較不那麼戲劇化的虐待似乎已成為「正常」行為的一部分，大部分的人似乎不太追究。當一個人向醫生說：「醫生，我十八歲離開家庭以前，我姊姊經常毫不留情地用惡言辱罵我，以至於我現在經常感到焦慮且缺乏自信。」醫生聽完，可能照例無動於衷。他似乎無法體會這種事情何以重大得需要訴諸免費的諮詢服務，而且可能會簡單地告訴這個人：「振作吧！」事實上，這位醫生該採取的行動是，和此求診人討論問題，找出癥結所在及解決途徑。

性虐待是個更棘手的問題，因為它往往使受害者錯愕，腦海一片茫然——直到一段日子後，或許幾十年後，才因某事觸發此記憶。性虐待很可怕的一面是，虐待者往往使受虐待者覺得要對此事件負責，或使受虐者在整個過程中唯命是從。這不僅是身體的侵犯，也包括心理的操縱。根據*Women：A World Report*一書的作者指出，綜合許多國家的統計，我們可估算全球約有上億的女童正遭受成年男子的強暴——通常虐待者正是女孩的父親，而且這種性虐待往往是日復一日，週復一週，年復一年。這些男子並非真的惡魔，他們都是活在我們周遭的正常人，他們出現在街道上、公車裡，甚至是我們的同僚。大部分時間，他們的舉止與外觀都和一般人沒什麼兩樣。我認識一位女子，姑且叫她琳達吧。她父親經常趁她母親去上晚課時強暴她。和大部分虐待者一樣，她父親讓她感到罪惡，使她認為是自己招惹的或應得的。她當時不敢告訴母親，即使到現在她仍隻字未提，因為她知道這樣會毀了她母親。迄今，她仍寧可選擇讓自己獨自承受，而不讓母親痛苦。最近，我參加了琳達的婚禮，並佩服她在整個過程中巧妙地規避與父親的任何接觸。她既沒看他半眼，也未擁抱他，或做出任何認出她父親的動作。如果他站在她的右邊，她就轉身和左邊的人說話。如果他站到左邊，她就和右邊的人說話。這真是高明、客氣的迴避術！我懷疑琳達的母親是否發現她根本不理會父親？像許多虐待者一樣，琳達的父親是位人人尊敬的專業人士，沒有人能從他的外表看出他會做出如此齷齪的事。我還認識另一位女孩，暫且稱她吉爾。她是農家女孩，家裡有三位兄弟，母親和一個粗暴的父親。她父親經常因為芝麻小事毒毆兄弟——由於傷勢嚴重，這些男孩往往得請一整週的假，好讓皮破肉綻的傷痕復原。像諸多母親和妻子一樣，吉爾的母親只能眼睜睜地看父親橫行霸道。待吉爾進入青春期後，她發現，當她像個小甜心似的撫摸父親的臉頰，親吻他，並替哥哥求饒時，父親可以中止鞭打。吉爾親暱的動作和言語儘管平息了父親的粗暴，然而這位凶殘、為所欲為的男子也發現，吉爾提供的「解決」之道可以得寸進尺。很快地，他向吉爾索取的不僅是一個臉頰上親吻和擁抱。到了吉爾十四歲時，只有「性交」能滿足他。而且，各位可以預知，吉爾的父親會更加鞭笞她的兄弟，以換取吉爾的「撫慰」。

要求孩童或少女、少男在受虐後說出真相，實在是很困難的事。最近，我聽說有兩位十一歲男童經常遭受性騷擾，這位心理變態的人正是他們班上某同學的父親。他常藉口前來「幫忙」同學上游泳課。這兩位男童保密了六個月，後來，其中一位才告訴他媽媽。屆此，所有的罪惡感全被釋出，這男子被拘提到法院，但由於罪證不足，加上他是游泳會裡德高望重的會員，控訴被駁回。在總結此案時，法官指出，男孩未說明事件的開端，因而認為男孩們顯然有青春期前幻想症，並如此提示陪審團。這次事件使男孩的心靈嚴重受創，使他們不再信任成人及公權力。

我知道太多性虐待的事件，我並不驚訝那些駭人聽聞的統計數據，但我無法在此利用有限的篇幅將它們一一道盡。在這些案例中，一再重複上演的是受害者基於各種理由，三緘其口，不肯吐露真相。於是，保密和虐待似乎總是合作無間。假使受害人能在心靈未被虐待者操控之前及時揭發真相，便可避免日後此可怕的經驗持續地腐蝕心靈。精油在此可助一臂之力。我們知道，芳香分子會直接刺激邊緣系統，此乃記憶和情感的中樞，故有助於釋放淤積的記憶，同時，研究顯示，某些精油能安定神經，因為它們加速β－腦波的形成。

受虐待的人必須找人抒發並設法解決問題。但並非每個受害者都得尋求專業諮詢。前面我提過的琳達，她一直保密到她三十歲，最後她面臨長年壓抑終將爆發的危機，她和幾位知交討論後，從陰霾的黑影中逃脫。現在她更有自信、更有主見，不再為從前的一切心虛、罪惡，而且她也肯定自己在世上所占的一席之地。經過反覆思索後，她決定不參加小組諮詢，因為那不適合她。但重點是，她必須有抒發及討論的對象，而這個對象不論是誰，都必須誠心誠意地付出關懷。

有些精油頗適合受虐事件，而且研究顯示，它們確實能幫助受傷的小孩或成人。同時，也請讀者參考本書其他部分——諸如處理情感傷害、焦慮、沮喪、缺乏自信等問題的章節，找出與你的經驗最貼近者。也可參閱本書末的一覽表。

有助於克服情感虐待的精油

野洋甘菊、羅馬洋甘菊、香蜂草、大馬士革玫瑰、橙花、桔、安息香

有助於心靈受虐的精油

天竺葵、薰衣草、橙花、香蜂草、桔、安息香

有助於受虐者的調合精油

每一件虐待事件都不一樣，不妨調配符合自己需要的精油。譬如，你歷經戰慄與驚恐，不妨參考此章節的精油介紹。調合數種精油，製成一瓶有協同效應的精油，可以各種方式隨時隨地使用，用量介紹於下。例如，你可以把有緩和性情效果的洋甘菊或桔油，以及能對付悲傷的玫瑰或橙花油，以及能解除缺乏安全感的天竺葵油加在一起，製成調合精油。下列是我建議的兩種調合精油，記住，這些用量表示調合成協同精油所需的比例，並非用量（滴數）的最大值：

1號調合精油（受虐）		2號調合精油（受虐）	
羅馬洋甘菊	2滴	大馬士革玫瑰	4滴
桔	4滴	天竺葵	2滴
橙花	6滴	桔	4滴

一旦製成調合精油，你可以若干方式使用之。將五滴調合精油與一茶匙基礎油調合成按摩油。這個量聽起來不多，但它的效果超乎你的想像。假使按摩在太陽神經叢部位（solar plexus，胸廓與腰部分隔處）、胸腔上部及橫跨肩膀等處，特別有效。也可在泡澡中滴三滴，也可以各種室內擴散法使用之。這種方法幫助你在諮詢期間，充分表達你的感受，讓你暢所欲言。每天使用此調合精油，待情形改善後，可改變精油的配方。

上　癮

當身體缺乏某種特殊物質即無法正常地反應，此即所謂的「依賴」，而且，當無法供應身體此物質時，身體將經歷「禁戒症」(withdrawal symptoms)，這就是上癮，它可能由許多物質引起——海洛英、古柯鹼、diazepam，和其他鎮靜劑、安非他命、酒精、尼古丁（香煙裡），以及茶和咖啡所含的咖啡因。上癮不僅是心理的需求，也牽涉生理作用。有些人甚至對巧克力上癮——勿責怪自己，是巧克力裡的化學物質促成的！

不論上癮的物質來自醫生給的錠劑或來自超級市場內的茶包，它都是一種藥。習慣性地服用這些物質之後，體內的細胞會對它們產生適應性，因而對它們產生「期待」。當你的大腦決定要戒除此習慣時，你的身體恐怕還沒準備跟進。不論是什麼藥物，當你決定戒除時，應逐漸減少用量，使細胞有充裕的時間調適回它們原來的習性，以免發生十分不愉快的「禁戒症」。有些藥物不僅調整細胞的習性，而且持續地調整，使得細胞對此藥物的需求與日俱增，以達到相同的效果。海洛英就是典型的一例，但酒精又何嘗不是呢！這些物質使人愈陷愈深，無法自拔。

此章分為三節：藥物上癮、酒精上癮、尼古丁上癮。請參考與你情況相符的部分。大部分的上癮物質都有毒，必須將它們清出體外。在禁戒症的過程中，果汁、水、新鮮食物及維他命等，都是有益的物質。改善不良的飲食習慣，保持營養均衡，避免垃圾食物、精製食品及汽水飲料（含咖啡因者會使人上癮）。多吃新鮮的蔬果，每天記得吃三餐，尤其早餐格外重要。不妨考慮去找針灸師，他或許也能提供幫助。

下列精油可以擴香器、按摩油、吸入等方法使用，或以你覺得有效的方式使用。用量請參考表5.1。

有助於對抗上癮的精油

岩蘭草、水仙、永久花、羅勒、大馬士革玫瑰、乳香、安息香、穗甘松

有助於對抗上癮的安眠劑

水仙、千葉玫瑰、黃水仙、風信子、康乃馨、茉莉、蛇麻草、纈草、香草、晚香玉、穗甘松、零陵香豆(Tonka bean)

其他可能有助於對抗上癮的精油

馬鬱蘭、佛手柑、羅馬洋甘菊、杜松、廣藿香、月桂、快樂鼠尾草、肉豆蔻、岩玫瑰

藥物上癮

當鎮定劑最初上市時，沒有人知道它們會使人上癮，即使製造廠商也對此毫不知情，現在大家都知道它們不是好惹的。當鎮定劑的危險逐漸為人所知之際，人們仍確信興奮劑不使人上癮，現在，我們當然都知道興奮劑照樣使人上癮。醫生告訴病人，當他們停止使用興奮劑，可能感覺驚慌、焦慮及沮喪，這是禁戒症的症狀，並非一種復發徵兆，同時，醫生建議至少以四週的時間，逐漸降低劑量。這方法頗值得一試。我曾讀過一篇報導，內容有關一位婦女使用興奮劑成癮。她說，她當時的記憶糊得有如一鍋粥，她無法記起昨天發生的事情。而且，作個決定得花她數天的功夫。她出現心智混淆，像一個無藥可救的醉漢，她的思路阻滯，四肢沈重，關節作痛。同時，她的生活充斥著恐懼。

當你對藥物上癮，你的生活將全盤地繞著它們旋轉。同樣地，禁戒症也會接掌你的生活。你心裡老是想著，下五分鐘將怎麼渡過。上癮的人需要關懷與支柱，不妨聯絡相關單位，以求援助。

有兩種途徑可導致藥物上癮。醫生經常讓患者使用很長一段時間的鎮定劑。他們不管病人是焦慮或是抑鬱，反正問題還沒解決，就繼續服用鎮定劑。甚至當事過境遷，問題自然消除後，鎮定劑上癮卻成了後遺症——可能引起比原來的問題還麻煩的毛病！儘管鎮定劑、安眠藥和興奮劑在藥典裡占有一席之地，但若長期服用而超過你的需要時，便是不當的使用。導致藥物上癮的另一種方式是被藥物引誘，好比動物找水喝一樣，這可能源自於家庭生活初期的一些衝突或其他心靈及肉體的創傷。藥物可以提供紓解，但假如你只是為了獲得解脫而訴諸藥物，那麼不如尋找專家諮詢才是正途。

在戒除藥物的過程中，會發生的禁戒症，應尋求醫師的協助，勿擅自處理。計畫在一段長時間內，以很緩慢的速率減少每天的劑量。戒除鴉片、嗎啡、海洛英、安非他命、人工減肥錠劑、巴比妥酸鹽（鎮定劑）、安眠藥、鎮定劑等藥物，將使身體陷入危機狀態。體內細胞會一時無法適應，需要調適一段時間。一般人認為藥物只作用於腦部，事實並非如此。Benzodiazepam的受體遍布全身，不僅止於於腦內（benzodiazepines是最常見的抗焦慮藥物），同時有更多的藥物受體正陸陸續續被發現，它們都存在體內出人意料的部位。因此，當你服用藥物時，不僅是頭部，而是全身都對此藥物有反應，進而產生各種症狀，可能包括流汗、發抖、心悸、噁心、呼吸困難、發疹、震顫、疼痛、下痢或便秘。而大腦則可能發生頭痛、視覺扭曲、焦慮、混淆、驚恐、失眠、神經質及幻想症。

在戒除的過程中，精油可以兩種方法派上用場——一是給予健康的感覺，一是治療戒除時所引發的生理反應。下列精油可用來輔助任何他種療法。可以在溫水浴裡加入精油，或以吸入法及室內擴散法使用之。可能的話，去找芳香療法師幫助，最初至少每週一次，隨後，每月一次即可。基於經濟考量，這方法或許行不通，不過，至少可以用這些精油自行按摩（請見第九章的「按摩」篇）。

戒除藥物期間所使用的精油

岩蘭草、永久花、穗甘松、纈草、野洋甘菊、肉豆蔻、杜松、佛手柑、羅勒、快樂鼠尾草、天竺葵、風信子、水仙、晚香玉

還有許多精油可供選擇。除了上面所列者，讀者還可參考本書其他相關章節，或試試下列的調合精油，這些精油彼此有

協同效應。下列調合精油可分別以三十毫升基礎油稀釋成按摩油。或依照這些比例調合成協同精油，可在沐浴時，加入八至十滴，或以吸入法或各種擴散法使用。用量請參考表5.1。

1號調合精油（戒除藥癮）		2號調合精油（戒除藥癮）	
岩蘭草	10滴	肉豆蔻	10滴
羅勒	5滴	野洋甘菊	5滴
佛手柑	5滴	穗甘松	4滴
快樂鼠尾草	10滴	佛手柑	5滴
		杜松	6滴

當情況好轉後，你可能改用作用較溫和的調合精油。永久花已被成功地運用於某些禁戒症的病例，它是以從花朵萃取純精油的形式被利用，雖然價格不菲，但因為所需用量非常少，所以還算能接受。

在戒除藥癮的期間，除了使用前面建議的精油，最好一天兩次服用一百克維他命B羣及五百克維他命C羣或服用綜合維他命和礦物質補充品。順勢療法可能也有效，諸如番椒(capsicum)、馬錢子（番木鼈，nux vomica）、呂宋果(ignatia)。

酒精上癮

找各種穀物、水果來釀酒似乎是人類的天性。即使老奶奶也懂得利用花、果，釀造香檳和梅酒。飲酒已是生活的一部分，人們聚集在酒吧裡乾杯；媒體和廣告鼓吹人們用餐配美酒；開宴會時，更是少不了酒。這些都不是壞事，其實，酒有助於放鬆身心，促進交流，它也幫助人們在冬日取暖。根據一些醫師所說，一天喝兩杯紅酒確實有益於心臟及消化系統，這也是法國人和義大利人的老生常談。

對某些人而言，應酬時的飲酒是問題的源頭，他們從此一去不返，一旦成為酒徒，將一輩子當酒徒。無怪乎人們常說，酒是邪惡的。

當一個人面臨生活中的多重壓力時——經濟拮据、婚姻破裂、心情鬱悶、失業、無所事事、挫折、缺乏自信、没有安全感等等——可能訴諸藉酒澆愁。我們知道，有些人先天的基因上已注定有酗酒的傾向。就像許多酗酒者的先生或太太都知道，他們無論如何千方百計地想讓另一半戒酒，都前功盡棄。酗酒者好似陷入陰暗的深淵，難以脱逃。

今日的洛杉磯有一個「無名氏」酗酒者組織，參與的人士包括許多電影明星，及由四面八方前來共襄盛舉的人。他們在聚會中大膽地承認自己嗜酒成癖。這是一個很棒的組織，但他們也需要愛心與關懷。醫生可以開給酗酒者諸如Antabuse之類的藥物，它使酗酒者喝酒時感到不舒服。當然，要根治此問題，還得付諸更多的行動。

研究已顯示精油對戒酒很有幫助，尤其在戒除的最初階段。你或許想試試下列的精油，可單獨或混合使用。

有助於戒酒的精油

永久花、杜松、檸檬、佛手柑、馬鬱蘭、快樂鼠尾草、檸檬尤加利

或試試下列具有協同效應的調合精油。可以三十毫升基礎油將它們稀釋為按摩油。或以此比例混合成協同精油，用於室

內擴散法或沐浴（八滴）。請見表5.1。

1號調合精油（戒酒）		2號調合精油（戒酒）	
永久花	10滴	馬鬱蘭	10滴
檸檬	10滴	佛手柑	10滴
杜松	10滴	快樂鼠尾草	10滴

在使用一陣子後，可以不同的精油取代——試試羅馬洋甘菊的鎮定效果，以及天竺葵的紓解焦慮。也可參考本書其他相關章節，以符合戒酒之各階段的不同需求。精油除了解毒及使人感到積極、光明之外，它最大的好處之一，是在不同的階段滿足不同的需要。

尼古丁上癮（煙癮）

儘管人們都知道香煙對身體有害，但喜歡抽的人仍照買不誤。香煙會引起各種癌症、心臟疾病、中風及呼吸道疾病，包括支氣管炎和肺氣腫——患者通常得隨身攜帶保住性命的供氧器。香煙使皮膚變灰或泛黃，而且呼吸、頭髮及衣服都附有臭煙味。再者，吸煙不僅害己，也害人——愈來愈多人因吸二手煙打官司，並贏得勝訴。為何抽煙能紓解緊張與焦慮仍是個謎，但卻是公認的事實。臨床心理學家已指出，在緊張的時候抽煙，無異是加重心臟問題的複雜性。你不可找藉口安慰自己，說煙草至少是某些人賴以維生的作物。畢竟煙草是不受歡迎的作物，它們吸盡大地的養分，留下貧瘠的土壤，而且農夫說煙草比其他作物還需要繁瑣的人工作業，且必須一年到頭持續地照顧。與其種植煙草，還不如種其他作物來得用途廣泛。

尼古丁具有高度的上癮性，而且據說業者歷年來，在煙草及捲紙內放入愈來愈多的化學物質。從前，祖父抽純粹的紙煙捲兒，或許還可活到八、九十歲，但現在我可不敢肯定癮君子未來是否可如此長壽。然而，戒煙談何容易，它需要外力的幫助。精油可紓解某些戒煙期間的症狀，諸如脾氣暴躁、憂鬱、緊張和驚慌，請見相關章節，參考符合需要的精油。同時，也需採取維他命療法，以增強體力及補充抽煙所流失的營養素。維他命B_1、B_6、B_{12}及維他命C特別重要，或每天服用維他命B羣及礦物質補充物，外加每天至少二百克維他命C。

攻擊性

攻擊性是我們求生本能的一部分，不可完全抹煞其功能，因為攻擊的傾向可保護我們免於外在世界的傷害，古今皆然。但有些人顯然是太有攻擊的傾向，例如有些小孩及男人都會大打出手。科學界猜測，攻擊性是來自睪固酮（男性荷爾蒙），而男性體內的含量比女性多。正因我們認為男性生來比女性還具攻擊性，所以當男性與女性的侵略性行為其程度完全相當時，男性被說是有主見，而女性卻被指稱具攻擊性！攻擊是一種示敵的動作或行為，既粗暴也傷和氣。它可能僅在被確立為性格的一部分時，才會演變成一種問題。小比利有點像叛逆小子，結果長大後成為一個惡棍。

動物及人類的實驗皆證實，精油裡的某些成分能壓制攻擊傾向。練習放鬆身心的方法也有幫助，尤其是消除緊張的練習，它使人自覺到身體與心理的關連。一邊以擴香器使用精油，一邊作呼吸練習，是非常有效的方式。此外，經常以下列單一精油或調合精油沐浴，並在外出前，將同一種精油滴在面紙或手帕上，隨身攜帶。當你覺得有攻擊傾向時，可立即抽出吸聞。一邊回想昨夜輕鬆、美好的沐浴情景。

有助於降低攻擊性的精油

天竺葵、乳香、檀香、葡萄柚、雪松、岩蘭草

其他有緩和作用的精油

橙花、薰衣草、快樂鼠尾草、羅馬洋甘菊、安息香、馬鬱蘭、芫荽、山雞椒、纈草、穗甘松

較昂貴的純精油：千葉玫瑰、晚香玉、康乃馨、金合歡

攻擊性不盡然向外發出，有時也可能是內在的感覺。假如你有此情況，不妨試試薰衣草及山雞椒。或者試試下列調合精油，可以三十毫升基礎油稀釋成按摩油。或以此比例混合成協同精油，用八滴於沐浴，三滴於面紙吸入法或利用室內擴香法。

1號調合精油（自我攻擊）		2號調合精油（自我攻擊）	
快樂鼠尾草	10滴	乳香	15滴
岩蘭草	8滴	天竺葵	5滴
葡萄柚	12滴	檀香	5滴

下列調合精油可幫助有攻擊他人傾向者。可以三十毫升基礎油稀釋成按摩油。或以此比例混合成協同精油，用八滴於沐浴，三滴於面紙吸入法，或利用擴香器。

1號調合精油（攻擊他人）		2號調合精油（攻擊他人）	
雪松	5滴	羅馬洋甘菊	10滴
葡萄柚	15滴	山雞椒	6滴
乳香	5滴	快樂鼠尾草	2滴
天竺葵	10滴	檀香	12滴

兒童也可能有攻擊性，這是很糟糕的習慣。若年齡低於五歲，應僅使用羅馬洋甘菊及薰衣草，而年齡逾十五歲者，可依照成人的用法。下列此調合精油適合五歲以上，十五歲以下者使用。

兒童攻擊性（5～15歲）	
羅馬洋甘菊	5滴
薰衣草	5滴
乳香	2滴
天竺葵	3滴

可以三十毫升基礎油將此調合精油稀釋成按摩油。或依此比例混合成協同精油，用四滴於沐浴。

健忘症

當你睡醒發現昨夜狂歡的記憶不復，你不記得到什麼場所、和什麼人在一起，這已是夠糟了，但想想那些車禍後，在醫院醒來卻發現自己喪失記憶的人，會是多麼痛苦，他們甚至連母親都認不得，實在很可怕。

百分之四十車禍受傷者發生腦部受損以及某種程度的健忘症。這些受害者大部分是二十五歲以下的年輕人。健忘症也可能由各種疾病造成，諸如腦膜炎或腦炎；酗酒者因缺乏硫胺素（維他命B_1）導致健忘症；藥物上癮也會引起此症；癲癇、中風和腦瘤也是可能因素。健忘症還可能來自身體以外的因素，例如情感創傷。或許過去的往事使人感到痛苦、不堪回首，因此大腦裡的自衛機制乾脆將那段時光從記憶中抹除。驚嚇或歇斯底里也可能造成健忘症。

逆行性健忘症(retrograde amnesia)表示記不起健忘之前所發生的事情，而順行性健忘症(anterograde amnesia)表示忘記健忘之後所發生的事情。逆行性健忘症患者往往對健忘之後所發生的事也不太記得。健忘症者還可能面對挫折、憤怒、萎靡的問題。精油當然無法解決這些問題，但或許能幫助某些人減輕由健忘症引起的混淆。再者，假使健忘症是由驚嚇或恐懼引起，因為精油對這兩種情況有益，或許能進而幫助健忘症，總是值得一試。

對健忘症引發的混淆有益的精油

豆蔻、晚香玉、薑、黑胡椒、佛手柑、天竺葵、苦橙葉、永久花、葡萄柚、羅勒

下列調合精油可分別以三十毫升基礎油稀釋成按摩油。或以此比例混合協同精油，可以室內擴香法及其他方法使用。用量請參考表5.1。

1號調合精油(健忘者的混淆)		2號調合精油(健忘者的混淆)	
豆蔻	10滴	永久花	10滴
佛手柑	10滴	苦橙葉	5滴
薑	5滴	天竺葵	2滴
苦橙葉	5滴	葡萄柚	10滴

對由驚嚇引發的健忘有益之精油

桔、依蘭、千葉玫瑰、大馬士革玫瑰、橙花、香蜂草、薄荷、薰衣草

同時也參考「創傷」篇中介紹的精油。

下列調合精油可分別以三十毫升基礎油稀釋成按摩油。或依此比例混合為協同精油，以擴香器或面紙吸入法使用。適合情感型驚嚇的調合精油可用於沐浴（八滴），而適合創傷型驚嚇的調合精油則不宜用此法。

創傷的驚嚇		情感的驚嚇	
薄荷	10滴	大馬士革玫瑰	5滴
薰衣草	20滴	橙花	5滴
		桔	15滴

對由恐懼引發的健忘有益之精油

檀香、羅馬洋甘菊、絲柏、岩蘭草、檸檬、佛手柑、橙、雪松、橙花、天竺葵

同時也參考「恐懼」篇中介紹的精油。

下列調合精油可分別以三十毫升基礎油稀釋成按摩油。或依此比例混合為協同精油，以擴香器或沐浴（八滴）等常見的方法使用。

1號調合精油（由恐懼引起的健忘）		2號調合精油（由恐懼引起的健忘）	
羅馬洋甘菊	15滴	檀香	15滴
絲柏	10滴	檸檬	5滴
岩蘭草	5滴	橙	10滴

憤　怒

許多醫療界人士都表示，未發洩的怒氣可能導致許多慢性症狀，包括慢性疲勞、無精打采、無法集中精神、背痛、腸子問題、發疹、皮膚病，以及其他許多更嚴重的疾病，包括心臟問題。同時，大多怒氣也可能使血壓上升，增加中風的機率。憤怒不僅害己，它還會使你失控，而波及別人。法國人認為生氣有如一個安全閥，有助於維護心理健康，而且他們能忍受這種發洩。但並非所有國家的人都能如此心胸寬大，而且假使你不注意，發怒可能使你如坐電椅。

顯然地，控制憤怒的訣竅在於找到平衡點——適度地發洩你真實感受，但勿過度得使別人遭殃。我們不應該把怨氣悶在心裡，但若是發怒可能使我們賠掉職位，大家寧可明哲保身，假裝什麼事都沒發生過。或許在這文明的世界裡，人們無可避免地忍氣吞聲，讓憤怒悄悄地擊潰我們的心靈。

紅色、黑色和白色是象徵憤怒的顏色——有人氣得面紅耳赤；有人緊皺眉頭露出慍色（有如暴風雨前夕）；有人握緊拳頭，臉色發白。有人生氣時，外表異常沈著，事實上胸中怒火沸騰；有人則全身顫抖或感到虛弱。有些人的怒氣，一觸即發，而有些人則積壓多日後，才如火山似地爆發。每個人的反應方式皆不同，有些人似乎莫名其妙地發怒；有人對他人生氣；有人對自己生氣。本節介紹的精油分為三類：緩和怒氣的精油、幫助應付怒氣的精油及協助洩憤的精油。

有助於緩和怒氣的精油

羅馬洋甘菊、德國洋甘菊、晚香玉、菩提花、岩蘭草、薰衣草、佛手柑、千葉玫瑰、大馬士革玫瑰、廣藿香、苦橙葉

對於生氣的方法許多，包括鬆弛術、瑜伽、憋氣、深呼吸、擊軟墊（發洩怒氣）等等。我認識一位男士，每當和太太吵架後，他會跳進他的跑車，有如風馳電掣般地狂飆，直到怒火降溫。他很幸運，沒去見閻羅王。比起這種方式，精油安全多了！不妨試試下列精油：

有助於對付憤怒的精油

羅馬洋甘菊、菩提花、岩蘭草、依蘭、千葉玫瑰、纈草、黑胡椒、穗甘松、香桃木、安息香、佛手柑

下列調合精油可分別以三十毫升基礎油稀釋成按摩油。或者依此比例混合成協同精油，以各種方法使用。用量參考表5.1。

1號調合精油（對付憤怒）		2號調合精油（對付憤怒）	
穗甘松	10滴	千葉玫瑰	10滴
羅馬洋甘菊	10滴	羅馬洋甘菊	2滴
佛手柑	10滴	菩提花	10滴

對紓解積壓的怒氣有益之精油

晚香玉、黑胡椒、薑、野洋甘菊、雪松、廣藿香、丁香

1號調合精油（紓解積壓的怒氣）		2號調合精油（紓解積壓的怒氣）	
野洋甘菊	15滴	廣藿香	15滴
薑	5滴	晚香玉	5滴
黑胡椒	5滴	丁香	1滴

焦慮

焦慮就某種意義而言，是對事情可能出差錯所表現出來的高度知覺。這是人性裡正常的一部分，它使我們保持機警。學生面臨考試、學開車的人面對路考或作家面臨交稿日期，都會發生焦慮。這是感覺大難臨頭的反應，而對有些人而言，焦慮是每天普遍產生的焦躁感，或溫和或強烈，從家人的安全、健康到經濟問題等，無所不擔憂。我們實在給自己太多壓力了。

假如發現自己經常嘆氣、氣喘地呼吸或需要大量的空氣時，你差不多非常焦慮。你甚至可能經常跑廁所、頭痛、背痛，或無法放鬆。無力感或焦躁不安是常有的現象，甚至出現顫抖。焦慮會使人頭暈、發熱或冒汗以及提升血壓。你可能感到口乾舌燥、打嗝不休、噁心、腹瀉、嘔吐。胃肌可能收縮痙攣，引起極度不適。焦慮還會引發胸部刺痛以及心跳加重變快。這些僅是焦慮的部分症狀，但已夠你睡不安穩了。

由於焦慮的症狀繁多，我大致將它們分成四型，分別介紹其所適合的精油。在這之前，我首先將對付一般性焦慮的精油列出。

有助於紓解一般性焦慮的精油

佛手柑、薰衣草、桔、檀香、羅馬洋甘菊、岩蘭草、雪松、橙花、大馬士革玫瑰、香蜂草、天竺葵、杜松、乳香、廣藿香、快樂鼠尾草

緊張性焦慮（型一）

症狀：全身緊張、肌肉痛、全身痛

精油：檀香、薰衣草、快樂鼠尾草、羅馬洋甘菊、廣藿香

不安性焦慮（型二）

症狀：好動、冒汗、心悸、頭暈、激動（不吐不快）、頻尿或經常腹瀉（自主神經系統的過度反應）、反胃

精油：岩蘭草、雪松、杜松、羅馬洋甘菊、乳香

擔憂性焦慮（型三）

症狀：焦躁不安、擔憂、想不開、過度焦慮、神經質、常有預感

精油：佛手柑、薰衣草、橙花、大馬士革玫瑰、香蜂草、天竺葵

壓抑性焦慮（型四）

症狀：坐立不安、焦躁、難以集中注意力、失眠、經常疲憊不堪

精油：佛手柑、香蜂草、橙花、大馬士革玫瑰、檀香、岩蘭草、雪松

下列是有關於上述四型焦慮的調合精油。可分別以三十毫升的基礎油稀釋成按摩油。或依此比例混合成協同精油，可用於沐浴、擴香器及其他室內擴香法或面紙吸入法。用量請參考表5.1。

緊張性焦慮（型一）		不安性焦慮（型二）	
快樂鼠尾草	10滴	岩蘭草	5滴
薰衣草	15滴	杜松	10滴
羅馬洋甘菊	5滴	雪松	15滴
擔憂性焦慮（型三）		**壓抑性焦慮（型四）**	
佛手柑	15滴	橙花	10滴
薰衣草	5滴	大馬士革玫瑰	10滴
天竺葵	10滴	佛手柑	10滴

冷　漠

英文字「apathy」源自希臘文「pathos」的字根，意思是沒有情感——沒有喜悅、熱情、興奮、悲傷、痛苦、難過。各種情感狀況都可能引發冷漠，包括愛情的創痛、抑鬱、罪惡、喪失自我價值感以及生病、疼痛。冷漠的人難以受激發，頭條新聞對他們而言，也不過是一句：「那又怎樣？」似乎沒有任何東西可以感動他們。他們不在乎儀表或是否丟了工作，或今晚要吃什麼。冷漠的人老是垂頭喪氣、無精打采。更可怕的是，他們有如行屍走肉的空殼！

精油在此也有用武之地，但冷漠的人首先得審視自己為何如此孤癖，將其中原因找出。或許還需要專業的諮詢或身體檢查，因為冷漠可能來自潛藏的生理問題。

有助於對抗冷漠的精油

豆蔻、檸檬、薑、黑胡椒、佛手柑、橙、茉莉、大馬士革玫瑰、千葉玫瑰、野洋甘菊、羅勒、薄荷

下列調合精油可分別以基礎油稀釋成按摩油。或依此比例混合成具有協同效應精油，可應用於室內擴香法或由面紙上直接吸聞。選用最適合自己的一種。

一般冷漠		漠不關心的冷漠	
羅勒	5滴	豆蔻	15滴
佛手柑	10滴	薑	10滴
豆蔻	15滴	橙	5滴

抑鬱性冷漠	
黑胡椒	15滴
羅勒	5滴
佛手柑	10滴

死　別

我們在世上真正且唯一的安全感來自我們所愛的人，正因為他們，使我們找到生活的意義與價值。一旦他們離世，我們的心靈也跟他們去了一部分——或許是很大一部分，同時，我們的生活架構包括安全感與親情也隨之而去。無論在什麼情況

下死亡，喪親是最深沈的傷痛，這種損失往往使人悲慟不已。

我無法想像喪子之痛，但每年數以千計的父母必須面對這種殘酷的事實，而每年更有數十萬人失去父母親，使他們頓失生活倚靠。每一個死亡事件都是如此獨特不同，沒有人能夠預期將如何面對親人的死亡。有些人全心投入工作中，試著藉此擺脫痛苦，有些人則終日呆坐，失魂落魄，不說半句話。每個人都得靠自己的方法熬過去。必要時，可尋求專業諮詢。最糟的情況是，你還來不及見親人最後一面，他已先撒手人寰。除了全然空虛、可怕的悲傷，親人辭世也可能引起其他情緒，例如罪惡及懊悔。

精油雖然無法彌補傷痛，但至少可以緩和這可怕的打擊。許多人發現精油在這段期間提供莫大的支援及安慰，而且也有助於往後的寂寞歲月。以沐浴法或按摩法使用精油，效果特別好。同時，讓精油擴散室內也有助於提供平靜與慰藉的氣氛。

有助於應付死別的精油

安息香、大馬士革玫瑰、橙花、菩提花、薰衣草、香蜂草、桔、羅馬洋甘菊、岩蘭草、廣藿香、絲柏、千葉玫瑰、天竺葵

可以從上列精油中配製個人適用的調合精油，或參考本章其他部分的精油，包括悲傷、抑鬱、哀傷、憤怒、焦慮和失眠，視不同時間的不同情緒而定，也可選用下列的調合精油。可分別以三十毫升的基礎油稀釋成按摩油，或依此比例混合成具有協同效應的調合精油，可以各種方式使用，用量請參考表5.1。

1號調合精油（安慰）		2號調合精油（安慰）	
安息香	5滴	桔	15滴
大馬士革玫瑰	12滴	天竺葵	8滴
羅馬洋甘菊	2滴	廣藿香	7滴
桔	2滴		
3號調合精油（安慰）		**4號調合精油（安慰）**	
橙花	12滴	岩蘭草	5滴
菩提花	5滴	天竺葵	20滴
香蜂草	8滴	廣藿香	5滴

崩　潰

假若你從未經歷崩潰，可能難以體會崩潰的感受以及患者所承受的折磨。他們也許無法完全表達出他們的恐懼與情感。對患者而言，這是一條十分孤寂的路，家人則愛莫能助。不論聰愚、老少、胖瘦，各種人都可能發生崩潰。最近，我聽說一位大學系主任因在工作與家庭之間奔忙而崩潰了。在學校時，她似乎很正常，也表現出平日的工作效率，但回到家後，廚房的桌上堆積如山的各式雜物。然而，面對這些家事，她仍悉心料理，一絲不苟——好似是她的另一職業。其實她已瀕臨崩潰的邊緣，但她家人數日後才明瞭到底發生什麼事。最後，她終因不支倒地而被送往醫院，這戲劇性的變化恐怕是這家人無法預知的。這位職業婦女表面上能應付自如，但在笑臉迎人的外表下，她掩藏了多少的痛苦，正如許多人一樣。其實，這次的崩潰或許將迫使她面對現實的問題。

「神經崩潰」是個模糊不清的非醫學術語，它可用於許多種問題的爆發上，通常與我們的情況、環境以及我們對付它們的能力有關。對大多數人而言，崩潰僅是正常生活中偶爾的小插曲——心理壓力引發的崩潰通常可以及時復原。「精神崩潰」則會剝奪一個人的理智、自我及對現實世界的認知，而且可悲的是，有些人從此無法痊癒。當然，還是有許多人完全復原。

不論哪一種崩潰，都需要專業的援助、照料及慰藉。一旦度過危機，開始進入復原的階段時，可利用精油按摩手、腳、頸、肩和上臂，運用所謂的輕撫法(effluerage)按摩。沐浴法特別受歡迎，且對正回復心理健康的人獲益匪淺。另外，室內擴散法也很有幫助。

曾經崩潰的人通常有較敏銳的嗅覺或有嗅覺幻想症。這些反應或許與正服用的藥物有關。因此，在選用精油時，必須考量此敏感性以及問清楚病人的狀況。根據症狀，選擇合適的精油。

有助於一般崩潰的精油

薰衣草、快樂鼠尾草、檸檬、橙、羅馬洋甘菊、天竺葵、橙花、永久花

有助於情感崩潰的精油

薰衣草、絲柏、天竺葵、檀香、大馬士革玫瑰、桔、安息香、橙花、羅馬洋甘菊

用量和用法請參考表5.1。

筋疲力竭

筋疲力竭通常被視為生理方面的問題，但它也可能與情感及精神狀況有關，進而由心理影響生理。當你已哭乾淚水、感情麻木時，你可能發生情感透支。當情感已耗盡時，身體也差不多無力了！

有些人長期看護末期的病人後，可能筋疲力竭。這種長期照料使看護者耗盡所有的愛心，以應付病人的需求。再者，眼睜睜地目睹所愛的人過世，是相當痛苦的事。隨之而來的是情感的透支。許多其他的情況也會引發此問題，例如失戀或甚至濃烈的鄉愁。人是有感情的動物，有時，過度使用情感將導致空虛或麻木。情感透支可使人麻痺或感覺癱瘓、沮喪。所有構成性格的情感元素似乎都銷聲匿跡，使人感到一種真空狀態或像玻璃氣泡。下列精油對各式各樣情感透支的人可能是不錯的選擇，包括那些照料末期患者的人。

有助於減輕情感透支效應的精油

岩蘭草、大馬士革玫瑰、橙花、菩提花、香蜂草、廣藿香、檀香、風信子、馬鬱蘭、薰衣草、安息香、快樂鼠尾草、永久花、檸檬、乳香、羅馬洋甘菊、苦橙葉、薑、茉莉

下列兩種調合精油對一般的情感透支有益，而且它們的劑量已被減半，因為對付情感透支，最好以較溫和的方式開始。可分別以三十毫升的植物油稀釋成按摩油。假使你配製協同性的調合精油，僅用一至二滴於沐浴，或一至二滴於室內擴香法。

1號調合精油（情感透支）		2號調合精油（情感透支）	
岩蘭草	2滴	薰衣草	3滴
佛手柑	10滴	快樂鼠尾草	2滴
薰衣草	3滴	馬鬱蘭	3滴
		檸檬	7滴

用過一段時間後，你可以加倍各精油的滴數，從原來的十五滴（總數）添加到平常的三十滴，恢復一滴精油，對一毫升基礎油的比例。你還可以參考本書其他章節，以添加合適的精油，或參閱本書末的表格。

混　淆

混淆的症狀包括無法記住地點（位置）、無法完成或甚至開始一些簡單的雜務、回答錯誤或文不對題以及感覺陷入泥淖，無法思考任何事物的道理。混淆可能由壓力、工作過度、生理或心理疾病、頭部受傷或老年癡呆等因素引起。止痛所使用的嗎啡有時會產生混淆，某些病情則可能導致混淆，進而癡呆。混淆也可能由癲癇發作、藥物超過劑量、藥物上癮、抑鬱及精神分裂等原因造成。偶爾，喪失記憶與混淆同時發生，但並不常見。

假使混淆經常因生理問題而起，則通常伴有體溫高及全身普遍不適。儘管這種混淆來得快，也可能有預警，但它或許只維持數天。然而，它可能暗示著更嚴重的問題即將形成，且需立即求醫。

若出現高燒，不妨將衣物卸下，並在一公斤冷水中滴二滴尤加利油，以此溶液擦拭全身。若混淆是由頭部受傷、濫用藥物或缺乏胰島素所引起的，則應迅速就醫。

下列精油適用於非臨床因素的混淆，以幫助我們專心及集中精神。

對混淆有幫助的精油

豆蔻、薑、黑胡椒、佛手柑、天竺葵、苦橙葉、永久花、葡萄柚、摩洛哥洋甘菊、羅勒、迷迭香、薄荷、絲柏、杜松、松樹、沈香醇百里香、薰衣草

如果是因為工作過量或焦慮緊張所引起的混淆，下列調合精油應該可以派上用場。可分別以三十毫升基礎油稀釋成按摩油，或依照此比例混合成具協同效果的精油，用於室內擴散法或吸入法。用量請參考表5.1。這些調合精油以及羅勒或薄荷皆不宜用於沐浴。

1號調合精油（混淆）		2號調合精油（混淆）	
豆蔻	13滴	羅勒	7滴
黑胡椒	5滴	永久花	5滴
薑	4滴	葡萄柚	10滴
葡萄柚	8滴	薑	8滴

頹喪

頹喪即是感到灰心、意志消沈，就某種意義，可能是遭受拒絕的結果，例如工作上未被賞識、被戀人拋棄、甚至是對生

活上諸多不愉快的徹底失望。頹喪的人被他們的經驗打擊，使情感與心靈受損，整個人頓失光采。頹喪的人似乎也會使頹喪的氣息滲透他們手邊從事的工作，甚至連他們煮的飯也會感染這股氣味，使他們確確實實地品嚐到食物裡的頹喪味！

對頹喪者最有益的東西之一是陽光。另外，鮮明亮麗的衣衫也有幫助，你若認為那樣太醒目，至少使用色彩鮮亮的圍巾或領帶。下列精油也可幫助你，以一般的用法使用之：

有助於驅除頹喪感的精油

佛手柑、乳香、葡萄柚、桔、天竺葵、肉豆蔻、金合歡、菩提花、橙、千葉玫瑰、茉莉、苦橙葉、橙花、依蘭

譫　妄

譫妄是一種激烈精神錯亂的狀態，它未必能利用精油加以控制狀況，然而精油有助於降低隨之而來的體溫高，以及減輕焦躁不安。長期服用藥物、酗酒及某些有毒物質將加重此症；譫妄也可能發生於大手術後，尤其是小孩與老人。最重要的是，此症可能透露出嚴重的生理毛病，必須立即就醫。缺氧及腦損傷皆可引起譫妄，然而許多老年人因為癡呆而造成譫妄。

譫妄者其所有正常的意識皆被破壞，他們喪失記憶力且有精神錯亂。典型的症狀是分辨不清方位及焦躁不安，焦慮及喜怒無常也很常見，且可能有顫抖、搖晃。嚴重的患者可能出現幻想症，內容通常恐怖、嚇人。

如果體溫過高，可在一公升冷水中滴二滴尤加利油，以此擦拭全身。也可在室內擴散有冷卻效果的精油，諸如薄荷或尤加利。假使患者體溫不高，但焦躁不安，可以在室內擴散薰衣

草油，這可能有鎮定的效果。

對譫妄有幫助的精油

薄荷、藍膠尤加利以及澳洲尤加利、薰衣草、馬鬱蘭

震顫性譫妄

簡稱DT的震顫性譫妄影響著那些戒藥及長期酗酒的人——尤其是禁戒一段期間後。DT患者給人典型的印象是，看見袖子有假想的昆蟲，嚇得拚命撥除。DT患者生活在充滿混淆、錯亂的恐怖世界裡，而且會全身發抖。無法辨認方位、失眠、焦躁、不安是很尋常的，發燒、冒汗以及心悸也是常見的。活躍的視覺幻象以及偶爾的聽覺幻象，使生活有如夢魘。因此，患者有時出現攻擊傾向便不足為奇了。

脫水是此症的問題之一，DT患者可能需要上醫院補充水分及恢復鎮定。DT發作時，必須立即就醫。按摩手腳或以精油沐浴也許有助於克服禁戒效應。酗酒者嚴重缺乏硫胺素，補充維他命B羣可補救此缺。可以室內擴香法、沐浴、按摩油或直接滴在枕套上等方法使用有鎮定作用的精油。使用單一精油，勿使用混合式精油，並確保DT患者喜愛此精油的芳香。薰衣草及檸檬被認為對戒酒的禁戒症（請參閱「上癮」篇）以及DT特別有效，但下列精油皆有用：

對震顫性譫妄有幫助的精油

薰衣草、苦橙葉、檸檬、羅馬洋甘菊、馬鬱蘭、岩蘭草、天竺葵

癡呆症和阿滋海默症

從前癡呆症被視為老人的疾病，然而現在由於HIV病毒的猖狂，許多年輕人也罹患癡呆。老年人逐漸失去心智能力已夠悲慘了，更何況一位正值「三十而立」的青年人。不論老少，癡呆也可能侵擊中風患者，以及阿滋海默症者。對照顧癡呆患者的家屬而言，這是一種相當難過的經驗，因為他們眼看著親愛的人失去記憶、迷失在熟悉的環境中、失去時間觀念、甚至認不出照顧他的家人及朋友。患者日復一日地失去心智，除了家屬恐懼外，患者本身必定偶爾自覺心智能力的喪失，有如跌進黑洞，令他們悚然。

不幸地，除非是由腦炎、梅毒、貧血或其他可醫治的情況，否則癡呆症無藥可癒。大部分患者每下愈況。我們對他們所能做的最大努力便是餵食、清潔等實質上的幫助。由於嗅覺與記憶的密切關連，芳香氣味可以成為連接外在現實世界與內在世界的最後嘗試，再者，精油還有其他的好處。然而，患者對精油的偏好不一，若要使用精油，得向患者徵詢。假使患者聞過後，點點頭，表示他喜歡此精油，但假使他皺鼻，臉部歪扭，你大概知道他不喜歡這種精油。

可以用室內擴香法、沐浴或按摩油等方式使用精油，按摩手腳效果奇佳。無需為患者全身按摩，有時候，患者將看護者誤以為陌生人，則全身按摩可能被他們視為一種侵犯。但若看護者定期地按摩患者，則非常受歡迎，而且芳香可持續地使患者與定期的看護產生聯想，這樣對患者有益。也就是說，即使癡呆患者無法以臉孔認出看護者，至少可以透過芳香的氣味「認出」特定的人，即看護者。可以從「專心」、「混淆」及「記憶」等篇中選用精油，或參考下列精油。我們先從普遍對癡呆有幫助的精油介紹：

對癡呆症有幫助的精油

羅勒、豆蔻、薑、黑胡椒、迷迭香、大馬士革玫瑰

下列花油特別受女性青睞，且作為按摩油，通常對焦躁及顫抖有益。

對焦躁及顫抖有益的精油

大馬士革玫瑰、橙花、薰衣草、天竺葵、茉莉、羅馬洋甘菊

在室內擴香時，下列水果精油及香料精油，可促進食慾，而且這些芳香氣味似乎能恢復記憶。

促進食慾及誘發記憶的精油

檸檬、橙、萊姆、葡萄柚、肉豆蔻、肉桂、丁香、薑、芫荽、豆蔻、黑胡椒

其他能誘發記憶的精油

羅勒、迷迭香

在對抗癡呆症中，有一種東西可能有益，那就是銀杏，此植物在世界各地廣泛地被運用於自然療法中，且可在健康食品店購得。《刺胳針》期刊曾有一篇極佳的評論，報導銀杏對抗腦部缺陷的效用，值得癡呆病患的看護者參考。所謂「腦部缺陷」即是心不在焉、焦慮、錯亂、行動能力衰退、心情沮喪、無法專心、記憶困難、頭暈、頭痛、缺乏體力、耳鳴及疲勞。目前，全球各地正如火如荼地研究銀杏，它的效用已被確認。而且，尚無任何副作用的報導。據說，銀杏是已知最古老的

樹，可能已存在地球十六億年之久！顯然地，它仍有豐富的物質可供應人類。維他命補充品也有幫助，諸如維他命B羣、維他命C和E，加上綜合礦物質。

癡呆症的看護者

癡呆症的看護者往往必須忍受許多事情。除了料理上的各種雜務，還得忍受不合理的要求及責難。眼睜睜地目睹患者逐漸與外界失去接觸，看護的家屬遭受這種悲傷的折磨。更有過之的是，家屬可能没來由地感到罪惡。

選用有助於對付焦慮、緊張、壓力等的溫和精油；以及那些幫助看護者克服悲傷的精油，以各種常見的方式使用。下列調合精油可分別以三十毫升基礎油稀釋成按摩油，或依照此比例，混合成具有協同效應的調合精油。

1號調合精油(安撫看護者)		2號調合精油(安撫看護者)	
天竺葵	7滴	安息香	10滴
廣藿香	5滴	玫瑰	7滴
佛手柑	8滴	橙	6滴
千葉玫瑰	10滴	茉莉	7滴

抑　鬱

被邱吉爾稱作「黑狗」的抑鬱症，根據各種估計，有5～15%的英國人在一生中可能受此問題所擾，這數據或許還要再高一點，因為並非每一位患者都去看醫生，有些人也許訴諸酗酒或暴力。大約1～2%的抑鬱被歸類為兩極化或躁鬱型患者，因為他們情緒多變、起伏劇烈。

如你所料，抑鬱的主要症狀包括感到悲傷、絕望和悲觀。另一典型症狀是對生活的樂趣不再興致勃勃，包括雲雨之歡。除此，患者還可能發生生理或心理活動遲緩、疲倦、無法專心、優柔寡斷和記憶受損。有時候，抑鬱的人會沒來由的哭個不停，無法控制淚水。失去自我價值及罪惡感也經常伴隨抑鬱，使他們很容易告訴自己：「啊！他們沒有我，或許會更好。」這正是抑鬱最危險的事──自殺，這也是為何抑鬱的問題必須受重視，以及為何必須尋求幫助。

我們或多或少皆有抑鬱的經驗，但我們往往在假日過後或甚至和朋友吃個晚飯後，即可恢復。然而這些方法對抑鬱者根本不管用，反而更進一步顯示他們需要幫助。每位抑鬱者對此症的反應不一，特別是對飲食及睡眠習慣，他們不是吃過量，就是不吃；他們不是睡過多，就是失眠。

1989年，美國的醫師針對西屋(Westing House)電子公司的一千八百名經理及工程師作調查，旨在測量他們所經歷的抑鬱程度。執行這項研究的精神科教授柏梅（Evelyn Bromet，紐約大學）發現，23%的受訪者曾發生過嚴重的抑鬱症，柏梅教授聲稱此調查結果「頗驚人」。抑鬱經常發生在特別有野心、抱負或拚命努力的人，不論老少。美國《財星》雜誌曾訪問一名事業如日中天的主管，他從未生病，但突然吃不下、睡不著。他說：「我幾乎無法思考。我盯著六件一模一樣的白色內衣，無法決定該穿哪一件。」對他以及對許多人而言，抑鬱莫名其妙地來襲，這即是所謂內生型抑鬱；相反地，由明顯易見的事件所引發的抑鬱稱為外生型抑鬱。奇怪的是，生活中不論是良性或惡性的改變，都可能衍生抑鬱，例如升遷或裁員，生產或死亡。然而，抑鬱通常沒有特別原因，它來自一種憂鬱的心情，愈陷愈深，終至抑鬱。

不論什麼原因，任何人感到鬱悶，應尋求專業諮詢，因為在抑鬱背後可能潛藏著生理失調的毛病，可能涉及甲狀腺，使抑鬱成為一種荷爾蒙失調的症狀（這種問題也見於產後抑鬱症）。邁阿密大學醫學院的研究顯示，在他們訪問的抑鬱患者中，有近乎半數的人確實有甲狀腺的問題。他們持續以甲狀腺荷爾蒙治療兩個月，在第四週後，抑鬱的問題開始消失。堪薩斯大學的心理學家羅斯(David Roth)及阿姆斯(David Holmes)作了另一項有趣的研究，他們發現鬆弛訓練無法解決學生的憂鬱，倒是有氧課程較有助益，不妨買捲有氧運動錄影帶在家練習吧。

然而，這對大部分抑鬱者而言，似乎太辛苦了，他們可以低潮到幾乎無法起床。一位患者曾形容：「抑鬱症應該改為更黑暗的名稱。這種病使人精神萎靡，生命黯淡無光。」結果，這位患者和許多患者一樣靠著興奮劑度日。然而，興奮劑該使用多久？該用多少劑量？仍未達成共識。儘管劑量無需逐漸增添，以達同等效果，興奮劑仍有上癮性，使用者必須非常緩慢地戒除（請見「上癮」篇）。舊式興奮劑——tricyclics和單胺氧化酶抑制劑——近來已被新一代的「選擇性基色胺再吸收抑制劑」(selective serotonin re－uptake inhibitors)打入冷宮。自從這些藥品問世以來，科學家至少已發現七個不同的基色胺受體。這顯示神經傳導物質的研究是個極新的領域，正如我稍早所提，還有許多有待學習。

至於自然療法，日本京都大學作過一些有趣的研究，他們發現Glycyrrhiza uralensis（普通用於中醫的一種甘草）的根部有抑制單胺氧化酶的作用。其植物萃取素的效果是標準單胺氧化酶抑制劑的四百五十倍。另一種天然興奮劑是色胺酸（tryptophan，一種胺基酸），它被轉化為中間產物5－HTP之後，可以形成基色胺(serotonin)。研究顯示，節食的人有較低的色胺酸含量，這或許可以解釋為何節食者會抑鬱。某些國家允許色胺酸以食品補充物的形式上市，但英國在1990年以未知的理由禁止，或許相關的管制單位可以說明。如果色胺酸對抑鬱者真的有幫助，那麼不妨試試飽含色胺酸的香蕉。

由此可見，抑鬱可能由缺乏色胺酸、甲狀腺問題、遺傳因素、生活問題（單獨事件，或日積月累）、生活改變（不論好、壞）等因素引起，或根本沒有明顯的原因。心理治療對某些人或許無益，但對某些人可能有用，尤其是生活遭遇不幸的人。藥物在治療抑鬱上也占有一席之地，但首先得確知醫生給的藥不是鎮定劑，這種藥物可能使你更加遲緩，許多報章雜誌曾刊出各種對於抑鬱症的誤診。只有你最清楚自己的感覺，不妨參閱「焦慮」篇，以辨別症狀之不同。

根據理論，興奮劑和毒品一樣，除非身體需要，否則它們不會對你起任何作用，因為它們被建議當作診斷的工具。假如一個人對基色胺吸收抑制劑呈良性反應，表示此人正值抑鬱狀況，且需要此類物質。假使此人「正常」，他並不需要此藥，而此藥對他也毫無作用。興奮劑的作用都是改變各種腦內化學物質的吸收。

核心結構相同的「三環類」興奮劑(tricyclics)各有不同的作用方式：其中一種會阻礙正腎上腺素及基色胺的再吸收，而非多巴胺；另一種會阻礙基色胺的再吸收；另一種會影響正腎上腺素的吸收，諸如此類的作用。在此我們討論的是興奮劑彼此之間的微調作用，平衡是最重要的，最好有位知道興奮劑之來龍去脈的醫生，並能提醒病人有何副作用。目前有十幾種類似基色胺的藥物問世，有了這些選擇，使患者可以選用最適合自己的一種，一旦找到最合適的藥物後，需注意僅在絕對必要時才使用之。上癮可能引發新問題，然而所謂的新藥品，即尚未經過時間的考驗，就長期效應而言，它們可能帶來令人意想不到的效果。誰知道呢？所以我也不建議任何人未經醫師許可，擅自中止服用興奮藥物。

假如你願意嘗試醫療途徑以外的方法，我建議你找芳香療師諮詢，他們可以給予支持及鼓勵，還可以為你引薦精油療法的好處。抑鬱者往往不易接受關愛，芳香療法在此可以幫助患者克服此障礙。同時，身為抑鬱者的朋友可以主動扮演傾聽的角色。時間與關愛是最可貴的禮物，儘管抑鬱者難以表達他們的感激，你的關懷將是幫助他們復原的重要因子。

精油可以幫助因創傷引起的抑鬱——即所謂外生型抑鬱。各種症狀可和第十一章及第十四章的表格對照。接下來，我將抑鬱分為若干型，包括「愛哭型」、「焦躁或焦慮型」、「懶散型」和「歇斯底里型」，請繼續參考這幾型。另外有一型「躁鬱症」也在篇末討論。下列先介紹的是，在傳統的芳香療法中對抑鬱有幫助的一般精油。它們並不是什麼萬靈藥，但的確能給予支持，並補救其他療法的缺失。

傳統的芳香療法中對抑鬱有幫助的精油

桔、羅馬洋甘菊、檸檬、佛手柑、葡萄柚、橙、茉莉、依蘭、大馬士革玫瑰、千葉玫瑰、橙花、天竺葵、苦橙葉、永久花、檸檬尤加利、檀香、快樂鼠尾草、馬鬱蘭、薰衣草、乳香

下列的調合精油可分別以三十毫升的基礎油稀釋成按摩油。或依照此比例混合成具有協同效應的調合精油，可用於室內法、吸入法及沐浴。用量請參考表5.1。

用於抑鬱的典型調合精油

1號調合精油		2號調合精油	
安息香	10滴	快樂鼠尾草	15滴
黑胡椒	5滴	薰衣草	5滴
天竺葵	15滴	佛手柑	10滴

3號調合精油		4號調合精油	
大馬士革玫瑰	10滴	依蘭	5滴
檀香	15滴	肉豆蔻	10滴
檸檬	5滴	芫荽	15滴

5號調合精油	
橙花	20滴
苦橙葉	10滴

愛哭型抑鬱

這型的抑鬱者表面正常，不論工作或在家裡，都能盡本分，迎合每個人的需求，但最後終於忍不住地淚水決堤。這型的人只要在街上或超市裡聽到歌曲中感傷的字眼、或目睹公園裡戀人的熱情擁抱、或看見小孩信任地抓住母親的手，都會泫然欲泣。事實上，幾乎任何事情都可能使他們熱淚盈眶，甚至是一句問候或一聲謝謝。這種流淚的反應或許不算「抑鬱」，但很明顯地存在某問題，而且這種人經常感到絕望──他們不常笑，覺得自己没人要，而且經常會問：「為什麼要辛苦地活著？」他們通常在表面上有正常的表現，但周遭的人很少能發現他們所經歷的苦悶，直到有一天突然爆發，被送進醫院為止。更糟的是，他們說不定會訴諸自殺。儘管此人總是感到抑鬱，但他寧願不看醫生或告訴身旁的人。由於他們似乎頗能應付生活的緊張與壓力，使旁人不易察覺他們已經極度抑鬱，除非親眼目睹他們哭泣。有些人天生淚腺較發達，而我們偶爾遭遇疼痛、憤怒、挫折及悲傷時，也會以淚水發洩，但愛哭型的抑鬱者發現哭泣是他們唯一的反應方式。在此，有撫慰及紓解作用的精油可派上用場。

對愛哭型抑鬱有幫助的精油

大馬士革玫瑰、橙花、羅馬洋甘菊、檀香、廣藿香、天竺葵、依蘭、安息香

不論愛哭型抑鬱的程度如何，應從「輕度」調合精油開始使用。假使三日後，情況未改善，再嘗試「中度」調合精油。假使情況果真好轉，則繼續使用「中度」調合精油，直到你覺得舒服多了，然後，逐漸地回到「輕度」調合精油（使用「中度」者，可視個人需求，以二滴其他精油取代二滴羅馬洋甘菊。）。假使一週後，「中度」調合精油未改善情況，則嘗試「深度」調合精油。

愛哭型抑鬱：輕度		愛哭型抑鬱：中度	
檀香	15滴	天竺葵	24滴
天竺葵	10滴	羅馬洋甘菊*	2滴
依蘭	5滴	安息香	5滴

*可以個人適合的精油取代之

愛哭型抑鬱：深度	
大馬士革玫瑰	10滴
橙花	2滴
檀香	3滴

上述調合精油可分別以三十毫升的基礎油稀釋成按摩油。或依照此比例混合成具有協同效應的調合精油，可以室內擴香法、沐浴、吸入等方法使用，用量請參考表5.1。

焦躁或焦慮型抑鬱

焦躁型抑鬱者無法久久靜坐，他們總愛動來動去，玩弄頭髮、手指、桌上的筆或任何東西。儘管忙碌，他們並不在意工作是否處理恰當，只要做過，他們便可繼續處理下一分任務。他們即使擺出臭臉，一副疲憊不堪的樣子，但腦子裡仍不斷地盤算下一步計畫及任務。這種型的抑鬱所引起的症狀包括壓迫式的頭痛、眼睛不適、抽筋、肌肉抽動，以及感覺頭顱似乎被繃帶纏緊，使頭好像快要爆裂。

焦躁型或焦慮型抑鬱者心中有無限的苦悶，他們以對芝麻小事發怒的方式宣洩。他們看到沙發上有一點小污漬，好比世界末日來臨，立刻引起情緒變化。這種經常性的煩躁掩蓋了他們的恐懼及自卑。他們也可能發生心悸、沒來由的淚水及自殺的念頭——「只為了尋求平靜」。此型患者往往藉由拚命工作來遮掩自己的能力不足感。

對焦躁或焦慮型抑鬱有幫助的精油

香蜂草、雪松、薰衣草、羅馬洋甘菊、佛手柑、馬鬱蘭、肉豆蔻、野洋甘菊、纈草、檸檬、橙

不論焦躁的程度如何，先以「輕度」調合精油開始使用。假使情況在三日後未改善，則改用「中度」調合精油。假使情況改善，則持續使用「中度」精油，直到感覺舒服多了，然後，逐漸回到「輕度」精油。假使一週後，「中度」精油未改善情況，則嘗試「深度」調合精油。

焦躁型抑鬱：輕度		焦躁型抑鬱：中度	
薰衣草	15滴	雪松	20滴
野洋甘菊	5滴	橙	10滴
佛手柑	10滴		

焦躁型抑鬱：深度	
雪松	5滴
檸檬	15滴
野洋甘菊	5滴
肉豆蔻	5滴

上述調合精油可分別以三十毫升基礎油稀釋成按摩油。或依照此比例混合成具有協同效應的精油，可以室內擴香法、沐浴、吸入等方法使用，用量請見表5.1。

➲懶散型抑鬱

許多懶散型抑鬱者基本上喜歡把頭埋在枕頭下，整天賴在床上。他們哪兒也不想去，什麼事也不想做。每一件事對他們而言都是麻煩，甚至看電視亦不例外。他們不容易專心看書報，要他們早晨起床、盥洗、穿衣，簡直是難上加難。睡覺就像歡迎他們的雙臂。他們不接電話、不寫信。每一件事都教他們吃不消，包括洗頭髮。結果，他們愈睡愈累，導致惡性循環。

懶散型抑鬱者並不友善，他們不但不喜歡出現在社交場合，你若登門造訪，他們會顯得十分不悅，讓你覺得他們在下遂客令。每個人都可能患懶散型抑鬱，例如很有創意的人，對自己要求過高；或膽怯的人受到嚴重的情感創傷；甚至氣勢凌人的人，老是責備別人，但自己卻沒能力完成。許多懶散型抑鬱者被誤診為肌痛性腦脊髓炎（myalgic encephalomyelitis，簡稱ME），相反地，ME患者也常被誤判為懶散型抑鬱。其差異在於懶散型抑鬱者的渺茫無望以及無盡的孤寂。

對懶散型抑鬱有幫助的精油

葡萄柚、絲柏、迷迭香、香蜂草、永久花、歐薄荷、快樂鼠尾草、檸檬尤加利、胡椒尤加利

不論懶散的程度如何，先以「輕度」調合精油開始使用。假若情況在三日後未改善，則改用「中度」調合精油。假使情況改善，則持續使用「中度」精油，直到感覺舒服多了，然後，逐漸回到「輕度」精油。若一週後，「中度」精油未改善情況，則嘗試「深度」精油。

懶散型抑鬱：輕度		懶散型抑鬱：中度	
葡萄柚	5滴	絲柏	15滴
迷迭香	10滴	檸檬尤加利	15滴
檸檬尤加利	15滴		

在「中度」調合精油中，你可添加其他精油（導致此型抑鬱的情況所適用的精油）。此時，絲柏及檸檬尤加利皆需減至十滴，另添上十滴你選用的精油，以保持原有的三十滴精油配三十毫升基礎油之比例。

懶散型抑鬱：深度

永久花	15滴
快樂鼠尾草	5滴
檸檬尤加利	10滴

上述調合精油可分別以三十毫升基礎油稀釋成按摩油。或依此比例調合成具有協同效應的精油，可以室內擴香法、沐浴及吸入法使用，用量請參考表5.1。

歇斯底里型抑鬱

有時我們很難分辨某人是患歇斯底里型抑鬱或只是短暫的情緒惡劣及暴躁。歇斯底里型的抑鬱者會誇大每一件事情，希望引人注意，而且要讓大家知道他的痛苦。他們唉聲嘆氣、吼叫、尖叫及大哭。他們可能這一分鐘活潑、有朝氣，下一分鐘出現自毀行為。

害羞、內向的人和生性活潑、外向的人一樣，都可能發生歇斯底里型抑鬱。它通常發生在因為失業、喪親、經濟問題、人際關係、誤會及寂寞而引起抑鬱的人。患者可能開始作噩夢，也可能變得神經質，妖魔鬼怪不離口。他們迅速的情緒變化使人們不禁懷疑，是不是兩個人共用一張臉。他們往往變得疑心病重且好妒，而且經常呻吟及自憐自艾。震動與顫抖可能是歇斯底里型抑鬱的徵兆，這是最令人不悅的狀況。下列精油或許可助一臂之力。

對歇斯底里型抑鬱有幫助的精油

桔、羅馬洋甘菊、菩提花、岩蘭草、佛手柑、橙花、風信子、薰衣草、馬鬱蘭、纈草、穗甘松

不論歇斯底里的程度如何，先以「輕度」調合精油開始使用。假若情況在三日後未改善，則改用「中度」調合精油。假使情況好轉，則持續使用「中度」精油，直到感覺舒服多了，然後，逐漸回到「輕度」精油。若一週後，「中度」精油未改善情況，則嘗試「深度」精油。

歇斯底里型抑鬱：輕度		歇斯底里型抑鬱：中度	
薰衣草	10滴	橙花	15滴
羅馬洋甘菊	15滴	桔	15滴
桔	5滴		

歇斯底里型抑鬱：深度	
岩蘭草	15滴
佛手柑	10滴
羅馬洋甘菊	5滴

上述調合精油可分別以三十毫升基礎油稀釋成按摩油。或依此比例調合成具有協同效應的精油，可以室內擴香法、沐浴和吸入法使用，用量請參考表5.1。

躁鬱症

躁鬱症要比其他型抑鬱罕見許多，其特徵是極端的情緒變化及行為模式。在「狂躁」階段，患者的精神處於巔峰狀態——他變得喋喋不休、思緒奔騰、工作過量、答應別人許多事。在此階段，患者經常自我膨脹，因而認為自己可以同時從事諸多事情，但他們失去判斷力，甚至無法控制自己。躁鬱者瘋狂地喝酒或揮霍無度是常有的事。假如錢不夠花，他們會用信用卡賒帳或向朋友借。他們外表上似乎很開朗、快活，但若得罪他們，將慍火驟現。要是有人拒絕他們的要求，他們會變得粗暴無禮。

像一夕之間被下咒語，躁鬱症者無法起床，他們感到悲慘、可憐、罪孽深重、羞愧、自卑，並充滿絕望。他們幾乎沒有自尊，並自責為每一個人及全世界惹麻煩。在此自怨自艾的抑鬱期間，患者也出現各種生理徵兆，包括失眠或睡眠習慣的改變、增重或減重，缺乏食慾或便秘。由於患者有自殺的可能，故若此抑鬱階段持續過久，通常得住院，接受鋰鹽或其他藥物的治療（這在狂躁階段可能有嚴重的副作用）。

突然間，停止的鐘擺開始搖動，患者有如睡醒的獅子，橫衝直撞，無人能追趕上他。儘管有許多理論解釋，但目前仍未確知為何會發生這種激烈的情緒變化。對某些患者而言，這種情況可能由第十一條染色體上的某基因異常所引起的，同時可能涉及腦內多巴胺含量的改變。對現代生活中的某些化學物質無法忍受，也可能是一種原因。

輔助醫療的芳香療法已幫助過許多人渡過此難關。假使患者正接受藥物治療，則精油的用量必須減半，亦即若是作成按摩油，則三十毫升的基礎油中最多十五滴精油，若是沐浴使用的調合精油，最多不超過四至六滴。通常躁鬱患者不易接受治療，因為在狂躁期，他們不認為需要幫助，而當他們處於抑鬱期，則不願被打擾。不過若仍有補救的餘地，不妨先從下列精油開始，尤其是羅馬洋甘菊、薰衣草、天竺葵、桔、大馬士革玫瑰和橙花。

對躁鬱症有幫助的精油

羅馬洋甘菊、德國洋甘菊、乳香、天竺葵、葡萄柚、桔、大馬士革玫瑰、薰衣草、檸檬、橙花、廣藿香、檀香

在狂躁階段，最好使用單一精油——最大劑量是三十毫升基礎油中加入十五滴精油（製成按摩油），或沐浴中加四滴。單獨使用薰衣草、羅馬洋甘菊、橙花、玫瑰。玫瑰對抑鬱階段也有幫助——三十毫升基礎油中加入十滴。也可試試下列調合精油：

躁鬱階段一		躁鬱階段二	
桔	5滴	羅馬洋甘菊	2滴
天竺葵	4滴	薰衣草	6滴
薰衣草	6滴	乳香	4滴
		天竺葵	3滴

上述調合精油可以三十毫升基礎油稀釋成按摩油。或依照此比例調合成具有協同效應的精油，可以室內擴香法、沐浴及吸入法使用，用量皆為表5.1之建議量的一半。

除了選用上列精油，還可參考第十一章及第十四章的表格。例如，你若喪失自我價值或感到怨恨自我，可以選用大馬士革玫瑰或天竺葵。

維他命對此問題有益，尤其是維他命B_1、B_3、B_6、C、E及鋅、鎂、鈣，它們有助於睡眠。

懷疑

基於本能的懷疑對我們有益。懷疑使我們免於捲入詐欺的交易行為中，或使我們免於犯下毀滅前程或人際關係的錯誤。當某人說他對某事懷疑，或持保守態度，通常可以避免一場橫禍。然而，懷疑也可能氾濫成災，使一個人對於真確的事實也抱持不信任的態度。假使你經常遭人構陷或欺騙，你可能很難不懷疑別人，但這樣只會徒然抹煞你的本能，畢竟懷疑只是本能的一部分。

下列精油可以室內擴散法、沐浴或按摩等方式使用。也請參閱第七章情緒治療的「信心」篇。

有助於平衡懷疑的精油

芫荽、羅勒*、乳香、安息香、歐白芷、依蘭、山雞椒

*不宜用於沐浴

下列調合精油可以三十毫升基礎油稀釋成按摩油。或依照此比例調合成具有協同效應的精油，用於室內擴香法、沐浴和吸入法。用量請見表5.1。

1號調合精油（懷疑）		2號調合精油（懷疑）	
乳香	15滴	芫荽	20滴
安息香	5滴	羅勒	5滴
依蘭	10滴	歐白芷	5滴

情感暴力

情感暴力可能比我們想見的還廣泛得多。它可能發生在家庭、學校、工作甚至來自朋友。有些人每一分鐘都在忍受情感暴力，他們從小父母失和，結婚後，發現配偶也有相同的性情，就算言語上的虐待不是接連不斷，也要隨時提心弔膽，不知下回的言語刺傷何時來襲。

情感暴力不光是言語的虐待，它也是一種惡質、蓄意的情感侵害。它發生在當對方了解我們最脆弱、敏感的情感弱點時，加以惡意地中傷、打擊。它可以言語的方式使我們的心靈有如刀割，或是一種表情，透露著「你是垃圾」的訊息。情感暴力是專制者的利器。悲哀的是，通常施加情感暴力者正是我們所愛的人──我們的父母、伴侶、手足甚至兒女。所謂的「朋友」，對此也很內行，尤其當他知道你的秘密之後，並向你威脅要昭告世人。

情感暴力的傷害是不著痕跡的，受傷的人既沒有黑眼圈，也沒有瘀傷、腫痛，然而這種傷害比皮肉傷還持久許多。最終的結果可能是絕望、焦慮、緊張及一輩子的恐懼。簡單的解決之道便是遠離傷害你的人，不過說的比做的容易，尤其當他們是你的父母親或小孩時。

精油在此可以緩和受傷的情感，而浴室可以作你的避風港──尤其你若懂得使用適當的精油。鎖上門，泡個精油浴，深深地吸入精油的芳香，並練習鬆弛術。這方法不僅幫助你應付情感傷害，也可能使你重拾信心。

對情感暴力患者有幫助的精油

乳香、杜松、天竺葵、大馬士革玫瑰、橙花、羅馬洋甘菊、茉莉、康乃馨、風信子、安息香、香蜂草、薰衣草上述各精油可以各種常見的方法使用，不過若能配製調合精油，隨身攜帶，也是不錯的主意。向藥劑師購得小油瓶，依照下表的精油比例調合成具有協同效應的精油，或選擇上述精油自行調配。如此，每當你需要精油時，便可隨時打開瓶蓋吸聞，或滴幾滴在手帕或面紙上，放入口袋，隨時取用。

1號調合精油（情感暴力）		2號調合精油（情感暴力）	
乳香	10滴	羅馬洋甘菊	5滴
茉莉	5滴	康乃馨	5滴
香蜂草	5滴	橙花	10滴

3號調合精油（情感暴力）	
乳香	5滴
杜松	10滴
天竺葵	5滴

上述各調合精油可以三十毫升基礎油稀釋成按摩油。也可以室內擴香法、沐浴和吸入法使用。

面對死亡

近年來，「瀕臨死亡的經驗」逐漸成為受人重視的話題，許多人描述他們如何進一條曙光隧道，看到彼端已故的親友正在迎接他，每一位迎接者都十分安詳、快樂。有些宗教信仰虔誠的人深信，那就是來生。科學家甚至提出「另類宇宙」一說，認為死亡並未發生，人只是繼續前進到另一世界。但並非所有信仰皆可使人坦然面對死亡。

你可能聽過小孩面對死亡時，不驚不懼，甚至安慰傷心欲絕的父母。這些令人佩服的小孩或許還來不及認識死亡，而且他們能夠相信，耶穌、天使將會陪伴他們，照顧他們直到再看到爸媽。讓一個小孩明白他的生命將結束，並非易事。一位婦女曾對她的小孩說：「或許你會好起來，奇蹟並非不可能。」但奇蹟並未降臨，後來她悲傷地對小孩說：「老天不夠愛我，祂沒有給我奇蹟。」旁觀的人又能說什麼呢？而小孩子只是從電視畫面中了解，死亡就是流血以及把箱子埋入冰冷的地底。對許多兒童、青少年及成年人而言，死亡可能是一種未知、可怕的經驗，然而卻裝出一副勇敢的樣子。

當一個人面對死亡，又聽到別人說：「每個人都要走這一遭。」或：「我也有面對它的一天。」時，心裡一定很煩躁。死亡是一生中最大的轉變，它並不像搬家！我們不應該輕視這個歷程。

我建議將面對死亡的人以及其家屬閱讀有關「瀕臨死亡經歷」的書籍。它們能幫助當事者舒坦、釋懷。但是，切勿丟給當事者一本書，然後告訴他：「瞧，裡面描寫得不錯嘛！你何必如此擔憂。」你若這樣做，等於渺視他們正面臨的問題。死亡絕非微不足道的經歷。對於那些傷心的家長，我極力推薦閱讀*Children of The Light*（美國Bantam公司出版）一書，其中記載了孩童瀕臨死亡的經歷。或許在此時讀些宗教及哲學方面的書，也能使你對生死的意義有了新的見解。

如果我們皆視死亡為生命歷程的完成，而非被截短，或許較能承受這種悲痛。但誰來告訴涉世未深的青少年，年輕、美好的生命就如此結束呢？站在未知來生的門檻上，茫茫的失落感對他們而言勢必格外難以承受。他們大有理由吶喊：「為什麼是我？」他們的憤怒、暴躁是情有可原的，讓他們發洩吧！正如他們所說——那是不公平的。

死亡是很孤獨的經驗，若能有摯愛的親人陪在你身旁，將是莫大的慰藉。握著親人的手或臥在親人的懷抱裡，將使你安然地離世。此時，親人給予的愛，是最豐富的禮物，使你無痛地在平靜和尊嚴中走完人生。

長久以來，人們相信為死者燒香，可藉由香的芬芳帶領靈魂，上升到天堂。英文字「perfume」香水源自「per fumin」，即「藉火」之意。我們也在葬禮中使用鮮花。傳統裡曾使用氣味濃郁的花草和香料，希望透過芳香提攜靈魂到天國。精油也延續此傳統。

在此，你最喜愛的精油便是最佳的選擇，也就是那些讓你感覺舒暢的精油。下列是一些常被選用的精油，假使其中並無你個人的最愛，你大可以選擇其他吸引你的種類。

對面對死亡有幫助的精油

大馬士革玫瑰、茉莉、菩提花、乳香、橙花、羅馬洋甘菊、天竺葵、安息香、月桂、康乃馨、檀香、雪松、佛手柑、杜松、風信子、千葉玫瑰、晚香玉

上述精油可彼此調合成不同組合的精油。不論每一種精油的滴數多寡，一般的原則是三十滴精油（各精油之總和）配三十毫升基礎油。正如每個人的生命歷程都不同，來生的旅程也不盡相同，所以盡可能隨心所欲地選用精用。精油帶來全然的歡愉，現在正是盡情探索、享用的時刻。精油不必是心靈的支柱，它們是生命裡的奇妙添加物，隨時等待你去享用。可以各種常見的方法使用。

有些人要求在葬禮上使用芳香物質，以慰藉哀悼者，並使在場的人以此香氣記住亡者。日後，當他們偶然嗅到這股香氣，可能憶起亡者，引發懷念之情。

疲勞、疲倦和筋疲力竭

當你看到報紙寫著：「近半數的人口罹患原因未明的筋疲力竭……」，你可能並不意外。或許你本身也正有此問題。現今人們產生一個新名詞「TATT」（意即隨時都很累，tired all the time）來形容這種狀況，這也是醫生最常聽見的抱

怨。這背後可能隱藏某生理問題，包括血壓低、甲狀腺機能不足或亢進、貧血或缺鐵、風濕性關節炎以及全身衰退的肌痛腦脊髓炎(myalgic encephalomyelitis，簡稱ME）和其他各種問題。你必須確認你的疲倦並非來自工作過量、抑鬱、酗酒或失眠，你也必須確認疲倦不是因細菌或病毒感染而起的。

據估計，大約40%的疲勞案例是由心理因素或生活習慣（可能受心理影響）引起的。工作環境是常見的起因，你是否距離影印機、傳真機、電腦或空調出口太近了？你是否一整天都以同一姿勢埋首工作，而不覺四周噪音充耳？解決此問題的最佳之道是去陽光普照的地方渡長假，但可惜我們無法一年五十二週都在渡假！

傳統上，精油可幫助各式各樣的疲勞、疲倦或筋疲力竭。下列分別介紹對筋疲力竭、神經衰竭、一般心理疲勞、心智疲勞、心理疲倦等有益的精油或調合精油。以一般的方法使用之，可以三十毫升基礎油將調合油稀釋成按摩油，或配製成具協同效應的調合精油。用量及用法請參見表5.1。

對筋疲力竭有幫助的精油

羅馬洋甘菊、絲柏、佛手柑、馬鬱蘭、迷迭香、藍膠尤加利、乳香、山雞椒、黑胡椒、豆蔻、澳洲尤加利、薑、檸檬、松樹、葡萄柚

1號調合精油（筋疲力竭）		2號調合精油（筋疲力竭）	
檸檬	10滴	藍膠尤加利	15滴
乳香	5滴	迷迭香	10滴
松樹	15滴	葡萄柚	5滴

對神經衰竭有幫助的精油

迷迭香、苦橙葉、杜松、橙花、薰衣草、羅馬洋甘菊、馬鬱蘭、快樂鼠尾草、橙

1號調合精油（神經衰竭）		2號調合精油（神經衰竭）	
苦橙葉	18滴	杜松	10滴
橙花	10滴	薰衣草	15滴
肉桂	2滴	迷迭香	5滴

對一般心理疲勞有幫助的精油

檸檬、苦橙葉、羅勒、薄荷、迷迭香、檸檬尤加利、胡椒尤加利

一般心理疲勞	
羅勒	15
檸檬	15滴

對心智疲勞有幫助的精油

薑、黑胡椒、迷迭香、檸檬、羅勒、絲柏、葡萄柚、薄荷

1號調合精油（心智疲勞）		2號調合精油（心智疲勞）	
薑	14滴	迷迭香	15滴
黑胡椒	15滴	黑胡椒	10滴
羅勒	1滴	薄荷	5滴

對心理疲倦有幫助的精油

快樂鼠尾草、薰衣草、馬鬱蘭、迷迭香、山雞椒、葡萄柚、薄荷

心理疲倦的調合精油	
馬鬱蘭	10滴
山雞椒	15滴
薄荷	5滴

恐　懼

恐懼是救命恩人，它使我們的腎上腺素激增，處於一種警覺狀態，隨時準備對抗或逃逸，幫助我們避開危機。當你遇見一隻大型的惡犬，你可能跳躍十呎的圍牆逃跑，但你平常連三呎高的牆都跳不過呢！這就是恐懼的反應，它使你力氣倍增，感覺敏銳，反應變快，並使你的身體發揮前所未有的能力。

恐懼使腎上腺分泌腎上腺素，此荷爾蒙刺激交感神經系

統，促成心跳加速，排汗增多，口渴（唾腺變乾）以及消化系統的運作停擺。當然，每個人經歷的恐懼程度不一，我們常聽說有人被嚇得屁滾尿流，失去控制。戰士日復一日地身處恐懼之境，他們可能突然全身麻痺，無法使喚任何肌肉。

我們周遭有太多令人恐懼的事物。小偷及強暴犯趁夜晚潛入民宅，另外，街上到處都有行為詭異的人。根據洛杉磯時報指出，七十五名恐懼受害者中便有一名認為自己心臟病突發，或即將發瘋。而且這些恐懼和患者在生活中可能面臨的一些難題較相關，例如經濟困境或工作、人際關係的問題。

正常的恐懼發生於當你感到受威脅時，不正常的恐懼則是對可怕事物的失控表現。然而，病態的恐懼，則是事過境遷後，仍持續盤踞心頭的一種心理狀態。恐懼經常連帶發生噁心及出冷汗。外在的正常環境對一位恐懼、過度驚恐或長期處於恐懼中的人無濟於事。他們那種受打擊的恐懼感，可藉由精油來驅除。下列介紹各種特殊的恐懼所適合的精油，但我們先從一般性，没有特殊原因的恐懼開始介紹。

對恐懼有幫助的精油

檀香、羅馬洋甘菊、絲柏、岩蘭草、檸檬、佛手柑、橙、雪松、橙花、野洋甘菊、羅勒、乳香、快樂鼠尾草、薰衣草、白松香

除此，還有一些精油非常適合各種特殊的恐懼，如下所列：

恐懼失敗

茴香、芫荽、依蘭、乳香、羅勒

恐懼改變

依蘭、乳香、薰衣草、野洋甘菊

恐懼感情

茴香、乳香、橙花、檀香

恐懼愛情

千葉玫瑰、橙花、康乃馨、風信子、安息香

恐懼不被愛

大馬士革玫瑰

恐懼發狂

茴香、雪松、依蘭、乳香

恐懼謠言

絲柏

恐懼性愛

大馬士革玫瑰、依蘭、廣藿香、岩蘭草、白松香

恐懼愛人

橙花、依蘭、康乃馨、安息香、千葉玫瑰

恐懼失去

千葉玫瑰、乳香、白松香、絲柏

上述精油可以單獨使用或混合成調合精油，以室內擴香法、沐浴、吸入等方法使用。下列調合精油可以三十毫升基礎油稀釋，或依此比例製成具協同效應的調合精油。用量請參考表5.1。

恐懼改變	
薰衣草	5滴
依蘭	15滴
乳香	5滴

恐懼感情		恐懼性愛	
檀香	20滴	千葉玫瑰	16滴
茴香	3滴	依蘭	10滴
乳香	7滴	廣藿香	2滴
		白松香	2滴

恐懼愛情		恐懼愛人	
安息香	10滴	橙花	15滴
康乃馨	5滴	安息香	10滴
		依蘭	5滴

恐懼不被愛		恐懼失去	
大馬士革玫瑰	30滴	絲柏	10滴
		白松香	5滴
		千葉玫瑰	15滴

爆　發

在心理學上，爆發指的是突然發生的情緒，好比一陣憤怒或嫉妒。情緒容易爆發的人不妨向專家諮詢，或向芳香療法師詢問適當的精油，以紓解積壓的情緒。可以室內擴香法、面紙吸入法、沐浴（八滴）或按摩法使用之。考慮有鎮定及緩和作用的精油，並視整體狀況，參考本書其他相關章節。

對容易情緒爆發的人有益的精油

薰衣草、馬鬱蘭、檸檬尤加利、山雞椒、羅馬洋甘菊

1號調合精油（情緒爆發）		2號調合精油（情緒爆發）	
薰衣草	10滴	羅馬洋甘菊	8滴
馬鬱蘭	5滴	檸檬尤加利	14滴
山雞椒	15滴	薰衣草	8滴

忘　記

每個人都有忘記東西的經驗，有時候這無關緊要，有時候則事態嚴重。最好不要忘記我們必須集中精神的事情，精油在此或許可以幫上忙。在思考期間，同時讓精油擴散在四周，或滴在手帕上，直接吸入。

對付忘記的精油

絲柏、檸檬、薑、黑胡椒、岩玫瑰、乳香、迷迭香、薄荷、羅勒

1號調合精油（忘記）		2號調合精油（忘記）	
迷迭香	15滴	黑胡椒	10滴
薄荷	5滴	乳香	5滴
檸檬	10滴	絲柏	10滴

悲傷

儘管「悲傷」一詞經常與死別有關，但它涵蓋各種強烈的悲傷，包括親愛的人死亡以及愛情破裂，這種損失帶來的悲傷可能持續多年。一個人可能為寵物、人以及無生命的東西悲傷。當一個人失去他所鍾愛或有紀念價值的東西，例如家人的相簿遭祝融燒燬時，勢必心痛難過。有些人可能為失業、無家可歸傷心，有些人則因喪失愛車而悲傷。許多婦人為流產、墮胎或剖腹生產而悄然傷悲，有時候甚至影響一生。詩人以悲壯之情哀傷國家的命運，宗教家則始終為人類的悲哀憂傷。

悲傷不只是傷心或難過，它刻鏤在全身每個細胞上，在心靈留下深刻的烙印。像一種深陷的感覺，似乎永遠揮之不去。在失落的當下，我們可能頓時麻木，難以置信，希望這一切只是噩夢一場。這是一種驚嚇，受害者可能出現無法克制的顫抖以及噁心和難以承受的絕望。通常還伴有寂寞和孤獨。接著是消沈和沮喪進駐心房，使受害者覺得再也無法快樂。

接下來是憤怒和罪惡，受害者心想「早知如此，我應該如何如何。」一個人可能對美好及痛苦的時光都有鮮活的記憶，而當你發現快樂的時光永遠無法復返時，可能使你心煩氣躁。假使損失是屬於個人的，通常會出現盛怒、嫉妒、懊悔、責罵、哭泣等反應。你可能躺在床上，輾轉反側，不斷地回想損失過程中的每個細節。悲傷時也常發生疼痛、焦慮、憂心、食慾不振或飲食無度。

悲傷可以持續數週或數年，它經常伴有挫折感或喪失自我價值，而且假如這種情緒的折磨劇烈到難以承受時，可能導致自殺。或許避免悲傷的唯一途徑是永遠不再和人、事、物如此親近，但我們活著就是要去感受愛，而感受愛有時卻是去感受失去的痛苦。悲傷是生命中不可避免的一部分，我們皆應盡所有克服它。壓抑悲傷對心理及生理都可能有害，最好讓它順其自然地發洩。你若感到憤怒，就搥牆壁吧；你若想大叫，就叫出來吧；你若想痛哭一場，就讓淚珠滾落吧！每個人都有自己的應付之道。有位朋友情場失利，她把自己關在家裡，整日整夜聽情歌、看悲劇電影，讓淚水無止盡地流下。有人告訴她：「算了吧，好男人多的是。」但根本起不了作用，而且就算她接受建議，依長期看來，仍是危險的，因為她就是需要發洩她的悲傷。等到她沈淪到盡頭，終將再浮出水面，體弱身虛地逐漸拾回生活的片段。現在，她已恢復正常了！

悲傷是個必須被渡過的過程，無論耗時多久。假使你認為自己無法解決問題，不妨尋求專業的諮詢服務。假使你能去找芳香療法師，接受適合你的精油按摩，勢必能幫助你紓解部分悲傷。

長久以來，精油被用於安撫受傷的心靈，但它們不會中止悲傷的過程，這並非它們的功用。精油能做的是幫助你發洩悲傷，將它化解掉。選用下列單一精油，或選擇若干種，配製成調合精油。可以沐浴、室內擴香、蒸氣吸入、面紙吸聞或直接嗅瓶口、按摩等方式使用。用量請參考表5.1。

有助於表達悲傷的精油

風信子、千葉玫瑰、大馬士革玫瑰、橙花、香蜂草、永久花、安息香、岩蘭草、金合歡

有助於排遣悲傷的精油

絲柏、羅馬洋甘菊、千葉玫瑰、大馬士革玫瑰、永久花、野洋甘菊、乳香、水仙、佛手柑、康乃馨、香草、肉豆蔻、穗甘松

下列調合精油可分別以三十毫升基礎油稀釋成按摩油。或依照此比例製成具協同效應的精油，並以前述的方法使用之。

悲傷引發的麻痺、驚嚇及不信任		悲傷引發的焦慮	
絲柏	5滴	康乃馨	5滴
永久花	5滴	千葉玫瑰	4滴
乳香	10滴	羅馬洋甘菊	1滴
佛手柑	5滴		
悲傷引發的抑鬱		**持續地深陷憂傷**	
野洋甘菊	10滴	絲柏	10滴
安息香	10滴	千葉玫瑰	15滴
肉豆蔻	10滴	風信子	5滴

也請參考「死別」篇。

罪惡

有太多事情可以讓我們感到罪惡。圖書館的書逾期未還；該說的「謝謝」未說；尚未探望生病的親友；花了不該花的錢；該做的工作還沒完成。我們都會因為吃巧克力棒而感到罪惡。有些人因為言語傷人或說謊、欺騙或偷竊而感到罪惡。有小孩的人更多出許多令他們罪惡的事情：把小孩託給保姆帶或逼小孩上他討厭的鋼琴課。每個人多少都有某些罪惡感，只是大家不經常掛在嘴邊。假如你感到罪惡，噓——你有伴了！

除了我們自找的罪惡，我們也會使別人罪惡，同樣地，別人也會使我們罪惡。父母抱怨小孩：「你從不打電話回家。」小孩抱怨父母：「你從不買酷一點的衣服給我。」或先生對太太說：「妳怎麼不再打扮了。」這些瑣碎的罪惡感會逐日累積。這些外來的索求產生一種罪惡的氣氛，但更可怕的是有人利用言語上的設計，給你灌輸罪惡感，使你難以招架。許多伴侶利用生病、不快樂或財務話題使對方感到罪惡，讓你覺得你所做的事情沒有一件是對的。然而這些被陷害的罪惡都不如曾經殺死人的罪惡還糟糕，好比一位戰士內心的罪惡，諸如此類罪大惡極的感受應該向專家諮詢，以求早日化解。

對一般日常生活中的罪惡感，精油及芳香療法或許能助一臂之力。芳香療法對其他各種罪惡也有幫助，因為按摩的技術使情緒能夠釋出。在第九章的「按摩」一節中，讀者將明白，體內根深柢固的情緒可以藉由訓練有素的芳香療法師有效地釋放出來。但並非每個人都負擔得起專業者的協助，各位可以參考第九章268頁～269頁裡的插圖，以了解身體容易發生情緒緊繃的部位，鬆弛術將有進一步的幫助。

下面列出傳統中用於對付罪惡的精油。以按摩油、沐浴、擴香或吸入法使用。

有助於應付罪惡的精油

菩提花、岩蘭草、茉莉、松樹、大馬士革玫瑰、杜松、快樂鼠尾草、依蘭、肉豆蔻

下列調合精油可以三十毫升基礎油稀釋成按摩油。或依此比例製成具協同效應的調合精油，可以室內擴香法、沐浴和吸入法使用。用量請參考表5.1。

日常生活裡的罪惡		根深柢固的罪惡	
依蘭	12滴	杜松	15滴
肉豆蔻	10滴	快樂鼠尾草	5滴
岩蘭草	8滴	松樹	10滴

假如你為自己的放縱感到罪惡，下列調合精油將幫助你享受這種罪惡！

自我放縱的罪惡	
菩提花	5滴
茉莉	5滴
大馬士革玫瑰	5滴

臆想症

臆想症患者假使發生心悸，會以為自己有心臟疾病；假使臀部發生痙攣，會以為患了腸癌；假使出現一陣胃痛，會以為患了心絞痛。臆想症患者對自己身體的狀況堅持己見，而且很恐懼生病或死亡。然而，有另一型臆想症患者利用裝病來博取同情或注意力，他們常常無法說清生病的感覺。臆想症和心理疾病不同的地方在於心理疾病是因某種心理活動而引發的生理病症。

並非所有臆想症患者都是身體健康無病。醫生有時候診斷眼前的病人有「臆想症」，只是因為他找不出此人究竟有什麼毛病，此病人可能有抑鬱或其他心理病。不幸地，一旦你承認自己有點抑鬱，你抱怨的任何生理病痛將可能被視為臆想症的作祟。

有時候不論你看多少次醫師，都無法解決臆想症的問題。治療師或許能提供較多的協助，因為他們肯付出較多的時間傾聽患者的困擾。精油及順勢療法或許能助一臂之力，因為它們屬於較溫和的治療，但如果臆想症患者發現自己的問題所在，諮詢或許是有效的解決之道。

假使家裡有臆想症患者，不妨請他參考《芳香療法配方寶典》，以及順勢療法的書籍和其他相關的療法書，另外，可以買一套精油給他，他將因此忙於查詢各種療法，而忘記自己的問題！當臆想症患者使用精油後，他往往開始懂得自力救濟，為自己調配精油，如此減少對別人的依賴，把責任轉給自己，因而幫助自己釐清問題。

對臆想症有幫助的精油

馬鬱蘭、迷迭香、纈草、蛇麻草、羅勒、薄荷、百里香、野洋甘菊、茶樹、野馬鬱蘭、白松香可單獨使用或配製調合精油，以各種常用方式使用。

歇斯底里

儘管「歇斯底里」一詞在醫學界已逐漸被各種更精確的名詞取代，以描述各種情緒問題，我們都知道什麼叫「歇斯底里」——即不正常的情緒激動行為，例如尖叫、嘶吼，或許還連帶哭嚎、暴躁或盛怒。這通常是想吸引注意力的一種方式，他們希望藉此使別人注意到他們及他們所面臨的問題，同時也發洩積壓的焦慮。歇斯底里在醫學上被歸類為一種神經性行為異常，而在電影中，扮演歇斯底里的女演員被摑一記耳光也成了固定的模式。

當一羣人同時發生歇斯底里，便稱作羣體性歇斯底里，那景象有如一羣年輕女子聚集在搖滾舞台或酒吧舞會裡盡情瘋狂。在商務會議中，個人的歇斯底里可能引爆羣體的歇斯底里，中斷會議的進行。

假使知道自己有歇斯底里的傾向，不妨隨身攜帶精油，以便焦慮開始時使用。精油有助於鎮定。不過每個人的情形不同，有些人假藉歇斯底里來爭取利益，在這種情況下，沒有任何東西能停止歇斯底里發作。在爆發後，當一切都平息時，利用精油沐浴或按摩是非常好的。也可以用各種常見的方法經常使用精油。

對歇斯底里有幫助的精油

桔、羅馬洋甘菊、菩提花、岩蘭草、佛手柑、迷迭香、橙花、薄荷、水仙、薰衣草、馬鬱蘭、纈草、穗甘松、蛇麻草

下列調合精油可以三十毫升基礎油稀釋成按摩油。或依此

比例配製成具協同效應的調合精油，以室內擴香法及吸入法使用。用量請見表5.1。

1號調合精油（歇斯底里）		2號調合精油（歇斯底里）	
馬鬱蘭	8滴	穗甘松	8滴
薰衣草	14滴	羅馬洋甘菊	17滴
纈草	8滴	佛手柑	5滴

驚嚇型歇斯底里	
薄荷	10滴
迷迭香	15滴
薰衣草	5滴

失　眠

我們偶爾都有夜晚睡不著的經驗。我們躺在床上，閉上眼睛，但什麼事也沒發生，我們沒有進入夢鄉，精神還清醒得很。接著，我們在床上輾轉反側，一小時後，乾脆坐起來看點書。又過了一小時後，我們熄燈，再試著入睡。結果，照樣無效，這時我們開始感到煩躁、頭重。我們練習鬆弛術，一邊數綿羊，調整枕頭位置，還是睡不著。我們開始想明天該做的事情，這樣或許會使自己盡速精神透支。時間一秒一秒地過去，户外傳來鳥叫聲，不久，太陽昇起，鬧鈴作響，又是新的一天。整夜未闔眼的你已經是頭重如鉛了。

在英國，據估計有一千萬人有睡眠的問題，而每三個成人就有一人患失眠。英國的醫生每年要開二千萬張安眠藥的處方。曾有報導指出：「開安眠藥方變成很普遍，使患者對安眠藥產生依賴及耐受性。但安眠藥不應該隨意開給病人，應在確立病因後，才開給需要減輕急性狀況的患者。」

失眠的原因包括擔心、焦慮、緊張、病痛、恐懼、疲勞過度、咖啡因、晚上太晚用餐、日夜輪班、興奮劑、情緒興奮及噪音，以及其他因素。有些心理狀況也會影響睡眠習慣——沮喪容易睡不著；癡呆症患者懼怕黑暗，黑暗容易使他們錯亂、慌張及不安；精神分裂症患者可能受不了聲音的干擾，而整夜來回踱步；躁狂症者則興奮、好動，幾乎不太睡覺。睡眠的毛病可細分為八十種，科學界正逐漸培養各種專業人士，以應付各種失眠症，這些專家包括睡眠治療師及研究生理時鐘的專家。

研究顯示，熟睡期間會有五回快速的眼皮眨動，這可能是正在作夢的期間。睡覺時的體溫變化不定。有些科學家認為人類自然的睡眠習慣應該是午後一小睡，夜晚一大睡。我們體內的節奏在清晨三至六點之間降至最低點。

沒有人知道人為何要睡覺，但睡眠使體內各功能暫停運作，使身體有機會調養及修護。缺乏睡眠會影響注意力及效率，並引發焦躁、緊張、睏倦、疲憊、不適。精油對這些狀況都有幫助，請參考下列調合精油，找出最適合自己的精油。

熱水澡、鬆弛術及催眠療法錄音帶對失眠皆有幫助，少喝咖啡與茶也有益。讓接近睡眠時作息規律化。喝含鈣的熱飲或麥芽飲料也不錯。服用順勢療法的藥片或藥草錠（例如纈草）可能也有用。

下列精油可單獨或混合使用。睡前的沐浴用十滴。用精油按摩也有助於安定及放鬆。徐徐地使精油擴散在臥室中，或以棉花球或面紙沾精油，置於枕頭下：

對失眠有幫助的精油

薰衣草、桔、菩提花、快樂鼠尾草、馬鬱蘭、岩玫瑰、纈草、蛇麻草、岩蘭草、羅馬洋甘菊、檀香、檸檬下列調合精油可以三十毫升基礎油稀釋成按摩油。或依此比例配製成具協同效應的調合精油，以室內擴香法、沐浴及吸入法使用。

噩夢型失眠		噪音型失眠	
薰衣草	15滴	薰衣草	10滴
羅馬洋甘菊	5滴	檸檬	15滴
桔	10滴	岩蘭草	5滴
急躁型失眠		**間歇型失眠**	
岩蘭草	10滴	馬鬱蘭	5滴
快樂鼠尾草	10滴	薰衣草	15滴
檸檬	10滴	檸檬	10滴
焦慮型失眠		**憂心型失眠**	
羅馬洋甘菊	10滴	岩玫瑰	5滴
檀香	15滴	薰衣草	15滴
檸檬	5滴		

筋疲力竭型失眠	
纈草	5滴
檸檬	10滴
桔	10滴

焦躁

在人生不同的階段裡或一天當中的某些時候，我們多少都有焦躁的經驗。焦躁有一些潛在的因子可循，因為生病或情緒問題皆可能引發焦躁，例如不快樂、悲傷、擔心、焦慮及緊張。月經前夕的緊張也會引起焦躁。

焦躁的人常說：「我今天不知怎麼搞的，心情挺煩躁的。」這絕對是正常人會有的情緒。心理不舒爽時，總要找個地方發洩出來，淤積不得，因為人生有太多煩悶的事，最好將它們向外發洩，而不是向內吞忍。不過這又牽涉到程度的問題。聽到政客接受訪問時使你煩躁是一回事，若你恨不得殺了這個人又是另一回事。小孩疲倦時可能感到煩躁，但他們若總是煩躁，應帶去給醫生檢查。理智的人都知道，心情會左右我們對事情的看法，今天你對這件事沒意見，明天這件事可能令你焦躁。但如果你經常因生活中的小事感到煩躁，對別人的建議、評論甚至接觸很敏感，那應該是採取行動的時候了。

不要讓煩躁掩蓋了事實，你應該說出你本來想說的。精油的工作不是幫助遮蔽煩躁背後的真相，你必須把煩躁的原因談開來，讓它因此消逝，不再逗留心頭。精油確實能幫助你減少煩躁。下列精油可以單獨或混合使用。同時，參考本書其他相關的精油表。

對焦躁有幫助的精油

絲柏、羅馬洋甘菊、德國洋甘菊、芫荽、山雞椒、橙花、依蘭、香蜂草、水仙、薰衣草

下列調合精油可以三十毫升基礎油稀釋成按摩油。或依此比例配製成具協同效應的調合精油，以各種常見的方法使用，

尤其沐浴法。用量請參考表5.1。

1號調合精油（焦躁）		2號調合精油（焦躁）	
絲柏	10滴	依蘭	15滴
芫荽	10滴	芫荽	10滴
薰衣草	10滴	羅馬洋甘菊	5滴

寂寞和孤獨

孤獨的人常被一般人視為沮喪或寂寞。但事實並非總是如此。有時候，人們渴望孤獨，甚至安排每天都能有獨處的片刻。孤獨可以是充滿活力，強化自我的經驗，傾聽內心的平靜，但它也可以表示一種孤立感，與他人隔離，特別是你所愛的人。

儘管聽起來奇怪，精油對兩邊極端皆有助益。當你研究精油的時間和我一樣久，你將目睹經常使用精油可以消除寂寞的事實。使用者不僅發現和精油在一起永遠不孤獨，而且精油似乎還含有某種因子讓使用的人不論在人羣中或獨處時，皆感到充實及堅強。

在人羣中感到孤獨的人，問題不在周遭被人們包圍，而在於自己在人羣中如何與他人相處。就這點看來，建議他們多參加活動或培養新嗜好是沒有用的，它無疑只是由一個人在家裡孤獨換成在羣體中孤獨罷了。孤獨並沒有什麼不對，當我們獨處時，我們得以重整自己的步調合方向繼續向前邁進，或平息某種情緒或行動。而且當一個人獨自像一朵浮雲飄行時，他將看到驚奇甚至令人振奮的景象，完全未經外人的需求與期望的干擾。只有當你感到寂寞時，獨處才會成為問題，這時，精油可以提供慰藉、快活及應付的能力。下列精油可以常見的方式使用，並且可單獨使用或混成調合精油。

適合寂寞時使用的精油

佛手柑、永久花、水仙、羅馬洋甘菊、橙花、安息香

適合孤獨（正面意義）的精油

橙、橙花、大馬士革玫瑰、千葉玫瑰、茉莉、香蜂草、乳香、羅馬洋甘菊

下列調合精油可以三十毫升基礎油稀釋成按摩油。或依此比例製成具協同效應的調合精油，以沐浴、室內擴香及吸入等方法使用。用量請參考表5.1。

憂鬱的寂寞		平靜的孤獨	
安息香	10滴	橙花	10滴
永久花	5滴	橙	5滴
佛手柑	10滴	大馬士革玫瑰	10滴
羅馬洋甘菊	5滴		

悲　悽

每個人多少都有悲悽的經驗，只不過有些人的程度比較強。我有一位朋友曾和一名上班族（名叫貝蒂）同租一棟公寓。每天貝蒂下班後，總是抱怨交通路況、同僚、商店的食品、缺錢用、一堆髒衣物待洗、電視節目無聊、沒地方逛街等等。我的朋友說，每當貝蒂的鑰匙一插入門鎖，她就開始計時

貝蒂要為悲慘的一天發多久的牢騷。她總是從兩分鐘以內漸漸發展成整晚都在抱怨。貝蒂是没人敢領教的室友。

悲悽的人通常有自覺，他們也想甩掉它，但就是無能為力。不快樂和可憐披在他們身上，有如第二張皮膚。悲悽是十分痛苦的經驗，它可能導致嚴重的情緒失調，最終產生抑鬱。因此，在情況惡化之前，得趕緊採取行動。假使悲悽的感覺僅在秋冬時期來襲，可能和所謂受季節影響的毛病有關，此症由光線不足所致，每二十名就有一名多少受此症影響。此症可以多照射光線改善。

使用精油不會神奇地化解悲慘的問題，但或許有助於減輕悲慘的感覺，使人得以脱離這種情境，進而解決原有的問題。

適合悲悽時使用的精油

水仙、苦橙葉、安息香、橙、橙花、千葉玫瑰、茉莉、丁香、肉桂、薑、康乃馨、玉桂子

下列調合精油可以三十毫升基礎油稀釋成按摩油。或依此比例製成具協同效應的調合精油，以沐浴、室內擴香及吸入等方法使用。用量請參考表5.1。

慰　藉		緩和情緒	
丁香	5滴	安息香	10滴
玉桂子	10滴	肉桂	5滴
橙	15滴	千葉玫瑰	15滴

情緒不穩

心情確實能夠驟起驟伏。當你正興致高昂之際，忽然接到抵押公司發出的最後通牒，你的心情頓時一落千丈，不一會兒，門鈴響了，郵差送來一大捧鮮花，你立即又興奮地說：「哇噻！是誰送的呢？」

情緒和世上許多事物一樣，是科學家的研究對象，研究員得到的結論是，情緒是會感染的。在一項研究中，科學家利用微電極與受試者臉上的各部位肌肉相連，同時讓受試者觀看不同情緒的人像照片，包括快樂、悲傷及憤怒等等。受試者在觀看照片時，不知不覺地牽動臉部的肌肉，以模仿照片中的表情。我們似乎天生就有使自己的情緒與他人融合的本能──這是使人們羣聚的一種凝結力。情緒的同化作用也可視為一種溝通的形式。有些人對心理學家所謂的「情緒感染」(emotional contagion)特別有反應。這羣人是「忠實的聽衆」，他們能以同理心去感受說話者的心情，而不太表露自己的情緒。

情緒憂鬱常見於青少年及月經前夕的婦女，這問題可能和荷爾蒙的變化有關。憂鬱的情緒更普遍地發生於日常生活或生命中的特殊事件。情緒憂鬱的人可能厭倦、挫折、沈悶、孤獨、壓抑、煩躁或脾氣壞，而且總覺得没有人了解他們。

下列精油可以用各種常見的方法使用：

適合情緒低落時使用的精油

檸檬、天竺葵、檸檬尤加利、橙花、薰衣草、依蘭、野洋甘菊、廣藿香

有助於平衡情緒不穩的精油

天竺葵、豆蔻、薰衣草、芫荽、歐白芷、絲柏、雪松、菩提花、永久花

下列調合精油可以三十毫升基礎油稀釋成按摩油。或依此比例製成具協同效應的複方純精油，以沐浴、室內擴香及吸入等方法使用。用量請參考表5.1。

情緒低落		情緒不穩	
檸檬尤加利	12滴	雪松	15滴
野洋甘菊	8滴	永久花	5滴
天竺葵	10滴	絲柏	15滴

執迷和強烈衝動

這是一則真人真事，僅以假名代稱。喬治隨著大衛去探望大衛的母親。那是一棟一塵不染的房子。當時，大衛的母親恰好外出，於是喬治和大衛自行到廚房泡咖啡。喬治發現櫥櫃內有一些自製的綜合水果餡，那是準備在聖誕節時做派餅的材料，既是美食專家又兼廚師的喬治順手舀了半茶匙品嚐。大衛見此狀生氣地說：「要是讓我媽媽發現……」隨即拿出一把乾淨的湯匙將被攪動過的水果餡重新抹平，以恢復原狀。大衛的母親並沒有被瞞騙。大衛進入廁所後，他突然有個想法。他按下抽水馬桶，蓋上馬桶蓋，站上去，用手指撫摸水箱的頂面。他簡直不敢相信——一點灰塵也沒有！

有些人對某些事有根深柢固的習慣，例如洗手、檢查門窗及穿著打扮等等。就某方面而言，這些都是好事，只不過他們太走火入魔了——洗手是好的衛生習慣，檢查門窗是否拴好是一種防禦措施，而注意穿著也是一種禮節。但當一個人可以連續洗手五次還不覺得乾淨，或檢查門鎖五次仍覺得不安全，那真是太極端了。

焦慮和恐懼經常是導致執迷的根源。這種執迷的行為可能使人忙進忙出地，有助於忘卻焦慮。藝術治療和行為治療等心理療法通常有幫助。當然，必須尋求專業的協助，因為這種執迷的行為容易導致抑鬱以及使生活破碎不全。執迷的人經常無法與人和睦相處，因為別人永遠到不了他們要求的標準，除非別人也像他們一樣有潔癖或其他過度極端的習慣！當然，和他們相處的家人最痛苦。

精油在此絕無法取代心理治療，但它能在控制方面扮演有益的角色。執迷者可以從紓解焦慮的精油中或下列精油中，或其他個人偏好且有相關的精油，選用單一精油或調合精油。每當執迷的想法來臨時，將精油沾在面紙上或直接吸聞精油瓶。使用者應坐下來，閉上雙眼，深深地吸入香氣，讓該想法拋到腦後。這作法一方面可以取代執迷的行為，另一方面可以緩和焦慮，這經常是造成這種行為的原因。對於有志改變執迷行為的人而言，這種精油療法很有功效，然而許多人不願承認他們有執迷的問題。

向專業的芳香療法師諮詢很有幫助，不過，自行在家裡使用精油也不錯，可以各種常見的方法使用——按摩油、室內擴香或面紙吸入。可使用單一精油或複方調合油。

對觀念固執有益的精油

檀香、岩蘭香、雪松、水仙、快樂鼠尾草、橙、檸檬

幫執迷者放鬆心情		幫執迷者紓解焦慮	
快樂鼠尾草	5滴	薰衣草	5滴
橙	15滴	橙	10滴
雪松	10滴	檀香	15滴

強烈衝動和執迷頗相似，只不過強烈衝動與不快樂較相關，而與焦慮較無關。厭食症及善飢症皆由強烈衝動發展而來，使患者出現飲食過度的現象。有人說，厭食症是下意識想要當小孩的表現，如此他們不必負擔任何責任。此症通常影響青少女，每十五名患者中，只有一名是男性。厭食症會致命，必須尋求專業的援助。善飢症（貪食症）則是有強烈的大吃大喝的衝動，事後再以催吐的方式預防體重上升。讓人們感覺他們尚能自我克制。善飢症經常伴有極度的不快樂及罪惡。

現實生活中有許多強烈衝動的真人真事。瓊安暴飲暴食，為了懲罰先生的外遇，她潛意識地拒絕吸引先生；丹妮絲的年邁母親希望把女兒留在身邊而蓄意搗毀女兒的姻緣，丹妮絲因此大吃大喝，把身材弄得肥腫難看，以解決進退維谷的問題，死心塌地的留下來照顧支配慾強的母親。瑞雪兒發現把自己變成肥婆，便不符合女人的條件，可以脫離色情的交易世界；安娜則讓自己身材變形，以防止自己紅杏出牆——她並非擔心失去她不愛的丈夫，而是因為她不希望失去她的小孩；經常像小孩一樣被斥責的莉莎讓自己體重超重是因為她不認為自己有資格得到快樂。這些都是不快樂的女性——丈夫不忠；母親專制；色情行業；沒有愛情的婚姻；不鼓勵子女的父母。她們的故事顯示暴飲暴食不單純是口腹之慾而已。這是她們面對生活的因應策略，若要革除這種強烈的衝動，也得改善生活的環境狀況。至少他們的問題需要被正視及解決，或許可訴諸心理治療——不論個人或包括家人。

在「自尊」、「自責」及「信心」篇中所介紹的精油對強烈衝動的行為有幫助，也可參考其他相關章節。有經驗的人發現，芫荽、天竺葵及檸檬這三種精油最有幫助，調成複方精油也很有效果。

疼　痛

如果還能像嬰兒一樣，遇痛就嚎淘大哭，豈不是件樂事？

你可盡情地張嘴哇哇哭泣，讓淚珠暢行無阻地滾落，然後就會引起每個人的注意，趕緊衝過來關心你怎麼了。但現在你長大了，應該懂得忍痛，不至於小題大作。這或許有點困難，尤其當你痛得沒有力氣時，你甚至無法思考。旁觀的人不能體會你的體內正和兇猛的怪獸搏鬥。

我們偶爾的牙痛和那些夜以繼日地在痛苦中翻滾的人相比，簡直像一座大山裡的小石礫。人世間的痛苦是令人驚心動魄的，它不時提醒著生活安逸的人，讓他們知道自己是多麼幸福啊！但不是發生在自己身上的痛苦是難以體會的，一旦痛苦降臨你身上，你才會時時意識到它。即使我們現在未陷苦海，我們也要隨時對突如其來的苦難有所準備。

疼痛可能來自生病、意外事件、發炎、紅腫或機能退化。它發生於關節炎、骨質疏鬆症、癌症、背痛、頸肩痛、緊繃性頭痛以及其他許多狀況。分娩是一種十分痛苦的過程，但每個人的經驗不同。記得有一位助產士說，當她在非洲某個國家的北部工作期間，她發現當地的婦女在生產過程中，幾乎不出任何聲音，十分安靜、沈著，然而此國家南部的婦女生產時，會抓狂般地在屋內四周撞牆，同時她們的女性好友及家人也參與，她們聲嘶力竭地尖叫、哀嚎。就某種程度看來，這種痛苦的經驗隨文化而異。假設她們疼痛的程度相當，她們只是以不同的方式解決。究竟是北部婦女較痛苦還是南部，我恐怕沒有答案。

大家都知道，儘量讓自己快樂一點，就算無法減輕疼痛本身，但至少可以紓解疼痛的感覺。連結情緒與疼痛之間的物質正是腦內啡(endorphins)——人體內所產生的類嗎啡物質，在控制情緒上扮演一角；另外，enkephalins此蛋白質分子也有鎮定及改變情緒的作用。這些化學物質的反應或許能解釋為何心情能影響疼痛。

目前許多記錄顯示，人類利用心理能減輕疼痛的經歷，這尤其要歸功於止痛醫護人員的努力。透過諮詢、教授鬆弛術以及鼓勵保持開朗、樂觀的態度，使遭逢疼痛的人能夠學習如何減輕痛苦。許多方法都值得一試。針灸一直是對許多人十分有效的方法，催眠療法也是。緊繃頭痛的女性患者恰巧是男性的兩倍，一般認為這是因為女性在家庭及工作上有額外且矛盾的要求。對她們而言，重整生活方式是唯一的解決之道。

精油或許有助於紓解緊繃以及疼痛帶來的焦慮。下列精油可以各種常見方式使用，尤其在練習放鬆術時，以室內擴香法使用精油特別有效。用精油按摩有助於紓解緊張，而睡前泡個精油澡也有助於睡眠。有些精油確實有止痛的作用，但需要訓練有素的治療師協助。下列是傳統中用於紓解疼痛的精油：

有助於紓解疼痛的精油

樺木、肉豆蔻、丁香、迷迭香、薰衣草、羅馬洋甘菊、鼠尾草、快樂鼠尾草、永久花、薄荷、羅勒

假使疼痛與發炎有關，可使用羅馬洋甘菊。紓解緊張的精油包括馬鬱蘭、薰衣草、快樂鼠尾草及岩蘭草。想放鬆身心可使用薰衣草或橙花。也可參考本書其他相關的章節，選擇最適合自己的精油。

驚恐與驚恐症

驚恐有時跟隨某類創傷而來——例如意外事件或喪親，或由恐懼、焦慮或懼怕症引發的。某些病例將驚恐稱作驚恐症，以強調其懼怕的程度。但並非每位驚恐患者都有懼怕症，因此我們將懼怕症留待稍後再討論。

心身相連在驚恐症中十分明顯——心中的意念可以引發各種生理反應，諸如換氣過度(hyperventilation)、冒汗、頭暈、昏倒、噁心、顫抖、畏寒或懼熱。心跳會開始加速，呼吸困難，還可能窒息及胸痛。有人覺得自己好像快要死了，因為

他們假想中的大難臨頭增添了他們的恐懼。另一種症狀是覺得自己好像脫離自己的身體，靈魂已經出竅，感覺好似處於一種非現實的夢境世界，原有的認知都扭曲、變形。假使一個人有四種或更多這類的症狀，將被歸類為驚恐症。

驚恐症可能使某些人產生換氣過度，對此我所知道的最佳療法是透過牛皮紙袋呼吸。此方法確保一氧化碳被吸入，這是在換氧過度時損失的氣體。記得有一次搭飛機時，坐在我附近的一位旅客發生換氣過度、冒汗及發抖。他拒絕使用空服人員提供的氧氣，同時顯得十分痛苦。他的女友說他懼怕搭飛機。當時，旅客中恰有一名醫師，他說身邊沒有任何藥物，立刻同意我們以牛皮紙袋呼吸的方法對付換氣過度，並以薰衣草油鬆弛身心。五分鐘後，這名患者恢復正常，毫無恐懼地繼續旅程。

任何容易發生驚恐症的人皆應學習如何深呼吸，並在察覺驚恐之初即開始作。從腹部緩慢地深呼吸，這方法對於紓解緊張焦慮十分神奇有效。經常在家裡練習鬆弛術也是不錯的。幸好驚恐症不會持續太久，且體內的代謝反應逐漸能適應這種突襲，血液及荷爾蒙量也將回復正常。然而驚恐症可能減低個人的社交能力，同時使人感到憂心及不悅。

適合驚恐症的精油

薰衣草、乳香、永久花、馬鬱蘭

上述精油皆屬對付驚恐症最佳的精油之列，但若情況嚴重，還是需要醫療援助。當你感到驚恐症來襲時，可在胸、頸部位使用純的薰衣草油，由於此精油療效頗佳，不妨隨身攜帶這樣的精油。驚恐症發作後，泡個溫暖輕鬆的精油浴不錯——使用八滴薰衣草油。也可將五滴薰衣草油與一茶匙植物油均勻混合，用以按摩腹部、肩膀及頸部。假使你很容易發生驚恐，不妨使用下面的調合精油。用量請參考表5.1。

驚恐症鎮定調合精油

薰衣草	10滴
乳香	5滴
永久花	10滴
馬鬱蘭	5滴

可以三十毫升的基礎油稀釋成按摩油，或依此比例混合成具有協同效應的複方純精油，可以沐浴、室內擴香及吸入等方法使用。將上述配方中的用量各乘以三倍，將這些未稀釋的精油混合於小瓶內，隨身攜帶。你可以由瓶口直接吸聞，或滴在面紙上吸聞。

被 動

如果你不敢向廚師抱怨菜色太差；如果你覺得不應該打擾賣瑕疵品給你的售貨員；如果你在人羣中經常被推擠，那麼，你恐怕對自己的利益太被動了。被動者總處於社交的邊緣地帶，無法加入熱烈的對話中。他們甚至假裝迎合別人的意見，使自己受歡迎，但卻把真正的意見藏在心底，所以不會引起爭論。被動還可推廣到愛情、關懷和分享的感覺，有人可能覺得自己莫名其妙地被人愛著。

值得深思的是，被動對許多事情有利，畢竟它不會造成多大的傷害。愛好和平的人終究是不會引發戰火。但被動並非完全無辜。當你默許事件發生時，你已扮演一個角色了，雖然你未參與全程。而且假使那不是你願意的事，那就改變它吧！現在的工作場合中，被動與沈默不再受到鼓勵，主管們喜歡有見解的人。現在許多人去上信心課程，以幫助自己說話有主見，能發表自己的看法。傳統中被認為應順從、保持緘默的婦女，現在也紛紛去上課、聽講、改變舊時的態度。被動可能產生挫折、緊張、焦慮、喪失自我價值、無助、寂寞、憤怒及抑鬱。一個人把所有的悶氣、不悅盡往肚子裡吞，當然會發生問題。想要擺脫被動，當自己的主人需要一些時間，但這絕對值得一試，而且愈試愈容易做到。精油有助於克服被動，並使你變得較果斷、有主見。下列精油可以常見的方式使用：

有助於反制被動的精油

千葉玫瑰、依蘭、雪松、松樹、茉莉、晚香玉、橙、廣藿香、月桂

下列調合精油可以三十毫升基礎油稀釋成按摩油。或以此比例混合成具協同效應的複方純精油，可以沐浴、室內擴香及吸入等方法使用。用量請參考表5.1。

1號被動調合精油		2號被動調合精油	
千葉玫瑰	10滴	茉莉	8滴
橙	10滴	雪松	5滴
廣藿香	5滴	依蘭	7滴
晚香玉	5滴	月桂	5滴

可惜上述兩種調合精油價格不菲，不過下列的調合精油較便宜：

3號被動調合精油	
廣藿香	10滴
依蘭	5滴
月桂	5滴
橙	5滴

恐怖症

恐怖症是對某特定東西或情況所產生的持續性及不理性的恐懼。曠野懼怕症是最常見的一種懼怕症，患者會害怕空曠的地方或公共場所。有些人則有懼高症或害怕搭飛機，或對密閉空間有恐懼——幽閉恐怖症。最常見的所謂「特殊」恐怖症指的是對狗、蛇、蜘蛛及老鼠的害怕。「社交」恐怖症相對地罕見許多，它涉及人際關係的處理，患者可能對人羣普遍有一種恐懼感，而且他們十分害羞，不敢在他人面前說話或吃東西，很怕使用餐廳的杯子及其他器皿，或不敢使用公廁，或很怕在人羣中被推擠、踐踏。

恐怖症通常被形容為一種和實際情況不成比例的恐懼，患者無法以理智和邏輯思考來排除，當他們遇上令他們害怕的事物或情況，會不由自主地避開。這使恐怖症成為一種心理反應，一種情緒化的反應及一種行為化的反應，而且假使患者也出現驚恐症，則又包括生理反應。如此一來，恐怖症影響患者的身心及生活方式，甚至可能涉及家人與朋友的生活方式。

恐怖症可能和年輕時生活中的一些重大的改變有關——例如搬家、意外事件、生離死別——或可能從某事件中發展而來的——例如童年時曾被狗咬傷。恐怖症可能需要某些特殊的治療，某些專業的治療師已顯示成功的療效。甚至有些恐怖症可能自行化解。瑪麗是個動物熱愛者，唯獨對蜘蛛恐懼。她的同伴決定到希臘露營渡假，每個人都興致勃勃，但瑪麗立刻想到露營時可能有蜘蛛爬進帳篷。她覺得很猶豫，但朋友堅持她一定要參加。出人意外地，當他們抵達後，並未發現任何蜘蛛的蹤影。瑪麗逐漸鬆了一口氣，第一天快結束時，她心裡仍惦念著蜘蛛都上哪兒去了。第二週結束前，她開始找蜘蛛，但沒找到半隻。當她回家時，又開始找蜘蛛，她找到一隻後，把牠關入一只盒子內，偶爾看一眼，最後她和牠竟然成為朋友，於是瑪麗把蜘蛛放出來，讓牠在屋內四處爬。

恐怖症是可以克服的。如果你有恐怖症，不妨向專家諮詢或進行心理治療或其他方法。第九章介紹的鬆弛術也有幫助，芳香療法也值得一試。行為療法將鼓勵你認識自已的恐懼，並幫助你以克制的方式面對恐懼。催眠療法和順勢療法可能也都有幫助。當你接受某種療法時，不妨徵求治療師的同意，在治療過程中，讓精油擴散到空氣中。也可將同樣的精油隨身攜帶，例如沾在手帕上，需要時可以隨時吸聞，也可以趁著練鬆弛術之際擴散此精油。從具有鎮定及放鬆效果的精油中選用你真正愛聞的味道，隨身攜帶它，尤其當你預期可能將面臨令你害怕的事物或情況時。可以用面紙或手帕沾些精油，到時直接吸聞，甚至有些項練以小瓶子當垂飾物，可以裝入些許精油，當然，精油瓶本身也不占空間，甚至可以放進小皮包內。假使你不擔心衣料，還可以滴幾滴在袖口，需要時直接吸聞，或不經意地用手撥頭髮，使精油的芳香飄入鼻內，但願你的恐懼因此消失，而且沒有人會發現。

以精油治療恐怖症有助於紓解驚恐症、建立信心、減輕焦慮，使患者克服恐怖症，並培養面對此問題所需的身心平衡。再者，精油有助於使美好的記憶蓋過可怕的記憶。有些人或許認為不應該鼓勵人們對某種東西養成依賴性，但精油在此確實能藉由氣味／記憶／行為的模式來遮蓋可怕的經驗。當你向心理醫師或心理治療師諮詢時，你若放鬆心情，會幫助他們順利地執行他們的任務，或許可藉由紓解焦慮的精油（參考第十一章）使你放鬆。同時也可參考第十四章末的檢索表，它將幫助你判斷你的症狀及適合的精油。除了下列精油之外，當然有許多具有鎮定及放鬆效果的精油，不過，下面這些精油根據報導是對恐怖症最有用的精油。

有助於鎮定及放鬆的精油

薰衣草、菩提花、快樂鼠尾草、橙花、依蘭、馬鬱蘭、野洋甘菊、羅馬洋甘菊、檀香

由於懼怕症涉及體內許多系統，且每個人表現出的懼怕症狀迥然不同，因此懼怕症一般沒有通用的調合精油，最好的方式是寫下自己所有的症狀，然後配製個人的精油。

心理病

心理病的症狀確有其事，但它不是由任何外來因素引起的，而是來自心理狀況。不論醫生或病人，心理病十分令人混淆。頭痛、噁心、腸子過敏症候羣、胃潰瘍及氣喘有時候是由心理因素引起，有時候更因心理因素而惡化。大家都知道，身心是互通的，但由心理引發的生理毛病有時很難診斷及治療。無疑地，許多人看醫生、吃藥，其實他們若求助於心理諮詢，將更有幫助。還有一些人被診斷為心理病，但他們根本沒有。我們從事天然療法的人看過很多這樣的例子，通常當真正的問題被找出後，患者又得回去找醫生。顯然地，這種情形最危險的地方在於錯失真正的症狀，因為身心互通的因素影響正確的診斷。

此問題似乎沒有特殊的精油可使用。但是既然症狀是真的，疼痛也不假，似乎沒有理由不提供精油療法。我建議讀者參考《芳香療法配方寶典》。也不妨參閱本書其他相關章節，包括「焦慮」篇。

好爭吵

好爭吵的人很難相處，因為不管你說什麼，或提出什麼意見，總會被曲解，進而轉成爭辯。假使家中有一個好爭吵的人，一定會鬧得雞犬不寧。有些人乾脆保持緘默，不答腔。試圖改變別人的態度並不是本書所要交代的內容，但假使你覺得自己在表達意見時或許做得太過火，那這可能是個改變看事情角度的好時機。除非你真的有興致和人爭吵，那又另當別論，你應該參加舌辯俱樂部，把寧靜的生活留給家人。下列精油可以各種常見的方法使用：

對好爭吵有幫助的精油

快樂鼠尾草、薰衣草、檸檬、檀香、廣藿香、岩玫瑰、丁香

下列調合精油可以三十毫升基礎油稀釋成按摩油。或依此比例混合成具協同效應的複方純精油，可以沐浴、室內擴香及吸入等方法使用。

1號好爭吵調合精油		2號好爭吵調合精油	
檸檬	20滴	檀香	10滴
丁香	8滴	廣藿香	5滴
岩玫瑰	2滴	檸檬	15滴

盛 怒

盛怒和一般的生氣不同，它是一種強烈且激烈的憤怒，通常會完全的失控。有人憤怒得出現暴力行為，甚至殺人，並以失去理智為自己辯護。盛怒有如來自心底深處的火山爆發，通常由外來的強烈刺激引爆的。

我們沒有針對盛怒的特殊精油，但有些人確實能藉由精油消減侵略性、焦慮及緊張。然而有盛怒性格的人，其焦慮及緊張不易被驅除，它們仍潛藏在肌肉內，隨時準備發作，因此最好能請芳香療法師運用專業的技術消除緊張。

下列精油可以一般方式使用，用量參考表5.1。

有助於減少盛怒的精油

羅馬洋甘菊、依蘭、野洋甘菊、岩蘭草、快樂鼠尾草、薰衣草、馬鬱蘭、白松香

1號調合精油（盛怒）		2號調合精油（盛怒）	
岩蘭草	8滴	依蘭	8滴
羅馬洋甘菊	10滴	野洋甘菊	12滴
薰衣草	12滴	白松香	10滴

懊悔

不管後果如何悽慘，我很驚訝很多人竟從未後悔，對旁觀者而言，這真是淒美的故事。我們似乎直覺地發現，在逆境中可學到許多教訓，事實上，我們的確從中領悟許多，這樣我們究竟還有什麼好後悔的呢？我們感到後悔的事只是偶爾閃過腦海，隨後便煙消雲散。至少應該是如此看待它們。然而，有些人無法忘懷他們的懊悔，一輩子都無法完全面對當下的生活。如果這樣的情形也發生在你身上，不妨試試下列精油，可以各種常見的方法單獨或混合使用。

對懊悔有幫助的精油

風信子、絲柏、松樹、千葉玫瑰、大馬士革玫瑰、金合歡

下列調合精油可以三十毫升基礎油稀釋成按摩油。或依此比例混合成具有協同效應的複方純精油，以沐浴、室內擴香及吸入等方法使用。

1號調合精油（懊悔）		2號調合精油（懊悔）	
千葉玫瑰	5滴	大馬士革玫瑰	10滴
風信子	5滴	絲柏	2滴
金合歡	3滴	金合歡	4滴

3號調合精油（懊悔）

絲柏	20滴
松樹	10滴

被拒絕

字典中「拒絕」的字義是丟棄無用或沒有價值的東西，而這正是被拒絕的感受。在情場上受挫或許是所謂歷練的人生所不可或缺的要素，而且我認為一個人要成為藝術家之前，勢必體會過絕望的深淵。很少有人一輩子順心如意、平步青雲，那樣或許太神奇了。許多人的問題不在於是否遭遇拒絕，而在於發生這種情形的次數及形式。

景氣蕭條時，許多人遭拒的情況是他們被通知失業。建築師的職業介紹所經常說：「如果你年過四十，最好知難而退。」而且當你去應徵時，主管對你有如對待祖父，你可能感到不自在。一般人認為年過四十就不宜跳槽，應待在原公司或等待升職。

心思細膩敏感的人容易受挫，因為他們可以感受到別人對接受某種情況的不願意。這種拒絕令人感到不受尊重，好像自己一無是處。不過有時候事情並不是這樣的，但有些人還是會誤解情況，只因他們太敏感了。

我可以想出一大堆拒絕做任何不舒適改變的人，他們慣用的方法就是什麼也不說，什麼都不做，他們裝死來抗議接受任何他們不滿意的改變。這是一種拒絕面對現實的作風，可能對周遭的人產生很深的影響，甚至導致焦慮和抑鬱。唯一的解決之道是面對不可避免的事實。

遭拒絕的挫折需要慰藉和了解。試著把你的狀況和別人談談。被拒絕肯定是很難過的，但這種感覺不會跟你一輩子，也沒此必要。下列是值得一試的精油，單獨或混合使用皆可，以各種常見的方法使用：

適合感覺被拒絕時使用的精油

松樹、絲柏、檀香、安息香、羅馬洋甘菊、橙花、大馬士革玫瑰、依蘭、風信子、晚香玉、康乃馨

下列調合精油可以三十毫升基礎油稀釋成按摩油。或依此比例混合成具有協同效應的複方純精油，以沐浴、室內擴香及吸入等方法使用。用量請參考表5.1。

1號調合精油（被拒絕）		2號調合精油（被拒絕）	
康乃馨	5滴	晚香玉	5滴
依蘭	5滴	安息香	15滴
檀香	15滴	絲柏	2滴

壓　抑

正如鎮壓使一個民族或國家的成長受阻，壓抑會妨礙個人的成長。訓練自己果斷、有主見通常有助於克服受他人或環境的打壓，不過，說比做還容易，尤其在家庭或工作場所。我們可能感到無法坦率地表達真心話。我們也可能感到無法伸張正義，好像在強大的惡勢力中，我們的憤怒、沮喪都無處宣洩。並非每個人都有機會私晤行政首長。

一旦你甩掉受壓抑的感覺，就好像抖掉一件厚重的外套。許多作家以筆代口，暢所欲言，讓自己跳出受壓抑的枷鎖。你

也可以如法炮製。可以藉由寫日記、列清單等方法發洩內心的感受。

同時也得小心自我壓抑，這或許是保護情緒狀態的一種安全機制，但這方法的效果有限，到某種程度時，你將發現無需再自我壓抑了。

下列精油有助於擺脫受壓抑，可以各種常見的方法使用，尤其是沐浴、室內擴香或按摩等方法。

對壓抑有幫助的精油

風信子、茉莉、乳香、依蘭、雪松、松樹、杜松、廣藿香、岩蘭草

下列調合精油可以三十毫升基礎油稀釋成按摩油。或依此比例混合成具有協同效應的複方純精油，以沐浴、室內擴香及吸入等方法使用。用量請參考表5.1。

1號調合精油（壓抑）		2號調合精油（壓抑）	
廣藿香	5滴	雪松	14滴
乳香	15滴	松樹	8滴
茉莉	10滴	杜松	8滴

精神分裂症

說到「精神分裂症」就令人想到發瘋的印象。其症狀包括錯誤的認知，例如，總以為有人要陷害你或認為自己是另一個

人，或許是一個已死的人，或認為自己被他人控制。精神分裂症者也容易產生思緒混淆、失去對人的興趣及感情，甚至嘲笑他們的不幸、自我沈醉、自我忽視。但這些只是概括的症狀，實際上，每個精神分裂症者的情形都不同。精神分裂症者沒有分裂的人格。困擾他們的是認知的改變，使他們的思考、行為及感覺受影響。

有一位青年這樣描述他的夢魘：「我從未如此驚嚇。我感到混淆、無助，好像身陷在惡魔猙獰的世界，周圍的每一個人、每一樣東西都要陷害我。」在英國，每一百人中就有一名在四十五歲以前會遭遇到這樣的噩夢，有些人一生就這麼一次，有些人則接二連三地發生。每一次來襲可能持續數週或更久，而在兩次病發中間，此人與正常者無異。通常，精神分裂症第一次出現的時間是在患者二十多歲時。為何如此？仍是個謎。科學家認為多巴胺此神經傳遞物質是因子之一，由於新生代的藥物能更有效地控制此化學物質，使精神分裂症的治療大為改進。除非你是粒性白血球缺乏症(agranulocytosis)的少數不幸患者，這是一種嚴重的骨髓病症。

患者記住應繼續服用藥物，同時，不論是以按摩油、沐浴、室內擴香、吸人或其他方法使用精油時，用量應減半或更少。僅使用下列這些溫和的精油：

對精神分裂症有幫助的精油

薰衣草、桔、天竺葵、羅馬洋甘菊、檸檬、大馬士革玫瑰

當你選擇精油時，要記住，你的狀況可能因時間而異。下列調合精油分別適合白天和晚上。用量請參考表5.1。

白天（精神分裂症）		晚上（精神分裂症）	
天竺葵	5滴	薰衣草	8滴
薰衣草	5滴	檸檬	4滴
檸檬	5滴	羅馬洋甘菊	3滴

上述調合精油可以三十毫升植物油稀釋成按摩油。或依此比例混合成具協同效應的複方純精油。沐浴時最多使用四滴——天竺葵尤其有效。薰衣草特別適合室內擴香法——一次四滴，一天三次，每次加二滴檸檬油。假使把精油抹在身上不舒爽，可以在按摩後沐浴或淋浴一會兒，照樣有幫助。也可在治療期間以擴香法使用精油。

值得觀察的是過敏與精神分裂症之間的關連，不妨記錄每天的飲食內容，以及精神分裂發作的時間。它們之間或許沒什麼相關，但總是值得觀察一下。可以作過敏測試，或向營養師諮詢，他們會建議哪些食物可能引起過敏反應，例如葡萄糖及麩質(gluten)。專家經常推薦高蛋白、低醣類及無咖啡因的飲食。或許還需服用維他命B羣（B_{12}、B_3、B_6）、維他命C及E；以及硫胺素、生物素、葉酸、鋅或PABA（對氨安息香酸）。有些精神科醫師將維他命以及傳統方法列為治療的一部分。順勢療法或許也有幫助。

自　責

每個人多少有因說錯話或做錯事而自責的經驗。輕則，例如撞到物體而責怪自己不小心；重則，例如駕車粗心、撞傷路人。自責顯示我們有人性、有同情心及有自知之明。但有時候，人們做得太過火了，變成每一件事情都要自責，包括天氣。「對不起，對不起，對不起，對不起……」他們不停地說著，像一堆行人在人行道上彼此相撞一般。

假使讓小孩感覺每一件事都是他的錯，他可能因此形成自責的習慣，並且帶著這種罪惡感長大。如果真的發生這種情形，那是真的很悲哀，因為小孩子確實會把各種不屬於他們的錯怪在自己身上，包括家庭失和或離婚以及經濟困窘。他們肩挑各種我們恐怕無法想像的自責。

不論老少，探討自責的原因，並以面對事件的真相，將有助於減輕自責。文字是很有力量的東西，假使你將自責的句子在腦海中默唸，情況可能開始轉變。能有勇氣說出情況的不同將更有益。使用精油在此需特別注意，應選用那些使你不再感到那麼罪惡的精油。你可能從下列精油中找到符合你需求的精油，或參考本書的其他章節。可以各種常見的方法使用下列精油。

適合感覺自責時使用的精油

大馬士革玫瑰、檸檬、天竺葵、羅馬洋甘菊、佛手柑、橙、依蘭、康乃馨、晚香玉、安息香、香蜂草、檸檬尤加利、野洋甘菊

下列調合精油可以三十毫升基礎油稀釋成按摩油。或依此比例製成具協同效應的複方純精油，以沐浴、室內擴香及吸入等方法使用。用量請參考表5.1。

1號調合精油（自責）		2號調合精油（自責）	
檸檬	10滴	檸檬尤加利	15滴
佛手柑	10滴	羅馬洋甘菊	5滴
橙	8滴	依蘭	10滴
野洋甘菊	2滴		

哀傷

哀傷可能由悲傷、失落、失望、痛苦及後悔引起。看個人及事件而定，哀傷有時候持續很長一段時間。有些人無法克服哀傷，終日沈浸其中。也請參考「死別」及「悲傷」篇。下列是對哀傷有幫助的精油，可以各種常見的方法使用：

對哀傷有幫助的精油

絲柏、風信子、香蜂草、安息香、乳香、檀香、大馬士革玫瑰

1號調合精油（哀傷）		2號調合精油（哀傷）	
檀香	15滴	風信子	5滴
乳香	10滴	檀香	10滴
安息香	5滴		

以上用量可減半使用

焦慮

心理學家將焦慮分成三種：緊急型焦慮、慢性焦慮及理想型焦慮(eustress)。緊急型焦慮會出現暫時喘不過氣，且心跳加速，例如在千鈞一髮之際閃躲過車子。這種生理反應是由於腎上腺分泌荷爾蒙所致，腎上腺可分為兩部分——中心是腎上腺髓質部，外圍是腎上腺皮質部。這是一種逃生機制，使我們當機立斷，迅速行事。由於腎上腺素及少量正腎上腺素從腎上腺直接分泌到血液循環中，使我們在快撞車前緊急轉向以避免車禍，或當遇見一羣野牛向前衝過來時，能及時跳過。這種緊急逃生系統使心跳瞬間加快，而體內因應緊急狀況所損失的能量也需立即補充，尤其是大腦。腎上腺皮質部在緊急情況時會分泌一種皮質素(cortisol)，它使血糖濃度上升，並將血糖導向大腦。

焦慮和緊張並非每天都會發生。有時候，我們因為遇上太多焦慮和緊張的情況而逐漸在心中積壓。這種慢性焦慮很危險，因為它可能導致動脈硬化、心臟病發作、中風及其他小毛病。解除焦慮的方法之一是運動，我認識一些高空飛行員，他們說他們每天不能缺少的是到體育館做健身運動。另一種方式是重新調整你的生活步調或工作，使你不用天天面對那麼多焦慮。尤其重要的是檢查你對生活控制能力。一項美國的研究發現，嚴重焦慮的人多是工作繁重、要求嚴格又無法掌控的人，例如餐廳的服務生、廚師、消防員及出納員。另一項來自瑞典的研究很有趣，他們測試通勤者在旅途終點時的焦慮程度，結果發現較早搭車的人較不焦慮，因為他們有機會選擇座位——這也是一種控制。有小孩的職業婦女是一羣特別容易產生焦慮的人，因為他們面對各種壓力又無選擇的餘地——假使小寶貝在半夜尿濕了，你毫無選擇地只能起床為他換尿布。理想型焦慮是一種理想狀態——你雖然忙得不可開交，但手中掌握的是令人興奮的企劃案，儘管體力消耗，但成績卓越。

如果你對日常生活的小問題（例如被卡在交通堵塞中或小孩的一些瑣事）勃然大怒或火冒三丈，你可能已陷入焦躁的情緒中。你可能懷疑自己能否應付或感到無助及失控。焦慮可能來自心理因素——例如考試或辦公室的壓力；或來自情感問題——例如和情人分手；或來自生理的壓迫——例如太常開車或勞動過量；或來自化學物質——例如服用過多咖啡因或藥物；及環境的壓迫——例如工廠內持續不斷的噪音。焦慮的心理症狀包括煩躁、失去幽默感、無法作決定並集中精神或有條不紊地辦事、防禦他人、內心憤怒及對生活許多層面失去興趣。生理的症狀則包括失眠、冒汗、呼吸困難、昏倒、食慾不振、消化不良、便秘或腹瀉、頭痛、肌肉痙攣、濕疹及性慾減低，不過最嚴重的症狀是心臟病或中風，屆時再來控制焦慮就太遲了。

一直到最近，「焦慮」的問題才逐漸受重視，以前人們認為只有主管級人士才有這種問題，因為他們有上千通電話要打。現在我們知道事實並非如此。即使可憐的秘書受老闆的頤指氣使也可能發生焦慮，尤其她若得兼顧小孩及工作時。

精油和焦慮

所有精油都有抗焦慮的潛力，因為不論使用什麼精油，按摩及沐浴本身就具有療效。當然精油能發揮更深的作用，有些精油對焦慮問題特別有幫助。事實上，精油的顯著效果可能使它們成為對付焦慮及相關問題的最佳途徑。精油的確能強化免疫系統，這在焦慮期間是相當脆弱的。生活無憂無慮的人有較佳的抗病力。每位芳香療法師在處理焦慮問題時，都有自己偏好的精油。下列是常見於治療焦慮且容易購得的精油。它們彼此可以互相調合，每一種精油對焦慮問題皆具有療效。

有助於紓解焦慮的精油

佛手柑、羅馬洋甘菊、野洋甘菊、乳香、天竺葵、葡萄柚、薰衣草、檸檬、桔、馬鬱蘭、香蜂草、橙花、大馬士革玫瑰、檀香、岩蘭草、快樂鼠尾草、依蘭、月桂、茉莉、安息香、檸檬尤加利、桂花、晚香玉、風信子、水仙、菩提花、肉豆蔻、蛇麻草、穗甘松、纈草、西洋蓍草、山雞椒

在上列精油中，我最喜愛之一的是經常被忽略的檸檬尤加利。它不僅有抗生素、抗黴菌及稍微抗病毒的特性，而且還能增強免疫系統，以及具有適應性，也就是說它能因應體內的變化，隨時迎合我們的需要。綜合這些特性，使任何想對付焦慮及其有害作用的人，不可錯過檸檬尤加利。

下列精油可視為對付焦慮的必備精油組，因為它們隨你怎麼組合，都適合於大部分的情況。它們是由芳香療法公會推薦的精油名單中精選出來的，它們的價格可想而知地偏高。不論單獨使用或與其他精油併用，長久以來，利用芳香療法放鬆身心及紓解焦慮的治療中，一直以這些精油為基礎。

紓解焦慮必備的精油組

檸檬尤加利、薰衣草、天竺葵、快樂鼠尾草、野洋甘菊、羅馬洋甘菊、依蘭、檀香、苦橙葉、桔

假使精油來源充足，我還會在此精油組內添加大馬士革玫瑰、千葉玫瑰、風信子、康乃馨、菩提花、橙花及茉莉等精油，它們的價值已在治療焦慮症上獲得肯定。如果經費足夠，不妨考慮添購這些對情緒頗有幫助的精油。

下列調合精油的設計是針對一般的焦慮情形。可以三十毫升基礎油稀釋成按摩油。或依此比例混合成具協同效應的複方純精油，可以沐浴、室內擴香及吸入法使用。

一級焦慮：疲倦、煩躁、疼痛、偶爾抑鬱

1號調合精油（一級焦慮）		2號調合精油（一級焦慮）	
檸檬尤加利	10滴	桔	15滴
天竺葵	15滴	依蘭	5滴
薰衣草	5滴	苦橙葉	10滴

二級焦慮：憂慮／抑鬱、食物過敏、持續成長、半急性疾病、潛伏病（例如病毒感染）

1號調合精油（二級焦慮）		2號調合精油（二級焦慮）	
快樂鼠尾草	10滴	野洋甘菊	10滴
羅馬洋甘菊	5滴	依蘭	5滴
薰衣草	5滴	苦橙葉	5滴
天竺葵	10滴	檀香	10滴

三級焦慮：複雜的症狀（從自殺傾向到胃痛）、恐懼、離羣索居、絕望。

1號調合精油（三級焦慮）		2號調合精油（三級焦慮）	
羅馬洋甘菊	5滴	天竺葵	6滴
快樂鼠尾草	15滴	檸檬尤加利	14滴

野洋甘菊	5滴	桔	10滴

焦慮的管理

將日常生活中的所有活動列在紙上，並以輕重緩急之序排列好。將排列在最後的那些不重要的雜務排除或委託給別人。當你檢查此順序表時不妨問自己：我做這件事是為了誰？是為自己還是為別人？然後再重新評估這些事項：它們是否真的非做不可？同時，別忘了保留一些時間給自己，使你可以在寧靜中做一些自己喜愛的事。和別人談談自己的問題，聽聽他們有什麼解決之道。採取水平式的思考——你喜歡自己的工作嗎？你很稱職嗎？——假使答案是否定，那麼就換工作吧！每天做十分鐘的鬆弛練習。服用維他命，減少咖啡因用量，做些運動，想哭就哭，想笑就笑，同時別忘了外出享受一些快樂時光。

創　傷

許多情感問題起源於創傷期間，不論此創傷是否是個危機或是改變一生的悲劇，或傷害很深的個人事件。許多治療師認為生產時的創傷可能導致日後的情感受傷，尤其當接下來的生活中常有不順遂的事件。我們知道，由意外事件、生病或遭遇地震等因素引起的身體創傷，會影響身體的結構，使生理功能受阻，並產生緊張及焦慮。情感的創傷也有同樣的作用，例如離鄉背井、換工作或失戀。當圍繞我們的電磁波受外在因素干擾時，會產生顫動式的創傷，使我們的體內與外界無法調合、共鳴。我們的身心狀況也受大氣狀態的影響。

創傷的來源很多，它顯然是一種極屬個人的事情，它影響的深度端賴個人如何看待之。但不論我們喜歡或厭惡，創傷多少對我們都有影響。人類是身心靈的複合體，我們無法將這三部分分開，尤其說到創傷時。因此，使用精油治療創傷時，這三部分皆需考慮在內。

適合創傷使用的精油

沈香醇百里香、薰衣草、天竺葵、檸檬、馬鬱蘭、苦橙葉、快樂鼠尾草、羅馬洋甘菊

假使你一直為創傷所苦，不妨參考本書其他精油欄及檢索表，以找出你的症狀及所適合的精油種類。創傷的受害者需要解除緊張與焦慮，以防止更進一步的併發症。可能的話，不妨向芳香療法師請教，他們或許能提供更深入的幫助。

從生活中隱退

從生活中隱退是常有的事。人們把自己隱藏於人羣外，或躲進自己的內在世界。這情形有可能使人一步一步地邁向獨處，離羣索居，從此足不出户、不接電話、不接待訪客、不買衣服及不注重自己的外表。

離羣索居可能跟隨創傷、極深的感觸或某事件而來，但這是不正常的作為，而且大部分獨居者發現自己對此狀況並不快樂。收斂情感是另一種隱退，例如不再處處付出關愛、同情、善解人意或甚至不再輕易動怒。這種隱退也不正常，而且經常和離羣獨處如影隨行。

另一種隱退是像瑜伽術大師所做的那樣，他們有時待在洞窟中數年——這是一種靜觀、冥想式的隱退。這種隱退使人洞悉內在、獲得平靜與力量。有些人隱居一段時間，以求藉由冥想靠近上帝、透視心靈內在或為了創造曠世鉅作。下列精油的用量請參考表5.1。

從生活中隱退

水仙、橙

情感收斂

佛手柑、大馬士革玫瑰、風信子、羅馬洋甘菊、橙花、桔、天竺葵

隱退求寧靜

大馬士革玫瑰、羅馬洋甘菊、橙花、康乃馨、佛手柑、乳香、天竺葵、絲柏、雪松、杜松

下列調合精油可以三十毫升基礎油稀釋成按摩油。或依此比例混合成具協同效應的複方純精油，可以沐浴、室內擴香及吸入法使用。

1號調合精油（情感收斂）		2號調合精油（情感收斂）	
羅馬洋甘菊	1滴	佛手柑	15滴
橙花	10滴	風信子	5滴
天竺葵	1滴		

隱退求寧靜	
乳香	5滴
杜松	5滴
佛手柑	5滴

你還可再添加另外十五滴精油於上述的調合精油中。選用

特別適合你的精油。不妨花些時間作冥想，讓你的直覺指引你做正確的選擇。

自卑感

有人可能從來不知什麼叫做自卑，什麼是喪失自我價值，但許多人每天帶著這種感覺生活著。把這種感覺談開是很重要的，不妨記下是誰說你無用處，何時及為何被如此指責，同時也想想自己有什麼優點。可以試著追溯你何時何地感到自卑、無用，並記下當時發生的情形。假使你找不出自卑感從何而來，不妨帶著你的筆記向心理醫師請教，看他是否能找出原因。或許催眠療法能使你吐露出原本未想到的原因。至少，找個朋友聊聊，甚至向陌生人發洩你的感受。專業芳香療法師能從你談話的肌肉牽動中，看出許多端倪，但基於道德的約束，他會替你保留心底深處的秘密。練習鬆弛術也有助於澄清你的心靈，你或許就因此找出問題的癥結。精油直接作用於邊緣系統，能幫助你整理你的感覺，使你思緒集中。下列精油可以各種常見的方法使用：

幫助減輕自卑感的精油

乳香、檀香、雪松、丁香、野洋甘菊、橙花、杜松、羅馬洋甘菊、天竺葵

下列調合精油可以三十毫升基礎油稀釋成按摩油。或依此比例混合成具協同效應的複方純精油，可以沐浴、室內擴香及吸入法使用。

1號調合精油 （自卑感）		2號調合精油 （自卑感）	
杜松	10滴	丁香	5滴
雪松	10滴	檀香	15滴
乳香	5滴	羅馬洋甘菊	5滴
天竺葵	5滴	野洋甘菊	5滴

第九章

自我掌控的技巧

自發能量訓練

1920年代晚期，一位德國神經病理學家約翰尼斯・舒茲(Dr. Johanes Schultz)，開始對無須讓病人進入催眠狀態，仍能產生催眠術的療效的可能性感興趣。他發展了自發能量訓練(autogenic training)，這種訓練基本上是由六個心智練習組成，而它們可以藉以下三種姿勢之一施行：仰臥、筆直地端坐於椅子上，或坐在椅子邊緣且頭與肩前傾。這種技巧不僅被用於減輕焦慮、壓力或沮喪，並可產生鬆弛感，而且藉著使人體自然的自療機能有效地運作，而改善許多生理失調現象，包括支氣管炎、結腸炎、腸不適症候羣、高血壓、偏頭痛以及各種潰瘍。

自發能量訓練的驚人成效引起了超過三千篇以上的研究報告，然而這些報告雖然可以證實其有效性，卻無法解釋它為何能夠運作得這麼好。這個秘密仍然與身心聯繫(mind－body connection)的神秘性有關。人們可以在全民健保體系(NHS, National Health Service)中，由受過醫療訓練的人員，如醫師、心理分析師以及護士那兒，接受自發能量訓練。幾乎所有的人都能從自發能量訓練中受益，從想要維持巔峰狀態的商人，想要改善表現並刺激身體的自療機能以加速傷勢的痊癒的運動員，到想要戒毒的人們等。

人們可以從上述三種姿勢中任選最舒適的一種（或最適於當下環境、時刻時，比方說坐在電腦桌前也可以施行這些技巧），來執行六種心智練習之一或更多，任何一種都以伴隨者重複默唸一句話的方式進行。在第一種練習中，我們集中心神於手臂、兩腿、頸部以及肩膀的沈重感，默唸的句子可以是：「我的左臂很重」。冷暖感練習集中心神於手臂與雙腿的冷暖感覺。心跳練習就是集中心神於心跳。第四種練習的焦點在於呼吸；第五個練習集中於胃部的感覺與冷暖感；而第六個練習則是集中於前額冰涼的感覺。

理想上，這些技巧應該由受過訓練的治療師教授，每小時八到十個回合，亦可以以團體的方式進行。你也許能夠找到關於這個主題的書籍來看，或自己試試。在坐在椅子邊緣的前傾姿勢中，雙手保持三十公分的距離，置於大腿及腳上。在仰臥的姿勢中，在你的頭部及膝蓋下各放一個枕頭，雙臂置於身體兩側。深深地吸氣，並從下腹部吐氣。一開始時先做重量感練習，將心神集中於手臂、雙腿、頸部及肩膀的重量感，在能夠較好地集中注意力後，可以換做其他練習。在每一種練習中，重複默唸能幫助你集中心神於你所做的動作的一句話，比方說在第六種練習中可以默唸：「我的額頭很涼，我的額頭很涼……」人們可以每天做自發能量訓練，從一天三次，每次兩分鐘，到一天三次，每次二十分鐘。如果你的身體有任何有問題的部位，就將這種自療的能量以轉移心神的方式移轉至該部位。自發能量訓練的一個有趣的面向是自發能量的釋放(autogenic discharges)——與過去的事件有關的短暫但強烈的氣味、味覺、觸覺等。釋放這種被困住的能量能夠產生一種能量流(a flow or rush of energy)。

自發能量的釋放或許是一種奇怪的現象，但人們可以在芳香療法中看到相同的現象：如憤怒或悲傷等情緒從肌肉組織中移除。其他許多療法也有相同的報告。如果要在做這些練習時擴散精油，可以從放鬆表中選擇一種，使或用特別適合你的需要的精油。

呼　吸

學習如何適當地呼吸對健康是很重要的。當我們吸氣時，氧氣就溶於血液並循環於所有器官。而當我們吐氣時，廢氣就被排出。我們都知道，呼吸的速率適應著情境而改變。在用紙牌搭一棟房子時，我們會屏氣；焦慮時我們會嘆氣。恐懼或興奮會使人們呼吸加重，如同做有氧運動般。

為放鬆而設計與對健康有益的呼吸是橫隔膜呼吸(diaphragmatic breathing)。基本上，這種呼吸法是由古老的建議（緊張時做幾個深呼吸）稍微修改而來的。這種呼吸法使用分隔胸腔與腹腔的橫隔膜肌肉。當你從這裡呼吸時，肋骨就擴張，使得肺充滿空氣。而當腹部器官有韻律地動作時，實際上它們也就被橫隔膜肌肉按摩。在所有緊張的情境中，比方說在公衆面前演說，最簡易且最迅速的能夠舒緩壓力的方式就是一點由自己控制的橫隔膜呼吸。

在做這種呼吸時，使用精油可以得到更好的效果。根據研究，精油能夠幫助血液充氧，而且它們也直接對神經系統發揮作用，兩者結合起來幾乎可以對所有問題有所助益。例如在瑜伽中，深呼吸被用於所有放鬆的活動中，並且是瑜伽不可或缺的部分。人們常被要求在芳香療法的按摩或內省療法之前及之後做幾次深呼吸，以幫助能量的循環以及排除任何在治療過程中從肌肉與器官中釋放出來的廢氣。

按　摩

就我們所知，全世界各地的人們從很久以來就為彼此按摩。在太平洋的島嶼上，在摩洛哥的澡堂中，在中國的店舖裡，事實上在任何有人類的所在。許多按摩體系被發展出來，有著不同的內容與目的。有些只是針對放鬆，有些是為了醫療，而有些被設計用來消除胸中的塊壘；它們往往是由心理的原因產生，但卻在身體造成障礙。最簡單的按摩是用在那些跌跌撞撞的小小孩身上。我們「揉揉他、拍拍他，讓他好過些。」這不僅是給予注意力與顯示愛意，而且也是刺激那個部位，使得更多血液來到這裡，而自療過程得以進行。

我們可以很輕易地從一個人緊繃著的肩膀看出他處於緊張的狀態。但我們可以知道的還不僅於此。人體將所有精神性的創傷、痛苦、悲傷、緊張以及情感上的危機保留在肌肉組織裡面。我們所有的思想與情感都銘刻在身體上，身體是我們的經驗的地圖。有些人能較好地解讀這種地圖，並知道在何種部位施以何種專門的技巧可以釋放一些張力。我們在此所關注的不是那些技巧，而是可以自己在家施行，安全而有效的按摩。按摩的一個很重要的效益是能夠增進血液循環，使得身體可以排除細胞與器官產生的廢物。按摩的有氧化作用與精油的解毒、刺激及醫療性質相結合，十分有效。但如果是由受過訓練的芳香療法師的雙手，施以專門的按摩技巧，則成效更顯卓著。

想像一下，當你在馬路上聽到一個震耳欲聾的喇叭聲的情況。我們嚇了一大跳，瞠目而視。我們頭部、頸部、肩膀、手臂、雙腿及腹部的肌肉都緊繃著；我們的神經開始緊張，心跳加速；而同時我們的心裡也在盤算著自身的危險性：是不是有某輛車失去了控制，我們該不該準備閃到一旁去。所有這些反應都是立即產生的，但卻持續了一陣子。某些反應比其他的持續得更久，它們寄身於身體中，直到被某物釋放。恐懼、痛苦、焦慮、疲憊、壓力與沮喪都可以被深鎖在身體內；就像面容一樣，它們也有許多故事可說。負面的情緒會使頸部肌肉縮短以取代頭部及背部的肌肉，因而對身體造成更多壓力。

➲瑞典式按摩

瑞典式按摩(Swedish Massage)是由皮爾・亨瑞克林(Per Henrikling)發展的，它作為醫療計畫的一部分是用以協助根除疾病。久臥病榻的病人因為無法進行有氧化及能夠排除細胞產生的廢物的活動，而對病情更為不利，這也是亨瑞克林主要關注者。某些按摩手法是被設計用以產生更大的刺激，有些是促成更大的放鬆，但所有手法的核心都在於刺激淋巴腺的循環（人類的淋巴腺系統遍布全身，是免疫系統的一部分；淋巴結是一種過濾器，可以捕捉無用的微組織，並以淋巴細胞、白血球摧毀它們）瑞典式按摩有五種手法，其中只有兩種適於居家操作：

滑撫(Effleurage movements)是一種可長可短，可輕可重的手法。以一種無傷的方式，舒緩地運作。

揉捏(Petrissage movements)是一種像揉麵團般的動作。整隻手都要用到，兩個大拇指以圓圈的方式動作（右指順時針方向，左指逆時針方向）並施以一定的壓力，但不可引起痛感。整個動作像是在擠壓，在揉滾。大拇指與其他手指的動作最為重要，但與皮膚接觸的手掌也不可輕忽。

其他的手法是Vibrations，Frictions，與Tapotement，它們不應該在沒有進一步的資訊或指導下進行，因為正確地施行並不容易，而且可能會對身體內的器官造成傷害。但是只對肌肉使用effleurage與petrissage並不會造成傷害，而且任何人都可以自己做到，以增進健康及幸福。

按摩是一種美好的療法，因為它可以使人放鬆，產生療效，而且它涉及觸摸——這本身就是一種醫療工具。然而按摩有一個問題，它可以成為人們將權威加諸於他人的藉口。絕對不要說：「啊！你太緊張了，我來給你的肩膀做些按摩。」並

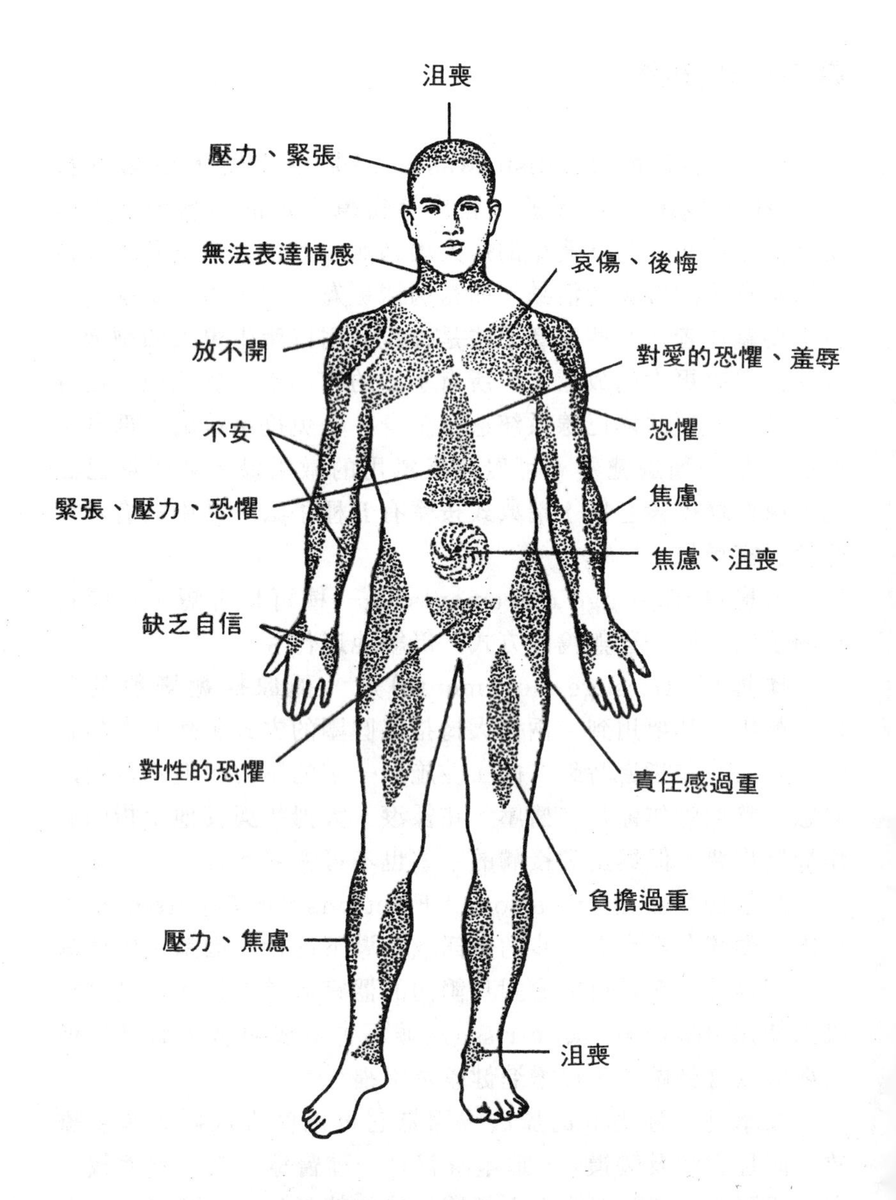
沮喪
壓力、緊張
無法表達情感
哀傷、後悔
放不開
對愛的恐懼、羞辱
恐懼
不安
焦慮
緊張、壓力、恐懼
焦慮、沮喪
缺乏自信
對性的恐懼
責任感過重
負擔過重
壓力、焦慮
沮喪

情緒肌肉部位（正面圖）

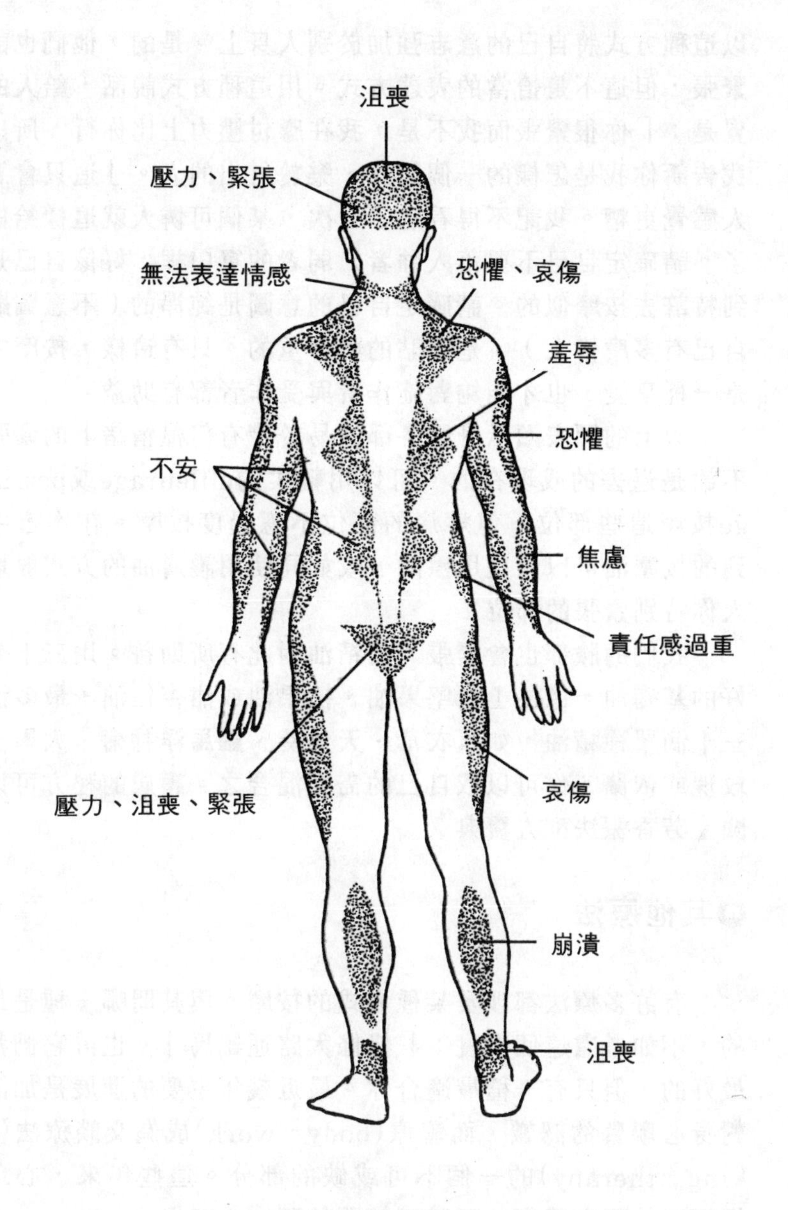

情緒肌肉部位（背面圖）

以這種方式將自己的意志強加於別人身上。是的，他們也許很緊張，但這不是恰當的表達方式。用這種方式說話，給人的感覺是：「你很緊張而我不是，我在應付壓力上比你行，所以讓我告訴你我是怎樣的一個無我、樂於付出的人。」這只會讓他人感覺更糟。我記不得看過多少次，某個可憐人就這樣給傷害了。請確定自己不要落入強者／弱者的窠臼裡，好像自己是得到特許去按摩似的。請確定自己的意圖是純淨的（不意圖顯示自己有多麼偉大），是體貼的與尊重的。只有這樣，按摩才會是一種享受，也才能夠對施作者與受作者都有助益。

以上的圖表顯示身體各部位易於帶有何種情緒上的緊張，不論是過去的或現在的。可以用輕柔的effleurage或petrissage按摩這些部位，但疼痛的部位不應過度按摩。在本書中提到的按摩油可以只是用擦的，或如同使用護膚油的方式般地揉入你特別緊張的部位。

我們的臉部也會緊張，而精油對此有所助益。用三十毫升好的基礎油，像昆士蘭堅果油、榛果油或甜杏仁油，最多混合三十滴單種精油，如薰衣草、天竺葵、羅馬洋甘菊、大馬士革玫瑰或依蘭。你可以依自己的需要混合之。護膚的秘方可以查閱《芳香療法配方寶典》。

其他療法

有許多療法都涉及某種形式的按摩。與其問哪一種是最好的，不如考慮這個事實：「條條大路通羅馬」。也許它們都是最好的，但只有一種最適合你。最近幾年主要的進展是加深了對身心聯繫的認識，而體療(body－work)成為交談療法(talking－therapy)的一個不可或缺的部分。這些年來，心理分析師開始研究體療，而體療師開始研究心理學。

人道的心理學(humanistic psychology)是一門利用體療

的新學科，並且透過交談，使人們以一種安全的方式釋放情緒。威爾翰・萊希(Wilhelm Reich)結合了心理分析與人格分析的技巧與體療的原理，建立了Psychiatric Orgone療法。萊希式療法的目的在於使人們意識到他們的姿勢、呼吸與肌肉張力（身體的盔甲）如何反映著情緒。觸診被用於釋放生理／情緒的緊張，在療程結束後，客人常會反應體內有能量流動的感覺。萊希有個學生叫亞歷山大・羅文(Alexander Lowen)，他採用了萊希的體療理論的某些方面，發展出生理能量療法(Bioenergetics)。同樣地，治療師的目標在於使人們意識到他們的身體藏有情緒的方式，並卸下「身體的盔甲」，以使身體能夠自由且健康地運作。

➲給專業治療師的話

治療師過去有種傾向是要求他們的客人在治療過程中保持安靜並放鬆，但就某種意義而言，這是自相矛盾的說法。放鬆是「讓一切離去(letting it all out)」，但如果一個人被要求閉嘴的話，他是不可能做到這一點的。治療是一段將緊繃著的情緒釋放的過程，而這涉及了交談，所以應該鼓勵客人多談談他自己。別老是談論你自己，你愉快的假期或任何其他你自己的事。你不是需要說話的人。在治療過程中，你得時時注意客人表達的需要。

沈思冥想

冥想(meditation)曾經是新世紀運動者(New－Agers)與嬉皮世代的禁臠。如今任何人都可以施行，你甚至可以由全民健保體系中得到超驗冥想(transcendental meditation)的治療，因為它被承認為一種對減輕痛苦與消弭病痛有效的方式。

冥想是一種心智活動，被設計用以獲致平靜與心、身、靈的結合。瑜伽行者數千年來都在教導冥想的好處，而現在我們擁有能夠實際記錄這些好處的儀器。比方說，記錄肌肉所送出的電流脈衝的儀器顯示，在冥想時，肌肉的張力幾乎降至零。循環作用也獲得了增進，腦電波圖(EEG)的數據顯示大腦活動在冥想時幾乎與睡眠時相同，這或許可以解釋何以冥想能讓人如此放鬆與舒暢。

練習過冥想數次的人可以在任何時間、任何地點施行。然而初學者在開始時，得先找個安靜的所在，拿起話筒，並讓自己處於舒適的姿勢。最好在開始前半個小時內停止飲食。有些人也許喜歡躺著，但這並不受認可，因為很有可能會睡著。不論你坐的是有靠背的椅子或座墊，背脊保持直挺是很重要的。有些人冥想時眼睛是打開的，有些人則閉上。打開眼睛的人可以將注意力集中於一特殊的意象上，閉上眼睛的人則可以想像一意象。這些意象是為了以下的目的：提供得以集中注意力於其上的某物，俾便當紛亂的思緒進入心靈時，可以用這些意象取代，而那些紛亂的思緒得以消逝。不論打開或閉上眼睛，有些人會重複唸一個字或一句話，以消除紛亂的思緒並產生對冥想有益的共鳴。其他人則注意他們的呼吸。在任何情況下都得從鼻子深深地吸氣，如果你願意的話，可以從嘴巴吐氣。市面上有許多相關的課程、書籍、錄音帶、錄影帶，它們都非常有用。

即使每天十分鐘的冥想都非常有幫助。精油的用處在於它們可以幫助集中注意力，它們的氣味可以成為焦點之所在。下面的表列舉了在冥想時最受歡迎的精油，但是你可以選擇自己喜歡的，或對你的特殊問題有幫助的精油。如果你有高血壓、緊張或壓力，薰衣草是很好的選擇。另見本章中焦點與集中兩節。你可以使用單方或複方的精油。

精油應該是被用以幫助製造氣氛。別塗抹在身上，因為這對冥想來說太多了，而你也不是真的需要它。將精油滴灑在室內，最多四至六滴。精油也對儀式的進行有所助益。你可以點蠟燭、放錄音帶，或準備好你的擴音器。

冥想時受歡迎的精油

薰衣草、橙花、檸檬、杜松、乳香、檀香、茉莉、千葉玫瑰、大馬士革玫瑰、羅馬洋甘菊、康乃馨、風信子、天竺葵、佛手柑、豆蔻、絲柏、依蘭

冥想配方一		冥想配方二	
薰衣草	5滴	橙花	16滴
檸檬	15滴	依蘭	2滴
杜松	5滴	佛手柑	10滴
天竺葵	5滴	乳香	2滴

放　鬆

放鬆被認為是生理及心理健康不可或缺的一部分，但壓力與緊張則會抑制為身心健康所需的放鬆。放鬆仰賴好的呼吸技巧（見「呼吸」一節）更甚於其他。一個好的練習夠幫助你認識身體帶有緊張與壓力的各部位，例如「緊繃與放鬆」，這是一種古典的放鬆技巧，在醫院裡及被各種治療師使用。我個人則在我的工作室裡教導許多人這種技巧。

首先確定在進行時不受干擾。關掉收音機，或者你也可以放些特別能使你放鬆的音樂。把光線調弱，然後躺在一張舒適

的、有靠背的椅子上。我們從腳開始練習：

緊繃與放鬆練習

腳：有些人喜歡一次做一隻腳，有些人則喜歡兩隻腳一起做：

(a)將心神集中在你的腳上；完全將自己投入於腳上；意識集中於腳趾，然後是腳趾甲；感覺你雙腳的皮膚，接著是腳底。想像你的腳變得很沈重。

(b)現在儘可能地緊繃著你的腳，將腳趾與腳伸直。撐住，數到五然後放鬆。注意你的腳的感覺——當你放鬆時是否有任何緊張的部位？

小腿：同樣地，有些人喜歡一次做一隻腿，有些人則喜歡兩隻腿一起做：

(a)集中於你的小腿肌，緊緊地握住它們；你可以伸直小腿以獲得更好的效果。

(b)然後放鬆，注意是否有任何緊繃或不舒服的部位。如果有的話，再一次緊繃這些部位，然後放鬆。

大腿：一次一隻或兩隻一起做：

(a)集中於大腿肌；想像它們很沈重以放鬆它們；然後儘可能地繃緊，按住它們。

(b)然後放鬆，注意是否有任何緊繃或不舒服的部位。如果有的話，再一次緊繃這些部位，然後放鬆。

臀部：儘可能地緊繃臀部（這也將幫助你注意大腿是否有緊繃的部位）；然後放鬆。許多人會驚訝地發現，這往往是一個帶有緊張的部位。

腹部：(a)用力推揉腹部的肌肉以使其緊繃。

(b)然後放鬆，注意是否有任何緊繃或不舒服的部位。如果有的話，再一次緊繃這些部位，然後放鬆。

背部：(a)用力推揉背後的肌肉。

(b)然後放鬆。每個人的這個部位都會帶有緊張，因此做緊繃與放鬆的練習對此很有幫助。同樣地，注意是否有任何緊繃或不舒服的部位。如果有的話，再一次緊繃這些部位，然後放鬆。

手掌：一次一隻或兩隻一起做：

(a)儘可能地握緊拳頭。

(b)然後放鬆。有些人喜歡想像它們在抓住某物，例如金錢、痛苦、恐懼或罪惡。

手臂：一次一隻或兩隻一起做：

(a)儘可能地將手臂往下伸直以繃緊肌肉。

(b)然後放鬆，注意是否有任何緊繃或不舒服的部位。如果有的話，重複這些練習。

頭部：儘可能地低頭，然後仰頭，每一種姿勢停五秒鐘。

肩膀：儘可能地聳肩；注意緊繃的部位，然後放鬆。

臉部：儘可能地張大嘴巴，然後放鬆，噘起嘴唇，然後放鬆。重複這些練習。接著儘可能地扭曲臉部，然後放鬆。重複練習。再來儘可能地揚起眉毛，然後放鬆。微笑，揚起你的臉頰，然後放鬆。緊閉眼睛，然後放鬆。重複這些動作。繃緊頭皮，然後放鬆。重複。人們對頭皮所帶有的緊張常會感到驚訝，而藉由放鬆，它們會覺得舒服許多。

集中注意力至太陽穴，深呼吸數次，任思緒紛飛，即使它們很痛苦，就讓它們浮現而後消散。只要做熟了這種練習，你可以在任何時間、任何地點實行。

在你的房間內使用足夠的精油。你可以從「心像的刺激」和「心像的放鬆」列表中選擇用油。你也可以混合對你的心情或情緒有幫助的精油來使用。

心像化

心像化(Visualization)這種技巧直到不久前還被認為有些不可思議。但情況已經有所改變。醫學研究不僅顯示心靈與身體是一完整的整體，同時也顯示心像化技巧確實能發揮作用。我們熟知心像化技巧是東方哲學很重要的一部分，但卻不知道古希臘人也使用這種技巧。這種技巧一直到十七世紀中葉，身心的二分法流行起來之前，都是西方醫療傳統的一部分。對心像化進行的第一個科學研究是在20年代由埃德盟德・雅可布森(Edmund Jacobson)執行。他顯示了當人們有一個自己再跑步的心像時，他的腿部肌肉會不由自主地扭曲。

在心像化技巧中，人們想像一個自己希望發生的景象或情境。大多數時候，這項技巧被用於對病痛產生影響力，被想像的景象是有問題的細胞被以某種方式摧毀消滅了。相同的原則被用於心靈的情況，甚至是愛。比方說，一個人可以想像自己信心十足地去見上司，要求加薪；或者一個人可以想像完美的另一半來到他的生命中。這種想像可以不斷地重複以加強你想要創造的實在。

未經練習而要想像任何事物不是容易的事，而這種練習是實際的體驗，而非被動地觀看。開始時注視一個平面的圖像二至三分鐘，試著記住它所有的細節。持續練習直到你能記住所有的細節，一旦你能記住，就試著在腦海裡重新體驗它。然後對一個立體的對象做同樣的練習，一天一次，重複直到你能清楚地記住該對象所有的細節。同樣地，一旦你能記住，就在腦海裡體驗它。接著要進展到一個活生生的意義，比方說花園。試著訓練自己能夠用心體驗到花園裡所發生的一切。最後要把想像力用到你的問題上，不管你要實現的是什麼都不重要，重要的是堅持與毅力。

心像化技巧常與冥想、放鬆等技巧結合，它也是自發能量訓練不可或缺的部分。在實行心像化技巧時，使用適合你的問題的精油。如果你想像的是自己有自信，就使用增進信心的精油。請參考以下的圖表，視你所想像的是刺激的或放鬆的意象選擇用油。

用於心像的刺激精油

迷迭香、薑、黑胡椒、百里香

用於心像的放鬆精油

薰衣草、橙花、羅馬洋甘菊、快樂鼠尾草

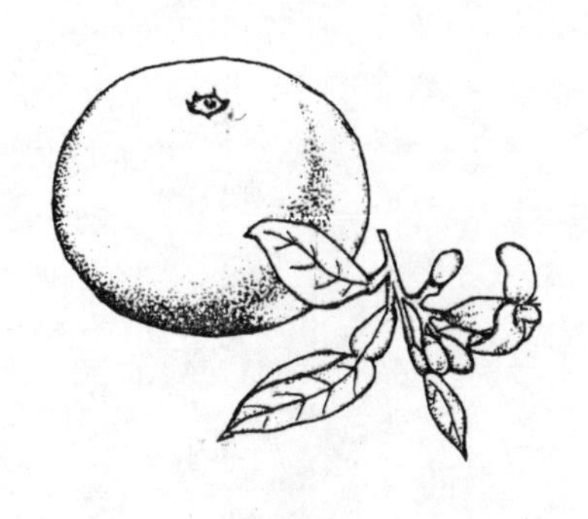

葡萄柚

第十章
專業人士與精油

對抗療法與補充療法(allopathic and complementary therapies)領域的專業人士都可以從精油那兒得到幫助，它可以與任何形式的治療方式配合。這本書的重點在於心靈與情緒，但是如我們所了解的，心靈對身體的運作有著很大的影響力。即使表面上看起來與心靈過程無關，但藉著使用精油，對心靈加以關注，的確能夠大為增進一個完整的人的幸福。而那些只處理心靈的專業人士，如心理治療師，精油能夠更能提供一種驚人的工具以幫助釋放隱藏的問題與焦慮。

醫　師

在過去五年內，英國醫療協會(BMA, British Medical Association)與一般的醫師們對補充療法的態度已經由忽視、不容忍，完全轉變至嘗試著理解。事實上，醫師們現在可以合法地指示病人進行補充療法，包括芳香療法。某些開業醫師如今也採用芳香療法作為療程的一部分。全國各地都有補充療法的基礎課程，使得醫師們能夠更好地了解他們可以從中得到什麼樣的幫助。當然，芳香療法已經被納入全民健保體系中運作。諷刺的是，這種新的態度部分是出於財務上的考量。如果補充療法確實可以幫助病人改善病情，而且又能降低整體的預算，那麼採行補充療法實在是再好不過的事了，特別是對病人而言。

由於健保體系中自行負擔費用相當昂貴，以及醫師們被要求要降低醫藥的預算，因此使用精油的邏輯——便宜、不會上癮、有效、無副作用——突然間被以往不能接受的人們認為有道理了。當然，大衆對補充療法的態度有這麼大的轉變主要還是因為他們親身試過，並發現它真的有效。訊息的傳播造成態度的轉變。與此同時，媒體促使大衆對某些對抗療法的危險性有著相當清楚的認識；這些危險往往要經過數年才會明顯起來。病人們現在能夠了解並欣賞醫師的這種建議：「史密斯太太，我可以給妳開些安眠藥，但妳何不試試泡個薰衣草浴呢？如果它沒有用，我們再試安眠藥也不遲呀！」這展示了一種開放的心靈。當然，我不是主張醫師們放棄使用藥物，我不認為任何人會這麼做。但是如果精油也可以做得一樣好，我們為什麼不在訴諸強烈的藥物之前，先試試精油呢？沒有理由不這麼做。

我們還沒有達到可以在醫師那兒買到精油的地步（我期待這一刻的實現），但是醫師們没有理由不在候診室裡噴灑精油，因為它的確會讓候診室更怡人。醫師們可以選用能夠減輕焦慮的精油，在流行性感冒蔓延時，可以用能夠抗菌的精油。我們都知道在等醫師看診時，特別是小兒科，如果有某人不斷地咳嗽，這會使人遭受傳染而生病的。精油可以對付這個問題，它可以讓人免去這種無妄之災。

醫　院

「我討厭醫院的氣味！」這是我們常常可以聽到的抱怨。消毒藥水的氣味提醒著人們它們為什麼在醫院或為什麼要到醫院來——因為它們自己或他們所關愛的某人生病了。這樣的場合使得原本就不太好聞的氣味變得令人恐懼。醫院是一個令病人不舒服的地方，說得白一點，這是病人流血流膿，在公衆前僅僅隔著布幔拉屎排尿的所在。在擁擠的急診室裡，人們必須等上幾個小時，有時候在你旁邊的人在進來前並沒有時間清理，或者它們根本是因為無家可歸才在那兒。為了這許多理由，醫院比其他大多數地方更需要改善氣味。

醫院的候診室所需要的氣味必須讓廣泛的人都能接受。柑橘類、花朵類與木質類的精油是最好的選擇。薰衣草雖然是最常被使用的精油，但並不是所有的人都喜歡它的氣味。理想上，應該創造的是一個令人舒適、平靜的氣氛，而不需要用過於昂貴的精油。清新與清潔的印象也是必要的。我會建議使用檸檬、松樹、天竺葵、檸檬尤加利與混合過的薰衣草。柑橘類的精油可以迅速且均勻地擴散，它們相當地便宜而且有令人平靜的效果，幾乎能被所有的人接受。以上提到的精油都可以單獨使用，或依照下面的指示比例混合使用：

檸檬：松樹	5：1
檸檬：天竺葵	5：1
檸檬：薰衣草	5：1
檸檬尤加利：松樹	5：1
檸檬尤加利：天竺葵	5：1

在產房、手術室外家屬等候之處，應該將檸檬與天竺葵混合使用，因為它們最能減輕焦慮。

顯然地，在醫院這樣的公共場所使用薰燈來加熱精油是不適當的。而插電使用的擴香器也很難找到適宜之處安置；它可能無法有效地擴散，而且有引起整個電力系統出狀況的可能。然而現在市場上有一種小型的、可攜式的擴香器，它用的既不是蠟燭也不是電能，但對小空間卻很有效率。

我在我的前一本著作《芳香療法配方寶典》裡討論過精油的抗濾過性病毒、抗菌等性質，這些性質是精油非常重要的面向，它們對醫院的用處是顯而易見的。的確，就像我們都曾聽過的那個不太好笑的笑話所說的：「就算没病，去了醫院之後也有病了。」精油在醫院的應用有很大的潛力，特別是在手術房與加護病房內。

對那些必須待在醫院裡的人而言，精油的抗感染的性質是很有用的。在我的經驗裡，從來没有對此感到興趣的病人或護士抱怨。人們喜歡這個想法——他們被施以某種保護，而有許多次機會，我都被要求帶瓶這種或那種精油去探望我的病人。不過記住以下的通則，如果你是住在多人的病房的話，只用能被廣泛地接受的柑橘類、花朵類或木質類精油。

臨終安寧院

一位了不起的女性，伊莉莎白・庫布勒・蘿絲(Elizabeth Kubler Ross)，在60年代倡導了臨終安寧院運動(hospice movement)的發展，從那時起到現在，臨終安寧院已經遍布世界各地——通常是由贊助者或志願者維持。它們都值得它們所得到的幫助。

臨終安寧院關注於死亡的過程，目的在於使它的客人在生命的最後幾個月，儘可能地舒適與免於痛苦。精油被運用於此以減輕壓力與焦慮，它確實能幫助人們平靜甚至是幸福地離開人世。想像一下：每個臨終安寧院都有各式各樣的精油，每個客人都可以選擇自己房間的用油，親戚們也會被要求帶些他們喜愛的油來探病；這不是件美好的事嗎？同樣地，在較為公開的地方最好選擇柑橘類或花朵類的精油。我會建議使用下列精油，單獨使用或混合使用皆可：檸檬、檸檬尤加利、葡萄柚、桔、天竺葵、苦橙葉、芫荽與薰衣草。底下是三種混合油，它們都很清淡、清新，可以被大多數人所接受：

芫荽	1
苦橙葉	1
檸檬尤加利	1
檸檬	1
天竺葵	1
葡萄柚	1
芫荽	1
桔	2
天竺葵	1

氣味以可聞到就好，不要太濃郁。我們的目的並不是在製造歡欣鼓舞的氣氛，而是要創造出放鬆、愉悅、清新、有生氣的環境，這特別能夠幫助病人的朋友與親戚，因為他們通常比病人本身更為沮喪。的確，我們常聽到住在臨終安寧院的人對他們的親戚說道：「我希望你們能輕鬆些，你們假裝著堅強，可實際上卻不是。」使用精油在室內注入一股放鬆的氣味能夠幫助每一個人，包括病人、訪客以及工作人員。

如果氣味與病人在最後的日子裡聯繫了起來，那麼這些氣味可以成為日後的回憶。有位女士告訴我，他的母親在生命的最後幾週選擇了橙花精油擴散在房間內，而這個女兒現在感到十分幸運，因為有某物可以輕易地喚起她對母親的記憶。當她哀傷時，她可以拿瓶橙花油，深深地嗅一口，母親的記憶就會如泉湧般地浮上心頭──不是她的離去，而是她有生氣、快樂的日子。這成為她們最後的聯繫，她們之間特殊的溝通方式。

護理人員

在最近幾年，護理專業人員成為對芳香療法最感興趣的一羣人。你可以了解其中的緣故。站在第一線與病人接觸，他們可以看到精油的確能夠產生如傳聞中的功效。因此他們產生了進一步研習的興趣。麻煩的是，他們之中有許多人並未接受完善的與夠久的訓練。除非他們能夠取得專業芳香療法師的資格，院方就不能擔保他們有能力做不同於護理工作以外的事。

合格的芳香療法師必須有五年以上的實際操作經驗，並擔任數年的助理講師。但是護理人員通常都只參加週末的課程，而講授者的資歷通常也並不完整。一個週末的課程能滿足治療自己與日常居家之所需，但如果要運用在專業的醫療護理工作上，就得接受專業的訓練以成為一位臨床的芳香療法師。大多數的芳香療法師做的是預防保健的工作，而護理人員通常處理的則是已經生病的人，而且常常是很嚴重的。其他不同之處在於合格的芳香療法師，簡單地說，是親手接觸操作的(hands－on)，而在醫院的環境中的護理人員則比較是不與病人接觸的(hands－off)——傳統上，醫師則與治療的實際操作過程完全無關(hands－out)。護理人員認為精油可以輕易地處理許多問題，如他們每天在醫院裡所見，這當然沒錯，但芳香療法不只是精油的運用以及正確且安全地使用精油而已。護理人員必須改變對治療實際上如何發生作用的觀念。

事實上，護理人員應該對芳香療法的可能性感到興奮。訓練不夠並不是他們的錯。更多人學習以更多方式關照人們的健康是絕對正確的。當然，如果其他同事同意的話，能在工作場合使用擴香器是很好的事。有愈來愈多的課程是專為護理人員設計的，以使他們在經過適當的訓練後，能夠有效地對他們的病人施行芳香療法。

牙　醫

有些牙醫使用精油以克服人們對看牙的恐懼與焦慮。在某些診所，精油的使用被證實對使病人心情平靜有很大的幫助。適合用於這裡的精油有薰衣草、檸檬、天竺葵、快樂鼠尾草、杜松以及葡萄柚。

脊椎推拿師與整骨療法師

即使脊椎推拿師與整骨療法師(chiropractors and osteopaths)看起來只處理身體的問題，特別是骨骼與神經，但他們還是會碰到壓力的問題。他們可以感覺到手中的肌肉的緊張，這會使治療更困難。如果一個人不是那麼緊張的話，處理起來也就更容易了。

稍微使用能夠幫助放鬆的精油將對客人與治療師都有助益。即使客人並沒有特別的壓力，但預期自己的肌肉與骨骼被整治的心情足以使人緊張起來，特別是那些某處有疼痛的客人。精油可以與任何凝露或霜類混合以按摩使用，這將進一步幫助肌肉放鬆。

看　護

任何曾在家裡照顧長輩或生病的親戚的人都了解想要過自己的生活但又不能置病人於不顧的痛苦。看護的工作需要很多情感上的支持，但這總是得之不易。誰來關心這些看護呢？——國家看護協會(Carers National Association)。使用精油能夠幫助看護及病人獲得平靜與情感上的穩定，這可以有效地減輕工作壓力。使用第十一章對治特殊問題的第二個列表(索引表11.2)，和緩地擴散精油以創造一個美好、溫馨、有趣的氣氛。下面的油都有所助益：葡萄油、杜松、天竺葵、薰衣草、桔、佛手柑、羅馬洋甘菊、快樂鼠尾草以及檀香。

看護也可以在繁忙的一天後嘗試以下泡澡用的混合配方。按照以下的比例將數種精油混合，每次使用五滴。下面每一種配方的量都足以使用四次：

看護的鎮靜薰泡配方		看護的振奮薰泡配方	
野洋甘菊	2滴	絲柏	2滴
桔	15滴	葡萄柚	15滴
天竺葵	3滴	迷迭香	3滴

能量治療師

能量治療師接觸各種問題，它們將治療能量傳遞給他人。在治療室內擴散，下列精油可以保護治療能量並有助療程的進行：大馬士革玫瑰、羅馬洋甘菊、橙花、乳香、檀香、天竺葵、茉莉、佛手柑、穗甘松、沒藥、苦橙葉。

心理諮詢師

心理諮詢是為每一個人而存在的，包括健康的人，它們有時會發現自己無法應付生活中的某些問題或特殊情況。尋找適當的諮詢師以及正確的建議是需要花些時間的，但這個麻煩是值得的。Citizens Advice Bureau如同西敏寺基金會(Westminster Pastoral Foundation)一樣，提供了有關心理諮詢服務的資訊。弄清楚各種資格的意思，有些人可能只接受過短短幾個月的訓練，而有些人卻接受好幾年的訓練。像一個陌生人傾訴你的問題看起來有些奇怪，但跟某個不涉入問題的人談談，通常是較容易與較不困窘的。陌生人也比家人或朋友更能忠實於情境，因為家人與朋友通常都對發生的問題持有自己的利益與立場。

各式各樣的人都需要心理諮詢。你或許需要找專家談談工作上所遇到的難題，或討論你所面臨的喪偶、負債或婚姻問題。或許不久前，醫師才宣告你患了某種末期疾病，或你聽說親人正為病痛所苦。你可能覺得對於生活中的高低起伏，束手無策；或感到沮喪、抑鬱、焦慮及緊張；也許你苦惱自己喪失信心，或覺得無助、挫折。這些都是心理諮詢專家等待幫助你解決的問題——不論多大或多小的問題。還有一種特殊的諮詢師，專門幫助那些遭遇創傷之後，發生所謂「創傷後緊張症」(post traumatic stress disorder)的人，這種創傷來自火車相撞、空難或船難等意外事件，也有專門的諮詢師幫助遭受各種虐待的受害者。現在，有些芳香療法師也接受專業的諮詢訓練，以便服務他們的顧客。

諮詢專家可以像心理治療師那樣，在等候室或諮詢室裡徐徐地擴散精油，以幫助顧客放鬆心情，讓他們比較能夠隨心所欲地暢談他們的問題。在這種情況下，可以選用的精油包括佛手柑、天竺葵、檸檬、薰衣草、快樂鼠尾草、野洋甘菊、絲柏、檀香及葡萄柚。然而，與其每次都使用同一種精油，還不如多選幾種適合的精油，輪流使用。身為諮詢專家的你，也可以建議你的顧客在居家空間內擴散精油，或泡在沐浴的水中。

精神療法醫師

精神療法的基礎在於交談，這也許是人類的祖先用以處理生活壓力的方式。然而，在今日的社會裡，我們的親朋好友往往和我們分隔兩地，就算可以用長途電話傾吐心中的問題，但電話系統總是頻頻被占線。精神療法醫師的任務是要幫助你表達自己的感受、問題以及經驗，他們也處理一些不是光靠和朋友聊聊就能解決的深層問題。你大可向精神療法醫師吐露非常私人的經驗，他們會幫助你找出究竟是什麼東西在困擾你，並幫助你了解自己的行為。他們將提供你建議、鼓勵，及為你守密。

精神療法的用意在於，你可以和醫師討論你的問題，並從另一個角度來看事情，使你比較能明白一開始時，問題是如何產生的，乃至於引發稍後的負面行為。精神療法醫師不會採取藥物治療或電擊療法，他們一貫的方式是把問題攤開來談，任何問題都可以說，包括情緒問題、焦慮、壓力、緊張、抑鬱、意念縈繞、衝動、失眠、恐懼、教育上的問題或工作方面的問題、有攻擊性、行為分裂、各種恐懼症（例如幽閉恐懼症、曠野恐懼症）、兩性問題等等。不必拘謹或說不出口，你的個案問題，醫師也許早就接觸過了！

許多精神療法醫師接受過某些特殊技巧的訓練，可以運用到個人或小組會談的治療形式中。他們會控制及分配你面對他們的時間，而不是讓你們的對話漫無目的地進行下去，這種方式對某些人而言，或許是較好的選擇。這些特殊的治療技術包括心理劇(psychordrama)、退行療法(regression therapy)、行為療法、催眠療法、完形療法(gestalt therapy)、自發訓練(autogenic training)、鬆弛術、轉移分析(transitional analysis)等等。另外，選擇合格的精神療法醫師也是很要緊的。

精神療法醫師可以在候診室或諮詢室徐徐地擴散精油，以幫助顧客放鬆心情，並自信且隨興地表達他們的問題。在前面「心理諮詢師」一節，我曾建議適合這種情況的精油，不過，精神療法醫師也可以根據第十一章的索引表11.2或第十四章裡各種精油的個性側寫，從中挑選出最適合顧客的精油。這些精油皆可利用擴香器散發在諮詢室裡。必要的話，精神療法醫師可以去上芳香療法的課程，以便充分地了解各種使用精油的可能性。精神療法醫師也可以建議顧客在家裡以擴香法或沐浴法使用精油。正接受精神療法的人可以同時使用合適的精油，但務必告知醫師你正在家裡自行使用，或希望能在接受治療的期間使用。

心理劇

心理劇是由和佛洛依德同一代的心理學家莫雷諾(Jacob Moreno)發明的，這靈感來自一位女演員，使他想到藉由戲劇的方式將情緒上的問題表演出來，說不定有助於解決問題。心理劇通常運用在羣體治療的場合，在這種療法中，大家在合格專業人士的指導下共同演出。他們的動作或許包括大喊、尖叫、擊軟墊或敲保麗龍磚，這乍聽之下頗戲劇化，但事實就是這麼一回事。這方式幫助人們發現及宣洩感覺，否則他們將無從排解。

退行療法

有些精神療法醫師利用退行療法來紓解無法用藥物治療的長期緊張或其他慢性問題。伍爾格(Roger Woolger)是優秀的退行療法專家，他以簡單的技巧使心靈退回到過去的生活中。這種療法不僅讓人們紓解心理問題，也解除生理問題。它是藉由相通的身心重演過去令人困擾的處境，而使身心兩面獲得疏通。由於重新經歷不愉快的情境恐怕對患者頗具殺傷力，因此這種療法應該由完全合格的醫師來處理。

伍爾格醫師說，他自己也不確定患者在接受這種療法的過程中是否真的經歷過去的生活，因為並沒有什麼科學的分析方法可以確知，不過藉由患者在治療期間會提供許多和當前生活經驗相當不同的訊息，強烈地暗示出他們確實經歷了從前的生活。退行療法的目的是要去檢視這些過去的生活，其中可能包括伍爾格醫師所謂的「未完成的事」。他鼓勵患者去看清那些由「未完成的事」所引發的狀況及問題，然後將那件事拋到腦後，使患者的性格在人生的道路上又向前邁進一步。

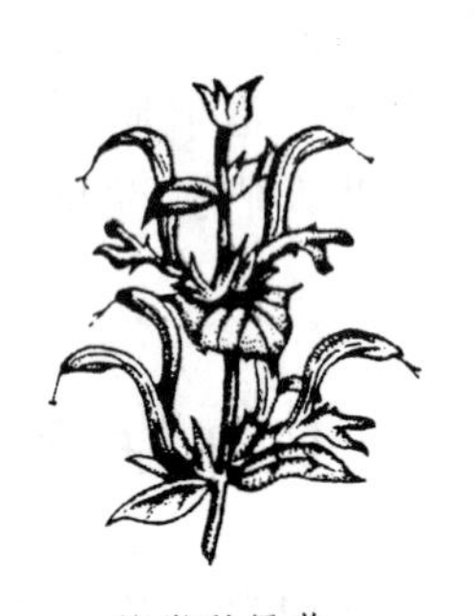

快樂鼠尾草

第十一章

治療精油索引表

索引表11.1
提升正面的心理狀態

※下列以橫線列出的精油來自傳統的芳香療法，其他精油則是較近時期才被採用的。

警覺性(Alertness)

羅勒、佛手柑、黑胡椒、豆蔻、芫荽、檸檬尤加利、葡萄柚、杜松、萊姆、薄荷、肉桂、松樹、迷迭香、沈香醇百里香、苦橙葉。

有主見(Assertiveness)

羅勒、雪松、絲柏、茴香、乳香、薑、廣藿香、依蘭、黑胡椒、茉莉、野洋甘菊、佛手柑、芫荽、康乃馨、晚香玉、玉桂子、萊姆、豆蔻、岩玫瑰、山雞椒。

專心(Concentration)

①智能方面的專心

檸檬、羅勒、檸檬香茅、山雞椒、豆蔻、佛手柑、橙、雪松、迷迭香、尤加利、薄荷、乳香。

②精神方面的專心

乳香、橙花、羅馬洋甘菊、大馬士革玫瑰、水仙、風信子。

信心(Confidence)

雪松、絲柏、菩提花、豆蔻、茴香、薑、佛手柑、葡萄柚、茉莉、松樹、迷迭香、橙、芫荽、晚香玉。

滿足(Contentment)

大馬士革玫瑰、絲柏、薰花草、橙花、佛手柑、橙、檀香、廣藿香、依蘭、羅馬洋甘菊、丁香。

創造力(Creativity)

佛手柑、岩玫瑰、檸檬、乳香、天竺葵、橙花、玫瑰、茉莉、月桂、丁香、康乃馨、金合歡、山雞椒、檀香、絲柏、杜松。

集中精神(Focus)

沈香醇百里香、檸檬、茴香、佛手柑、羅勒、沈香醇羅勒、雪松、絲柏、杜松、檸檬香茅、山雞椒、薑、肉桂、丁香、依蘭、菩提花、肉豆蔻、迷迭香。

快樂(Happiness)

橙、玫瑰、茉莉、芫荽、薑、丁香、肉桂、安息香、康乃馨、玉桂子、天竺葵。

喜悅(Joy)

檀香、乳香、檸檬、大馬士革玫瑰、橙、依蘭、橙花、羅馬洋甘菊、菩提花、佛手柑、金合歡、苦橙葉。

增強記憶力(Memory Enhancement)

薑、羅勒、檸檬、葡萄柚、迷迭香、沈香醇百里香、豆蔻、黑胡椒、芫荽、玉桂子。

平靜(Peace)

※對有此作用的精油，個人可依自己的偏好及需求選擇，下列精油僅作參考。

羅馬洋甘菊、橙花、杜松、乳香、大馬士革玫瑰、香蜂草、歐白芷、穗甘松、西洋蓍草、茉莉、康乃馨。

表演(Performance)

月桂、佛手柑、岩玫瑰、檸檬尤加利、乳香、檸檬、薰衣草、葡萄柚、永久花、千葉玫瑰、茉莉、天竺葵、野洋甘菊、絲柏、晚香玉。

積極(Positivity)

※所有用於芳香療法的精油對人類都有積極、正面的價值。下列精油僅作參考。

羅勒、檸檬、雪松、葡萄柚、松樹、岩蘭草、廣藿香、杜松、没藥、絲柏、豆蔻、天竺葵、乳香、迷迭香、玉桂子、月桂、苦橙葉。

休息(Restfulness)

薰衣草、天竺葵、千葉玫瑰、快樂鼠尾草、菩提花、橙花、馬鬱蘭、檀香、金合歡、苦橙葉。

自覺(Self-Awareness)

快樂鼠尾草、依蘭、絲柏、天竺葵、松樹、檀香、月桂、野洋甘菊、茉莉、丁香、玉桂子、桔、芫荽、歐白芷、鼠尾草、岩玫瑰、香桃木。

自尊(Self-Esteem)

風信子、檀香、岩蘭草、依蘭、千葉玫瑰、茉莉、康乃馨、佛手柑、天竺葵、野洋甘菊、雪松、晚香玉。

自我形象(Self-Image)

橙、薰衣草、香蜂草、橙花、羅馬洋甘菊、依蘭、千葉玫瑰、茉莉、檀香、絲柏、杜松、雪松、松樹、黑胡椒、乳香、桔、肉豆蔻、香桃木、月桂。

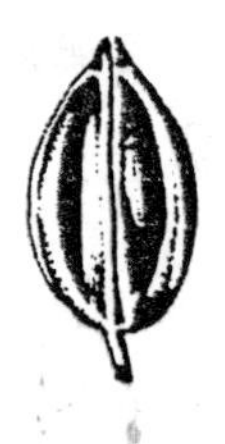

茴香

索引表11.2
治療情緒、情感及心理問題

※下列以橫線列出的精油來自傳統的芳香療法，其他精油則是較近時期才被採用的。

虐待(Abuse)

①情感受虐

野洋甘菊、羅馬洋甘菊、香蜂草、大馬士革玫瑰、橙花、桔、安息香。

②心靈受虐

天竺葵、薰衣草、橙花、香蜂草、桔、安息香、大馬士革玫瑰。

上癮(Addiction)

①一般上癮

岩蘭草、風信子、永久花、羅勒、乳香、穗甘松、安息香。

②酒精上癮

永久花、杜松、檸檬、佛手柑、馬鬱蘭、快樂鼠尾草、檸檬尤加利。

③藥物上癮

岩蘭草、永久花、穗甘松、纈草、野洋甘菊、肉豆蔻、杜松、佛手柑、羅勒、快樂鼠尾草、天竺葵、風信子、水仙、晚香玉。

④安眠藥上癮

水仙、千葉玫瑰、黃水仙、風信子、康乃馨、茉莉、蛇麻草、纈草、零陵香豆、香草、晚香玉、穗甘松。

⑤其他有幫助的精油

馬鬱蘭、佛手柑、羅馬洋甘菊、杜松、廣藿香、月桂、快樂鼠尾草、肉豆蔻、岩玫瑰。

攻擊性(Aggression)

①一般攻擊性

天竺葵、乳香、檀香、葡萄柚、雪松、岩蘭草。

②紓解攻擊傾向

橙花、薰衣草、快樂鼠尾草、羅馬洋甘菊、安息香、馬鬱蘭、芫荽、山雞椒、纈草、穗甘松、千葉玫瑰、晚香玉、康乃馨、金合歡。

孤單(Aloneness)

橙花、羅馬洋甘菊、大馬士革玫瑰、茉莉、香蜂草、乳香。

健忘(Amnesia)

①混淆

豆蔻、晚香玉、薑、黑胡椒、佛手柑、天竺葵、永久花、葡萄柚、羅勒、苦橙葉。

②驚嚇引發的健忘

桔、依蘭、千葉玫瑰、大馬士革玫瑰、橙花、香蜂草、薄荷、薰衣草。

③恐懼引發的健忘

檀香、羅馬洋甘菊、絲柏、岩蘭草、檸檬、佛手柑、橙、雪松、橙花、天竺葵。

憤怒(Anger)

①平息怒氣

羅馬洋甘菊、德國洋甘菊、晚香玉、薰衣草、菩提花、岩蘭草、佛手柑、千葉玫瑰、大馬士革玫瑰、廣藿香、苦橙葉。

②對付憤怒

黑胡椒、羅馬洋甘菊、菩提花、岩蘭草、依蘭、大馬士革玫瑰、纈草、穗甘松、安息香、香桃木。

③發洩莫名的怒氣

晚香玉、黑胡椒、薑、野洋甘菊、雪松、廣藿香、丁香。

厭食症(Anorexia)

※請參考焦慮、執迷、自尊、信心等部分。

焦慮(Anxiety-General)

①一般性焦慮

佛手柑、薰衣草、桔、檀香、羅馬洋甘菊、岩蘭草、雪松、橙花、大馬士革玫瑰、羅勒、香蜂草、天竺葵、杜松、乳香、廣藿香。

②擔憂型焦慮

佛手柑、薰衣草、橙花、大馬士革玫瑰、香蜂草、天竺葵。

③壓抑型焦慮

佛手柑、香蜂草、橙花、大馬士革玫瑰、檀香、岩蘭草、雪松。

④不安型焦慮

岩蘭草、雪松、杜松、羅馬洋甘菊、乳香。

⑤緊張型焦慮

檀香、快樂鼠尾草、羅馬洋甘菊、廣藿香。

冷漠(Apathy)

豆蔻、檸檬、薑、黑胡椒、佛手柑、橙、茉莉、大馬士革玫瑰、野洋甘菊、羅勒、薄荷。

死別(喪親，Bereavement)

安息香、大馬士革玫瑰、橙花、菩提花、薰衣草、香蜂草、羅馬洋甘菊、廣藿香、絲柏、千葉玫瑰、桔。

崩潰(Breakdown)

①一般崩潰

薰衣草、絲柏、天竺葵、檀香、大馬士革玫瑰、桔、安息香、橙花、羅馬洋甘菊。

②情感性崩潰

薰衣草、快樂鼠尾草、檸檬、橙、羅馬洋甘菊、天竺葵、橙花、永久花。

貪食症(善飢症,Bulimia)

※請參考「盛怒」、「罪惡」、「自尊」、「信心」等部分。

筋疲力竭(Burnout-Emotional)

情感性疲憊

岩蘭草、佛手柑、大馬士革玫瑰、橙花、菩提花、香蜂草、廣藿香、檀香、風信子、馬鬱蘭、薰衣草、安息香、快樂鼠尾草、永久花、檸檬、乳香、羅馬洋甘菊、薑、茉莉、苦橙葉。

混淆(Confusion)

豆蔻、薑、黑胡椒、佛手柑、天竺葵、永久花、葡萄柚、野洋甘菊、羅勒、迷迭香、薄荷、絲柏、杜松、松樹、沈香醇百里香、薰衣草。

頹喪(Dejection)

佛手柑、乳香、葡萄柚、桔、天竺葵、肉豆蔻、金合歡、菩提花、橙、千葉玫瑰、茉莉、橙花、依蘭、苦橙葉。

譫妄(精神錯亂,Delirium)

薄荷、澳洲藍膠尤加利、薰衣草、馬鬱蘭。

震顫性譫妄(Delirium Tremens)

薰衣草、檸檬、羅馬洋甘菊、馬鬱蘭、纈草、天竺葵、苦橙葉。

癡呆(Dementia)

①增進記憶力

羅勒、豆蔻、薑、黑胡椒、迷迭香。

②刺激食慾

檸檬、黑胡椒、芫荽、豆蔻、丁香、橙、萊姆、葡萄柚、肉豆蔻、肉桂。

③撫平不安的溫和精油

大馬士革玫瑰、橙花、薰衣草、天竺葵、茉莉、羅馬洋甘菊。

抑鬱(Depression)

桔、羅馬洋甘菊、檸檬、佛手柑、葡萄柚、橙、茉莉、依蘭、大馬士革玫瑰、千葉玫瑰、橙花、天竺葵、苦橙葉、永久花、檸檬尤加利、檀香、快樂鼠尾草、馬鬱蘭、薰衣草、乳香。

①懶散型抑鬱

葡萄柚、絲柏、迷迭香、香蜂草、永久花、薄荷、快樂鼠尾草、檸檬尤加利、薄荷尤加利。

②焦躁型或焦慮型抑鬱

香蜂草、雪松、薰衣草、羅馬洋甘菊、佛手柑、馬鬱蘭、肉豆蔻、野洋甘菊、纈草、檸檬、橙。

③歇斯底里型抑鬱

桔、羅馬洋甘菊、菩提花、岩蘭草、佛手柑、橙花、水仙、薰衣草、馬鬱蘭、纈草、穗甘松。

④愛哭型抑鬱

大馬士革玫瑰、橙花、羅馬、檀香、廣藿香、天竺葵、依蘭。

躁鬱症（Depressive-Manic）

羅馬洋甘菊、德國洋甘菊、乳香、天竺葵、葡萄柚、桔、大馬士革玫瑰、薰衣草、檸檬、橙花、廣藿香、檀香。

懷疑（Doubt）

芫荽、山雞椒、乳香、安息香、歐白芷、依蘭。

情感狀況（Emotional States）

①情感暴力

乳香、杜松、天竺葵、大馬士革玫瑰、橙花、羅馬洋甘菊、茉莉、康乃馨、風信子、安息香、香蜂草、薰衣草。

②情感疲憊

絲柏、佛手柑、馬鬱蘭、迷迭香、澳洲藍膠尤加利、乳香、山雞椒、葡萄柚、黑胡椒、豆蔻、薑、檸檬、松樹。

面對死亡（Facing Death）

大馬士革玫瑰、千葉玫瑰、茉莉、菩提花、乳香、橙花、羅馬洋甘菊、天竺葵、水仙、安息香、月桂、康乃馨、檀香、雪松、佛手柑、杜松、檸檬、薰衣草、風信子、晚香玉。

※精油的選用往往依文化背景及個人偏好而定，此項所列僅供參考。

疲勞（Fatigue）

①心智性疲勞

岩蘭草、黑胡椒、薑、迷迭香、羅勒、絲柏、葡萄柚、薄荷。

②精神性疲勞

檸檬、羅勒、薄荷、迷迭香、檸檬尤加利、胡椒尤加利、苦橙葉。

恐懼(Fear)

①一般恐懼

檀香、羅馬洋甘菊、絲柏、岩蘭草、檸檬、佛手柑、橙、雪松、橙花、野洋甘菊、羅勒、乳香、快樂鼠尾草、薰衣草、白松香。

②恐懼失敗

茴香、芫荽、依蘭、羅勒、乳香。

③恐懼謠言

絲柏。

④恐懼發瘋

茴香、雪松、依蘭、乳香。

⑤恐懼感情

茴香、乳香、檀香、橙花。

⑥恐懼改變

依蘭、乳香、薰衣草、野洋甘菊。

⑦恐懼性愛

千葉玫瑰、依蘭、廣藿香、岩蘭草、白松香。

⑧恐懼愛情

千葉玫瑰、橙花、康乃馨、風信子、安息香。

⑨恐懼愛人

橙花、依蘭、康乃馨、安息香、千葉玫瑰。

⑩恐懼不被愛

大馬士革玫瑰。

⑪恐懼失去所愛

絲柏、千葉玫瑰、乳香、白松香。

情感爆發(Fits-Emotional)

薰衣草、馬鬱蘭、檸檬尤加利、山雞椒、羅馬洋甘菊。

忘記(Forgetfulness)

絲柏、檸檬、薑、黑胡椒、岩玫瑰、乳香、迷迭香、薄荷、羅勒。

悲傷(Grief)

①驅散悲傷

絲柏、羅馬洋甘菊、千葉玫瑰、大馬士革玫瑰、永久花、野洋甘菊、乳香、水仙、佛手柑、康乃馨、香草、肉豆蔻、穗甘松、西洋蓍草。

②有困難表達悲傷

風信子、千葉玫瑰、大馬士革玫瑰、橙花、香蜂草、永久花、安息香、岩蘭草、金合歡。

罪惡(Guilt)

菩提花、岩蘭草、茉莉、松樹、大馬士革玫瑰、杜松、快樂鼠尾草、依蘭、肉豆蔻。

臆想症(Hypochondria)

馬鬱蘭、迷迭香、纈草、蛇麻草、羅勒、薄荷、百里香、野洋甘菊、茶樹、白松香、野馬鬱蘭、松紅梅。

歇斯底里(Hysteria)

桔、羅馬洋甘菊、菩提花、岩蘭草、佛手柑、迷迭香、橙花、薄荷、水仙、薰衣草、馬鬱蘭、纈草、穗甘松、蛇麻草。

失眠(Insomnia)

薰衣草、桔、菩提花、快樂鼠尾草、馬鬱蘭、岩玫瑰、纈草、蛇麻草、岩蘭草、羅馬洋甘菊、檀香、檸檬。

焦躁(Irritability)

絲柏、羅馬洋甘菊、德國洋甘菊、芫荽、山雞椒、橙花、依蘭、香蜂草、水仙、薰衣草。

寂寞(Loneliness)

佛手柑、永久花、水仙、羅馬洋甘菊、橙花、安息香。

喪失記憶力(Memory-Lack of)

薑、羅勒、檸檬、葡萄柚、迷迭香、沈香醇百里香、豆蔻、黑胡椒、芫荽、玉桂子。

悲慘(Misery)

水仙、安息香、橙、橙花、千葉玫瑰、茉莉、丁香、肉桂、薑、康乃馨、玉桂子、苦橙葉。

情緒憂鬱(Moodiness)

天竺葵、檸檬尤加利、橙花、薰衣草、檸檬、依蘭、廣藿香、野洋甘菊。

喜怒無常(Mood Swings)

天竺葵、豆蔻、薰衣草、芫荽、絲柏、歐白芷、雪松、菩提花、永久花。

緊張性耗竭(Nervous Exhaustion)

迷迭香、杜松、橙花、薰衣草、橙、羅馬洋甘菊、馬鬱蘭、快樂鼠尾草、苦橙葉。

觀念固執的行爲(Obsessional Behavior)

檀香、岩蘭草、雪松、水仙、快樂鼠尾草、橙、檸檬。

疼痛(Pain)

樺木、肉豆蔻、丁香、迷迭香、薰衣草、羅馬洋甘菊、鼠尾草、快樂鼠尾草、永久花、薄荷、羅勒。

①發炎痛

薰衣草、羅馬洋甘菊。

②緊張的不適

薰衣草、快樂鼠尾草、岩蘭草、馬鬱蘭。

③放鬆心情(轉移疼痛的注意力)

薰衣草、橙花。

驚慌(Panic Attacks)

薰衣草、乳香、永久花、馬鬱蘭。

消極(Passivity)

千葉玫瑰、依蘭、雪松、松樹、茉莉、晚香玉、橙、廣藿香、月桂。

懼怕症(Phobias)

鎮靜和放鬆

薰衣草、菩提花、快樂鼠尾草、橙花、依蘭、馬鬱蘭、野洋甘菊、羅馬洋甘菊、檀香。

好爭吵(Quarrelsomeness)

快樂鼠尾草、薰衣草、檸檬、檀香、廣藿香、丁香、岩玫瑰。

盛怒(Rage)

羅馬洋甘菊、依蘭、野洋甘菊、岩蘭草、快樂鼠尾草、薰衣草、馬鬱蘭、白松香。

懊悔(Regrets)

千葉玫瑰、大馬士革玫瑰、松樹、絲柏、風信子、金合歡。

被拒絕(Rejection)

松樹、絲柏、檀香、安息香、羅馬洋甘菊、橙花、大馬士革玫瑰、依蘭、風信子、晚香玉、康乃馨。

壓抑(Repression)

風信子、茉莉、乳香、依蘭、雪松、松樹、廣藿香、岩蘭草、杜松。

精神分裂症(Schizophrenia)

薰衣草、桔、天竺葵、羅馬洋甘菊、大馬士革玫瑰。

自責(Self-blame)

大馬士革玫瑰、千葉玫瑰、檸檬、天竺葵、羅馬洋甘菊、佛手柑、橙、依蘭、康乃馨、晚香玉、安息香、香蜂草、檸檬尤加利、野洋甘菊。

哀傷(Sorrow)

絲柏、風信子、香蜂草、安息香、乳香、檀香、大馬士革玫瑰

緊張或壓力(Stress)

佛手柑、羅馬洋甘菊、野洋甘菊、乳香、天竺葵、葡萄柚、薰衣草、檸檬、桔、香蜂草、橙花、馬鬱蘭、大馬士革玫瑰、檀香、岩蘭草、快樂鼠尾草、依蘭、月桂、茉莉、風信子、安息

香、檸檬尤加利、山雞椒、晚香玉、水仙、菩提花、肉豆蔻、蛇麻草、穗甘松、纈草、西洋蓍草。

精神疲勞(Tiredness-Mental)

快樂鼠尾草、薰衣草、馬鬱蘭、迷迭香、山雞椒、葡萄柚、薄荷。

創傷(Trauma)

沈香醇百里香、薰衣草、天竺葵、雪松、檸檬、馬鬱蘭、快樂鼠尾草、羅馬洋甘菊、苦橙葉。

撤退(Withdrawal)

①從生活中隱退

水仙、橙。

②情感的收斂

佛手柑、千葉玫瑰、大馬士革玫瑰、風信子、羅馬洋甘菊、橙花、桔、天竺葵。

③追求平靜

絲柏、乳香、雪松、杜松、大馬士革玫瑰、羅馬洋甘菊、橙花、康乃馨、佛手柑、天竺葵。

※可以使用任何自己感覺合適的精油。

自卑感(Worthlessness)

乳香、檀香、雪松、丁香、野洋甘菊、橙花、杜松、羅馬洋甘菊、天竺葵。

索引表11.3
對正面的心理狀態有益的精油

歐白芷籽(Angelica Seed)
平靜、自覺。

羅勒(Basil)
警覺性、有主見、積極、集中精神。

月桂(Bay)
創造力、表演、積極、自覺、自我形象。

安息香(Benzoin)
快樂、滿足。

佛手柑(Bergamot)
警覺性、有主見、專心、信心、滿足、創造力、集中精神、喜悅、表演、自尊。

黑胡椒(Black Pepper)
警覺性、有主見、自我形象。

豆蔻(Cardamom)
警覺性、有主見、專心、信心、積極。

康乃馨(Carnation)
警覺性、創造力、快樂、平靜、自尊。

雪松(Cedarwood)
警覺性、專心、信心、集中精神、積極、自尊、自我形象。

羅馬洋甘菊(Chamomile Roman)
專心、滿足、喜悅、平靜、自我形象。

肉桂(Cinnamon)
警覺性、集中精神、快樂。

岩玫瑰(Cistus或Rock Rose或Labdanum)
有主見、創造力、自覺、表演。

快樂鼠尾草(Clary Sage)
休息、自覺。

丁香(Clove)
滿足、創造力、集中精神、快樂、自覺。

芫荽(Coriander)
警覺性、有主見、信心、快樂、自覺。

絲柏(Cypress)
有主見、信心、滿足、創造力、集中精神、表演、積極、自覺、自我形象。

澳洲藍膠尤加利(Eucalyptus, Radiata/Globulus)
專心、警覺性

檸檬尤加利(Eucalyptus Citriodora 或 Lemon)

警覺、表演。

茴香(Sweet Fennel)
有主見、信心、集中精神。

乳香(Frankincense)
有主見、信心、創造力、喜悅、平靜、表演、積極、自我形象。

天竺葵(Geranium)
創造力、快樂、表演、積極、休息、自覺、自尊。

薑(Ginger)
有主見、信心、集中精神、快樂。

葡萄柚(Grapefruit)
警覺性、信心、表演、積極。

永久花(Helichrysum 或 Immortelle 或 Italian Everlasting)
表演。

風信子(Hyacinth)
專心、自尊。

茉莉(Jasmine)
有主見、信心、創造力、快樂、平靜、表演、自覺、自尊、自我形象。

杜松漿果(Juniper Berry)
警覺性、創造力、集中精神、平靜、積極、自我形象。

薰衣草(Lavender)
滿足、表演、休息、自我形象。

檸檬(Lemon)
專心、創造力、集中精神、喜悅、表演、積極。

檸檬香茅(Lemongrass)
專心、集中精神。

萊姆(Lime)
警覺性、有主見。

菩提花(Linden Blossom)
信心、集中精神、喜悅、休息。

山雞椒(Litsea Cubeba)
有主見、專心、創造力、集中精神。

桔(Mandarin)
自覺、自我形象。

馬鬱蘭(Marjoram)
休息。

香蜂草(Melissa)
平靜、自我形象。

金合歡(Mimosa)
創造力、喜悅、休息。

沒藥(Myrrh)
積極。

香桃木(Myrtle)
自覺、自我形象。

水仙(Narcissus)
專心。

橙花(Neroli)
專心、滿足、創造力、喜悅、平靜、休息、自我形象。

肉豆蔻(Nutmeg)
集中精神、自我形象。

橙(Orange)
專心、信心、滿足、快樂、喜悅、自我形象。

野洋甘菊(Ormenis Flower)
有主見、表演、自覺、自尊。

廣藿香(Patchouli)
有主見、滿足、積極。

薄荷(Peppermint)

警覺性、專心。

苦橙葉(Petitgrain)
警覺性、喜悅、積極、休息。

玉桂子(Pimento Berry)
有主見、快樂、積極、自覺。

松樹(Pine)
警覺性、信心、積極、自覺、自我形象。

迷迭香(Rosemary)
警覺性、專心、信心、集中精神、積極。

千葉玫瑰(Rose Maroc)
表演、休息、自尊、自我形象。

大馬士革玫瑰(Rose Otto)
專心、滿足、創造力、快樂、喜悅、平靜。

鼠尾草(Sage)
自覺。

檀香(Sandalwood)
滿足、創造力、喜悅、休息、自覺、自尊、自我形象。

穗甘松(Spikenard)
平靜。

百里香(Thyme)
警覺性。

沈香醇百里香(Thyme Linalol)
警覺性、集中精神。

晚香玉(Tuberose)
有主見、信心、表演、自尊、自我形象。

岩蘭草(Vetiver)
積極、自尊。

西洋蓍草(Yarrow)
平靜。

依蘭(Ylang Ylang)
有主見、滿足、集中精神、喜悅、自覺、自尊、自我形象。

索引表11.4
對治療各種心理問題有益的精油

歐白芷籽(Angelica Seed)

懷疑、情緒不穩。

羅勒(Basil)

一般上癮、藥物上癮、一般焦慮、冷漠、混淆、癡呆（記憶喪失）、懷疑、精神疲倦、恐懼失敗、一般恐懼、忘記、臆想症、喪失記憶力、疼痛、遭拒絕。

月桂(Bay)

上癮、面對死亡、緊張（壓力）。

安息香(Benzoin)

上癮、緩和攻擊傾向、對付憤怒、死別（喪親）、崩潰、筋疲力竭、懷疑、情感暴力、面對死亡、恐懼愛情、恐懼愛人、表達悲傷、寂寞、悲悽、自責、緊張（壓力）。

佛手柑(Bergamot)

上癮、酒精上癮、藥物上癮、健忘症（混淆）、恐懼引發的健忘、憤怒、一般焦慮、擔憂型焦慮、抑鬱型焦慮、冷漠、筋疲力竭（情感）、混淆、頹喪、抑鬱、歇斯底里型抑鬱、躁鬱症、耗竭、面對死亡、一般恐懼、悲傷、歇斯底里、寂寞、自責、緊張（壓力）、從生活隱退、隱退（追求平靜）。

樺木(Betula Alba或Birch)

疼痛。

黑胡椒(Black Pepper)

健忘症（混淆）、對付憤怒、表達莫名的憤怒、冷漠、混淆、癡呆（記憶）、癡呆（促進食慾）、筋疲力竭、疲勞（心智）、忘記、缺乏記憶。

豆蔻(Cardamom)

健忘症（混淆）、冷漠、混淆、癡呆（記憶）、癡呆（促進食慾）、筋疲力竭、缺乏記憶、情緒不穩。

康乃馨(Carnation)

上癮、緩和攻擊傾向、死別（喪親）、情緒暴力、面對死亡、恐懼愛情、恐懼愛人、驅除悲傷、悲悽、遭拒絕、自責、退隱（追求平靜）。

雪松(Cedarwood)

一般攻擊傾向、恐懼引發的健忘症、表達莫名的怒氣、一般焦慮、不安型焦慮、抑鬱型焦慮、抑鬱、面對死亡、一般恐懼、恐懼發瘋、情緒不穩、執迷、消極、壓抑、創傷、退隱（追求平靜）、失去自我價值感。

德國洋甘菊(Chamomile German)

平息憤怒、躁鬱症、焦躁。

羅馬洋甘菊(Chamomile Roman)

虐待、上癮、緩和攻擊傾向、孤單、恐懼引發的健忘症、平息憤怒、對付憤怒、一般焦慮、緊張型焦慮、不安型焦慮、死別（喪親）、一般崩潰、情感崩潰、筋疲力竭、震顫性譫妄、抑鬱、感傷性抑鬱、歇斯底里抑鬱、躁鬱症、情感暴力、情感透支、面對死亡、一般恐懼、情感爆發、驅除悲傷、歇斯底里、失眠、焦躁、寂寞、神經衰竭、疼痛、發炎痛、懼怕症、盛怒、遭拒絕、不安（焦躁）、自責、精神分裂症、緊張（壓力）、創傷、顫抖、情緒收斂、退隱（追求平靜）、喪失自我價值感。

肉桂(Cinnamon)

癡呆、神經性疲憊、悲悽。

岩玫瑰(Cistus)

上癮、忘記、失眠、好爭吵。

快樂鼠尾草(Clary Sage)

上癮、酒精上癮、藥物上癮、緩和攻擊傾向、緊張性焦慮、崩潰、筋疲力竭、抑鬱、神經衰竭、一般恐懼、罪惡、失眠、執迷、疼痛、緊張性疼痛、懼怕症、好爭吵、盛怒、緊張（壓力）、精神疲憊、創傷。

丁香(Clove)

表達莫名怒氣、癡呆（刺激食慾）、悲悽、疼痛、好爭吵、喪失自我價值感。

芫荽(Coriander)

緩和攻擊傾向、懷疑、癡呆（刺激食慾）、恐懼失敗、焦躁、喪失記憶、情緒不穩。

絲柏(Cypress)

恐懼引發的健忘、一般恐懼、恐懼謠言、恐懼失去所愛、忘記、驅除悲傷、焦躁、情緒不穩、懊悔、遭拒絕、從生活隱退、崩潰、混淆、抑鬱、筋疲力竭。

檸檬尤加利(Eucalyptus Citriodora或Lemon)

酒精上癮、抑鬱、情緒爆發、情緒憂鬱、自責、緊張（壓力）、精神疲勞。

澳洲藍膠尤加利(Eucalyptus Radiate／Globulus)

譫妄、筋疲力竭。

茴香(Fennel, Sweet)

恐懼失敗、恐懼發瘋、恐懼感情。

乳香(Frankincense)

一般上癮、一般攻擊性、孤單、一般焦慮、不安性焦慮、筋疲力竭、頹喪、躁鬱症、懷疑、情感暴力、情感透支、面對死亡、一般恐懼、恐懼失敗、恐懼發瘋、恐懼感情、恐懼改變、恐懼失去、忘記、驅除悲悽、驚慌、壓抑、緊張（壓力）、退隱（追求平靜）、喪失自我價值感。

白松香(Galbanham)

一般恐懼、恐懼性愛、恐懼失去、臆想症、盛怒。

天竺葵(Geranium)

心靈受虐、藥物上癮、一般攻擊性、健忘症（混淆）、恐懼引發的健忘、一般焦慮、擔憂型焦慮、一般崩潰、情感崩潰、混淆、頹喪、震顫性譫妄、癡呆、抑鬱、感傷型抑鬱、躁鬱症、情感暴力、面對死亡、情緒憂鬱、喜怒無常、自責、精神分裂、緊張（壓力）、創傷、情緒收斂、隱退（追求平靜）、喪失自我價值感。

薑(Ginger)

健忘症（混淆）、表達莫名怒氣、冷漠、混淆、癡呆、筋疲力竭、精神疲勞、忘記、記憶、悲悽。

葡萄柚(Grapefruit)

一般攻擊傾向、健忘症（混淆）、頹喪、癡呆（刺激食慾）、抑鬱、躁鬱、筋疲力竭、一般恐懼、喪失記憶、精神疲勞、隱退（追求平靜）。

永久花(Helichrysum 或 Immortelle 或 Italian Everlasting)

一般上癮、酒精上癮、藥物上癮、健忘症（混淆）、一般崩潰、筋疲力竭、混淆、一般抑鬱、驅除焦慮、表達悲悽、孤單、情緒不穩、疼痛、驚慌。

蛇麻草(Hops)

上癮、歇斯底里、臆想症、失眠。

風信子(Hyacinth)

上癮、酒精上癮、冷漠、情感透支、情感暴力、面對死亡、恐懼愛情、表達悲傷、遭拒絕、壓抑、緊張（壓力）、精神疲憊、收斂情感。

茉莉(Jasmine)

上癮、孤單、冷漠、筋疲力竭、頹喪、抑鬱、情感暴力、面對死亡、罪惡、悲悽、消極、壓抑、焦躁、緊張（壓力）、顫抖。

杜松漿果(Juniper Berry)

上癮、酒精上癮、藥物上癮、緊張性焦慮、不安性焦慮、混淆、感情暴力、神經衰竭、面對死亡、罪惡、壓抑、隱退（追求平靜）、喪失自我價值感。

薰衣草(Lavender)

心靈受虐、緩和攻擊傾向、驚嚇引發的健忘症、怒氣、一般焦慮、擔憂性焦慮、死別、一般崩潰、情感崩潰、情感透支、混淆、歇斯底里性抑鬱、譫妄、震顫性譫妄、癡呆、抑鬱、躁鬱症、情感暴力、神經衰竭、一般恐懼、恐懼改變、情感爆發、歇斯底里、失眠、焦躁、情緒憂鬱、喜怒無常、疼痛、發炎痛、紓解疼痛、驚慌、懼怕、好爭吵、盛怒、精神分裂、緊張、精神疲憊、創傷。

檸檬(Lemon)

酒精上癮、恐懼引發的健妄症、冷漠、崩潰、筋疲力竭、面對死亡、震顫性譫妄、癡呆（刺激食慾）、抑鬱、躁鬱、精神疲憊、一般恐懼、忘記、失眠、喪失記憶、情緒憂鬱、執迷、好爭吵、自責、精神分裂、緊張（壓力）、創傷。

萊姆(Lime)

癡呆。

菩提花(Linden Blossom)

平息怒氣、對付怒氣、死別（喪親）、情感透支、頹喪、癡呆（焦躁）、抑鬱、面對死亡、罪惡、歇斯底里、失眠、焦躁、情緒不穩、懼怕、緊張（壓力）。

山雞椒(Litsea Cubeba)

攻擊傾向、懷疑、筋疲力竭、情感爆發、焦躁、精神疲憊、緊張（壓力）。

桔(Mandarin)

情感受虐、心靈受虐、驚嚇引發的健忘症、一般焦慮、死別（喪親）、崩潰、頹喪、一般抑鬱、躁鬱、歇斯底里、失眠、精神分裂、緊張（壓力）。

松紅梅(Manuka)

臆想症。

馬鬱蘭(Marjoram)

上癮、酒精上癮、緩和攻擊性、筋疲力竭、譫妄、震顫性譫妄、抑鬱、歇斯底里型抑鬱、情感爆發、歇斯底里、失眠、精神疲憊、疼痛、驚慌、懼怕、盛怒、創傷、臆想症、緊張（壓力）。

香蜂草(Melissa)

情感受虐、心靈受虐、孤單、驚嚇引發的健忘症、一般焦慮、擔憂性焦慮、抑鬱性焦慮、死別（喪親）、情感透支、情感暴力、抑鬱、表達悲傷、焦躁、自責、緊張（壓力）、收斂情感。

金合歡(Mimosa)

緩和攻擊性、頹喪、表達悲傷。

香桃木(Myrtle)

對付憤怒。

水仙(Narcissus)
安眠藥上癮、藥物上癮、歇斯底里型抑鬱、情感透支、面對死亡、驅除悲傷、歇斯底里。焦躁、寂寞、悲悽、執迷、緊張（壓力）、從生活隱退。

橙花(Neroli)
情感受虐、心靈受虐、緩和攻擊性、孤單、驚嚇引發的健忘症、一般焦慮、擔憂型焦慮、抑鬱型焦慮、死別（喪親）、一般崩潰、情感崩潰、感情透支、頹喪、癡呆（焦躁）、抑鬱、愛哭型抑鬱、躁鬱、情感暴力、神經衰竭、面對死亡、一般恐懼、恐懼情感、恐懼愛情、恐懼愛人、表達悲傷、歇斯底里、焦躁、寂寞、情緒憂鬱、悲悽、轉移疼痛的注意力、懼怕、遭拒絕、緊張（壓力）、收斂情緒、隱退（追求平靜）、喪失自我價值感。

肉豆蔻(Nutmeg)
上癮、藥物上癮、頹喪、癡呆（刺激食慾）、抑鬱、驅除悲傷、罪惡、疼痛、緊張壓力、精神疲憊。

橙(Orange)
恐懼引發的健忘症、冷漠、崩潰、頹喪、癡呆（刺激食慾）、抑鬱、一般恐懼、悲悽、神經衰竭、執迷、消極、自責、從生活中隱退。

野馬鬱蘭(Oregano)
臆想症。

野洋甘菊(Ormenis Flower 或 Chamomile Maroc)
情感受虐、藥物上癮、表達莫名怒氣、冷漠、混淆、抑鬱、一般恐懼、恐懼改變、驅除悲傷、臆想症、情緒憂鬱、懼怕、盛怒、自責、緊張（壓力）、喪失自我價值感。

廣藿香(Patchouli)

上癮、平息怒氣、表達莫名怒氣、一般焦慮、緊張型焦慮、死別（喪親）、情感透支、愛哭型抑鬱、躁鬱、恐懼性愛、情緒憂鬱、消極、好爭吵、壓抑。

薄荷(Peppermint)

驚嚇引發的健忘症、冷漠、混淆、譫妄、精神疲勞、歇斯底里、疼痛、忘記、臆想症。

苦橙葉(Petitgrain)

健忘症（混淆）、平息怒氣、筋疲力竭、混淆、頹喪、震顫性譫妄、抑鬱、神經衰竭、精神疲勞、悲悽、創傷。

玉桂子(Pimento Berry)

喪失記憶、悲悽。

松樹(Pine)

混淆、筋疲力竭、罪惡、消極、懊悔、遭拒絕、壓抑。

千葉玫瑰(Rose Maroc)

上癮、緩和攻擊性、驚嚇引發的健忘症、平息怒氣、對付憤怒、冷漠、死別（喪親）、頹喪、恐懼愛人、抑鬱、面對死亡、恐懼性愛、恐懼愛情、恐懼失去、驅除悲傷、表達悲傷、精神疲勞、悲悽、消極、懊悔、自責、緊張（壓力）、收斂情感。

迷迭香(Rosemary)

混淆、抑鬱、癡呆、筋疲力竭、神經衰竭、心智疲勞、忘記、歇斯底里、臆想症、喪失記憶、疼痛、精神疲勞。

大馬士革玫瑰(Rose Otto或Bulgur)

情感受虐、孤單、驚嚇引發的健忘症、平息怒氣、一般焦慮、擔憂型焦慮、抑鬱型焦慮、冷漠、死別(喪親)、崩潰、感情透支、癡呆、抑鬱、感傷型抑鬱、躁鬱、情感暴力、面對死亡、恐懼不被愛、驅除悲傷、表達悲傷、罪惡、懊悔、遭拒絕、自責、精神分裂、緊張(壓力)、精神疲憊、收斂情感、隱退(追求平靜)。

檀香(Sandalwood)

攻擊性、恐懼引發的健忘症、一般焦慮、緊張型焦慮、抑鬱型焦慮、崩潰、情感透支、抑鬱、傷感性抑鬱、躁鬱、面對死亡、一般恐懼、恐懼失敗、失眠、執迷、懼怕、好爭吵、遭拒絕、緊張(壓力)、喪失自我價值感。

鼠尾草(Sage)

疼痛。

穗甘松(Spikenard)

一般上癮、安眠藥上癮、藥物上癮、緩和攻擊傾向、對付憤怒、歇斯底里型抑鬱、驅除悲傷、歇斯底里、緊張(壓力)。

茶樹(Tea Tree)

臆想症。

晚香玉(Tuberose)

上癮、藥物上癮、緩和攻擊性、健忘症（混淆）、平息怒氣、混淆、面對死亡、消極、遭拒絕、自責、緊張（壓力）。

沈香醇百里香(Thyme Linalol)
混淆、臆想症、喪失記憶、創傷。

香草(Vanilla)
驅除悲傷。

纈草(Valerian)
上癮、藥物上癮、攻擊性、對付怒氣、激昂型抑鬱、焦慮型抑鬱、歇斯底里型抑鬱、震顫性譫妄、臆想症、歇斯底里、失眠、緊張（壓力）。

岩蘭草(Vetiver)
上癮、藥物上癮、一般上癮、恐懼引發的健忘症、平息怒氣、對付怒氣、一般焦慮、不安型焦慮、抑鬱型焦慮、情感透支、歇斯底里型抑鬱、精神疲倦、一般恐懼、恐懼性愛、表達悲傷、罪惡、歇斯底里、失眠、執迷、緊張性疼痛、盛怒、壓抑、緊張（壓力）。

西洋蓍草(Yarrow)
驅除悲傷、緊張（壓力）。

依蘭(Ylang Ylang)
驚嚇引發的健忘症、對付怒氣、抑鬱、傷感型抑鬱、頹喪、懷疑、恐懼失敗、恐懼發瘋、恐懼改變、恐懼性愛、恐懼愛情、罪惡、焦躁、情緒憂鬱、消極、盛怒、遭拒絕、壓抑、自責、緊張（壓力）。

第三部

芳香族：人的特性與精油的性格

整個地球就像一個香氣氤氳的香爐，點燃的香如此聖潔，縷縷不絕。

這是人世間最崇高的歡愉——妙不可語，神秘地通往光明與素淨，白花雖好，但卻能穿透至實體世界的深處。這象徵著精神領域裡的物質價值。如果我們經常用這些有療效的芳香液洗滌心靈，就像洗手那麼頻繁，我們的生活將更加健康無比。

——瑪莉威伯，〈香水之趣〉

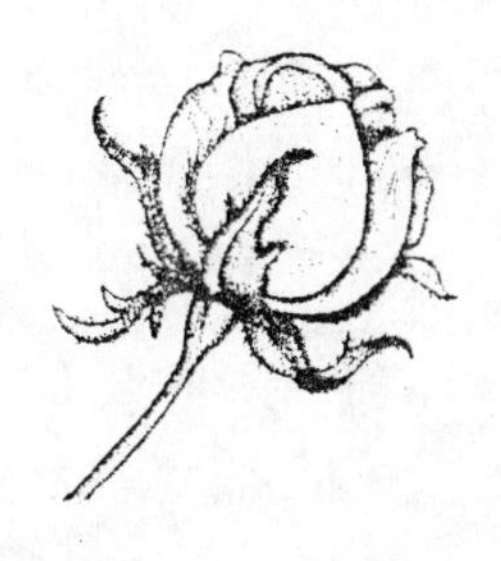

第十二章

性格是什麼

就身體結構而言，每個人都是一樣的。我們都具有一副骨架（外裹著肌肉）、呼吸系統、心臟血管系統、消化器官，因此，如果把每個人放在顯微鏡下面觀察，人人皆大同小異。然而使你和別人迥然不同的地方就在大腦的功能，包括你的思考、情緒和行為，換句話說，就是你的性格。只要想一下你的家人或朋友，就會發現没有兩個人的觀念、態度、夢想、性情等等是一模一樣的。這之間的差異是如何產生的呢？

性格不像指紋那樣成為永遠的印痕，它會隨著我們周遭相處的人及生命中不同時期的環境狀況而改變。譬如，有位六歲的小女孩，當她與她的朋友瑟蕾斯特在一起時，她表現得乖巧、熱心；但當她與曼蒂在一起時，她變成一個吵鬧、喧嘩的少女；當她和米朗達玩耍時，像個十足的淘氣鬼；而當她與被動的蘇珊在一起時，儼然成為一個專橫的小暴君；當她與隔壁的彼德玩耍時，動不動就因為細故而嚎啕大哭。如果這個小女孩始終只有一個玩伴，那麼這些行為差異就不會如此明顯，或許，她的母親還以為她的個性就像指紋那樣鐫刻在她身上。結果，就如我們所看到的，她的個性的確隨著與她相處的人而改變。除此，性格也會隨著人生經驗而變化，難怪我們有時候會聽說：「瞧！他的個性在他找到那份工作之後，完全變了一個樣子。」不論是外在的影響（例如找到新工作或談戀愛）或內在的因素（例如尋獲精神上的歸宿），人的個性確實會改變，有時候這種變化還頗富戲劇性。

心理學家發現，七至八週大的嬰兒在活動程度、注意力集中的時間長短、反應的強度、心情的變化及堅持的程度等方面已顯示出差異性。稍後，當心理學家繼續追蹤這些嬰兒時，可以觀察到同樣的差異性，不論他們在怎樣的社會及情緒環境中成長。顯然每個人生來就具有獨特的個性，但是我們成年之後的個性究竟有多少是歸因於遺傳或環境，仍是吸引著研究人員的問題。為了窮究性格的來源，研究人員在同卵雙生的雙胞胎上做了許多觀察及調查，尤其是那些不在同一個家庭裡被帶大的雙胞胎。舉美國的雙胞胎吉姆為例，他們兄弟倆在一出生後就被不同的家庭領養，而且他們直到三十九歲時，彼此才見面。當他們相遇後才發現，兩人都從事兼差警長的工作，兩人都開雪佛龍汽車，兩人都定期前往佛羅里達的聖彼德堡渡假，兩人皆娶了一名叫作琳達的小姐，兩人後來也都和他們的琳達離婚，兩人又各自再娶了一名叫貝蒂的女生，兩人各養了一隻叫「玩具」的小狗，最後，兩人的兒子也都叫作詹姆士，只不過一個叫詹姆士・愛倫，另一個叫詹姆士・亞倫。

當我們重讀四十份針對雙胞胎性格的研究報告時發現，同卵雙生的雙胞胎（基因完全相同，因為他們來自同一個受精卵的一分為二）彼此分開被撫養，其在性格下的特點比異卵雙生的雙胞胎（基因不相同，因為他們來自兩個不同的受精卵）還相似。根據這項結果，我們或許可以說先天的遺傳對個人的影響比後天的環境還大，同時我們也不要忘了每個人都從他的父母那裡遺傳到交感神經系統，此系統負責調節血壓及心跳，因此能影響一個人對周遭狀況的反應方式，使他的作風與父母相似。然而事實没有這麼簡單。有些研究明白地揭示，後天成長的環境對個人有極重大的影響力。

做父母的都知道，今天他們若發一頓脾氣，改天他們的子女也很可能鬧脾氣。我們會發現自己的小孩竟然會學我們說話或學我們做事。一般認為最可能得自父母的影響的性格特點包括脾氣暴躁、具有攻擊性、焦慮、膽怯、性急及自私自利。焦慮、抑鬱、恐懼症、衝動、執迷等性格也很可能根源於童年家庭生活中所充斥的各種情緒戲碼。單單是從小與父母生活在一起，就是以使我們接受他們的政治傾向及宗教信仰，甚至還進入與他們相同的職業。

另一項影響性格的重要因子在於你是否是家中的老大。研究顯示，家庭中排行老大的小孩比較具有成就事情的雄心，比較穩健、謹慎。一般相信這是因為身為老大的小孩，為了克服弟妹的到來而取代了自己，只好表現得較能受父母青睞，但是父母通常對第一個小孩呵護備至，以防小孩受到各種傷害，然後對後來出生的小孩，父母就不再那麼無微不至了，因為他們已經知道小孩很容易存活。而且排行較大的小孩也會擔起照顧弟妹的責任，甚至要保護弟妹不受其他小孩或父母的傷害。另外，父母也會給予家中的老大較多的責任，要求他們做家事及幫忙家中的各種雜務。

反觀年紀較輕的小孩，父母從來不會要求他們去幫助哥哥、姊姊穿衣服、洗澡，而我也從未聽過哪一個弟弟或妹妹輔導兄長做功課、讀書，除非這位兄長有學習障礙。家中年紀較小的小孩通常有比較多的自由，因為父母對他們不再像對頭一胎那樣擔心；排行小的小孩責任較少，而且無需學習如何照顧弟妹。這些因素往往使他們比較會撒野、叛逆，因為他們覺得父母偏心，比較疼愛兄姊。我對這種論調半信半疑，因為就我的經驗來看，弟妹很可能對兄姊又崇拜又怨恨。

想要找出性格的根源並不容易。在相似環境中成長的小孩彼此可能有非常不同的性格，而事實上他們的性格又可能與生長在迥異環境中的小孩相類似。除此，來自非常嚴格家庭的兩個小孩，可能發展出很不同的性格，一個可能很謹慎、乖巧，另一個可能叛逆、惡劣。關於先天因子與後天因子的爭議在此有個結論了，即性格的發展有一半決定於天生因子，另一半決定於環境因子。

性格的塑造來自各方面的因素，遺傳因子當然是跑不掉的，而性別上的差異也有重大的影響，包括荷爾蒙的作用及社會對男、女性別上的行為期待（後者的影響力尤甚）。我們的父母、兄弟姊妹以及親朋好友都會影響我們，而成長環境與周遭所接觸到的夥伴，也都是重要的因子。難道我們生來就是在各種影響的搓揉之下所得到的產品？是等著被環境所塑造的一塊黏土？答案當然是否定的。其實，我們生來就是獨立的個體，而且就某種意義來講，我們成人有權利恢復我們的獨立性，並甩掉那些我們不再需要的影響力。

不由自主的感覺對每個人似乎都不陌生，我們很容易覺得自己像人海茫茫中的漂浮物，隨著時間的浪潮四處漂移。別人可能將他們的理想及行為模式加諸在我們身上，產生強大的壓迫感，尤其當這些施加壓力的人正是我們最親近的人時，那股力量更是難以抵抗。我們反覆思索自己究竟身處何地，哪裡才是歸宿。生病、失業及人際關係惡劣都是引發巨浪狂潮的危險狀況。同時，因為受虐、暴力及恐懼而在我們內心激起的強大力量，可能把我們衝到我們並不想要的岸邊。

然而對於自己想要成為怎樣的人及想要達到什麼樣的成就，每個人或許在心中都有一個理想的影像。我們追求的資格條件可能包括善解人意、正直、容忍、信實與開明、專業的創意，或對世界上的正義、自由與和平的關懷。儘管對自己真誠是件好事，但心理學家同意，一味地服從未必是好的。我們必須對生活、深層的人際關係、反省的時間、克服困難的想像力以及對生活情趣等方面，培養出控制的能力，這樣我們才可能快快樂樂地過生活。

但「我們」究竟是誰？這是相當難以捉摸的問題。心理學家伍爾格曾對退行療法描寫如下：性格不是單一的東西，它具有多重面貌，這並不是精神醫師所指的多重人格，而是意謂著每個自我都有很多層次，就像洋蔥可以一層又一層地剝去一樣。當我們回顧從前的日子，或當我們望向我們的夢想時，我們彷彿將這些「自我」一層層地剝除。

另一個複雜的問題是「多事性格症」，有這種毛病的人會出現性格轉變的現象。而且研究顯示，患者在不同的時機會產生不同的腦波模式，端視他當時正處於何種性格。另外，他們在不同時刻所表現出來的性格也可能使他們出現不同的身體毛病。關於這種現象已有許多科學的記載，這些報告都指出當患者的性格由壞轉好時，原本的身體毛病也會隨之消失。不僅原本的過敏反應、疤痕（包括燙傷的痕跡）、昆蟲螫傷及囊腫等症狀幾乎會立即消失，連眼睛的顏色也可能改變。一個有「多重性格症」的糖尿病患者，可能當他轉變到非糖尿病的性格時，所有的症狀都會消失。醫學界甚至報導過一位癌症患者，當他處於非癌症患者的性格時，腫瘤竟然「消失」了。

雖然「多重性格症」是一種極端的例子，但我們每個人多少都有某種程度上的多重性格。前面提到的那位六歲小女孩就具有不同的性格，端看她是和瑟蕾斯特玩耍，或和曼蒂或彼德在一起。而我們自己也清楚，當我們和不同的人在一起，也會出現不同的性格。例如，當我們在俱樂部的舞會裡，我們的行為舉止絕不會和當我們在向銀行經理打聽商業貸款一樣。我們就像具有多重小平面的鑽石，當光線從外面照射進來時，會產生不同的反射及色彩。這個現象在心理學上已研究得很透澈，它涉及到心理學大師榮格所謂的「總合自我」理論，榮格認為「自我」是由許多次級的性格所構成的，這理論也是他對人類心理研究的偉大貢獻之一，禁得起時間的考驗。人類心理的美妙之處在於它所具有的複雜性、可變性及潛能，然而這些特性不盡然意謂著你的心理很容易有反應，它其實是可以做到某種程度的控制。在你準備做一次性格測定前，且讓我們期待能將心理克制到對你有利的狀態。

性格測定

無庸置疑，性格是很重要的東西。它代表著你如何向外界描繪你自己。不論在社交場合或職場上，當人們初次見到你，也是依據你表現出來的性格來評判你。當你應徵工作時，你很可能需要填寫一冗長的問卷，其中包括各式各樣的問題，例如金錢（如何賺取及花費）、運動、參加宴會、交友、養寵物、嗜好、家庭觀念、夢想、渴望等等，好讓有可能成為你的主管的面談者能了解你內在的情感。在你填完該問卷之後，你將發現自己竟比從前還認識自己，而你的面試主管也會對你有同樣的認識。這種略似好管閒事的性格測試是為了判辨你適合哪個工作小組，它也可讓面試主管判斷你是否將遵循公司的管理策略，而不會在公司有危機時（例如面臨裁員問題），向員工那邊一面倒，而擾亂公司的決定。性格測試乃是要確定你不會對公司及其利益造成威脅。畢竟，光靠考試及其他的功績，甚至嗜好及經驗等來應徵職員，是不夠的。

性格測試不僅是透過冗長的問卷形式來進行，而且也可以從你填寫問卷的字跡來評判你的個性。這種測試法目前正被許多公司行號、用人機構、生涯規劃顧問及心理醫師使用。不論這種方式到底有沒有價值，或許百年後的人們還會取笑我們竟用這種方法來測試個性，但就當下而言，我們的性格不在我們身上，而是被存放在公司人事管理部門的檔案裡。如果不為別的，就為了這個原因，也許還是值得花一點時間來想想自己的性格究竟為何，以及是否有改變的必要。

香水裡的性格

設計一種新的香水往往要花許多年的時間，而當它製造出來後，又得花數百萬美元來行銷。雖然時間和金錢的投注那麼多，但會不會有人購買，還一切未知呢！因此，香水製造業無不興致勃勃地嘗試建立各種性格的類型，好讓他們能更有效地製造出人們想要的香水，也提高這些香水的行銷效率。在市場調查中，被訪問的一般大衆將被問及某種香水是否令他們想起一位丰采迷人的淑女、一位成功的職業婦女或一位清新敏銳的少女，藉此，香水業者可以比較有概念地了解人們對於某種香水會產生什麼樣的「性格」認知，並依著這種性格特色來打通行銷管道。基於認識市場情形的動機，H & R(Haarmann & Reimer)香水公司與德國Freiburg應用美學研究機構聯手合作，利用Luscher顏色測試法來辨別性格的類型，這種分類結果，可以對應到不同的香水。根據這套系統，女性的香水購買者可分為七類，由A到G，這七類分別如下：外向型、內向型、情緒矛盾型、情緒矛盾但偏外向型、情緒矛盾但偏內向型、情緒穩定但偏外向型、情緒穩定但偏內向型。每一種類型都有更進一步的定義。舉例說，D類性格的描述如下：「活潑、快樂、有朝氣，但容易受傷害。這類型的人會自發地對環境產生反應……」，而這型人所需要的香水屬於花朵、水果類。A類性格是：「很快地把生活與無聊的人羣分享……」B類性格是：「寧可待在家裡，也不願參加無聊的宴會。」C類性格是：「喜歡做一些不太可能成真的夢……」以上這些當然都只是匆匆一瞥，還有更詳盡的敍述。不過，這套分類系統頗有意思的，因為它把人們對色彩的偏好與所需要的香水連結起來。

有了分類系統之後，香水工業就可以針對不同的產品鎖定不同的人羣及行銷策略，以期能達到最佳的投資報酬率。Luscher顏色測試本身被廣泛地應用在教育及行為心理學上，以利專家評估人們的人格特質，進而鼓勵人們在生活上有較優異的表現。「色彩形象學」對顏色則有另一番態度：它強調不同的女性應選擇適合膚色及髮色的衣服。另外，「色彩治療師」也利用彩色的濾鏡，把色光投射在患者身上，作為一種治療；而心理色彩治療師則使用從患者心理投射出來的色彩來治療他們。這乍聽之下似乎很奇怪，但等到你發現所有的生命都像色彩那樣，都是一種振動與共鳴時，便能理解。香水業者非常了解人們會在不同的場合選用不同的香水，以增進或調整不同時間裡的心情。

性格學與類型學

大部分的人都知道自己的生辰在占星學上的屬相，例如有的人屬土相、有的人則是火相、風相或水相等等。這是一種性格的分類系統，我們不是常說某某人「太土氣」、「太火爆」，或「來去如風」，或「拖泥帶水」。當我們以這種方式來看待別人的性格時，我們其實是在延續一種行之已久的傳統。長久以來，世界各地的文化裡已發展出各式各樣的性格分類法。蘇非教派(Sufi)將個性分為九種；中國人有陰陽及五行（金、木、水、火、土）；印度人有阿輸吠陀草藥治病法，其中將人的性格與能量區分為三型，分別稱「vata」、「pitta」及「kapha」；希臘人則有所謂的「四體液」（被認為是決定人的體質、性格之要素），此觀念在西方的醫學世界一直被延續到十七世紀。心理學之父榮格還將這「四體液」改編成人的四種特性，可以分別對應到風、火、水、土，它們是思想（風）、直覺（火）、感覺（水）及知覺（土）。

我們有時候會說某人「心境」(humor)好或壞，而這個詞源字「體液」(humoral)，原本是用來描述一個人基本的身體特質、心理特質或性情特質。古希臘名醫蓋侖是影響西方醫學發展的首腦人物，他將性格分為下列四大類（即按照四種體液來分類）：血液（火）──樂觀進取；膽汁（風）──易怒且衝動；黑膽汁（土）──抑鬱且焦慮；黏液（水）──冷漠且無情。這四種體液在每個人體內的不同組成比例，構成每個人複雜的性格或性情（也包括他們的身、心特質），理想的狀況是四種體液的比例都一樣，換句話說，就是達到平衡狀態。雖然「血液」、「黏液」等這些字眼在英語中仍沿用至今，但它們已喪失了在古希臘時代所具有的身心意義。舉例說，在當時，「膽汁型」的人不僅暴躁、易怒，而且還面黃肌瘦、毛髮濃密、雄心萬丈、傲慢、機靈、報復心強。在西方的醫療傳統中，這些特性被當作診斷的基礎已長達一千五百多年。若某人很有創新的頭腦，且是位天生的領袖，則將被認為具有「火相」的性格；善用五種感官的人將被視為「土相」性格；若某人相當敏感，則屬於「水相」性格；而思考型及哲學家型的人是屬於「風相」性格。在考慮性格的類型之後，醫生才開始採取治療措施。

透過身、心屬性的分析來診斷病情，在今日雖說不常見，但也並不是沒有的。對順勢療法而言，這種方式可以說是家常便飯。例如，里文斯頓醫師(Ronald Livingston)描述能夠從食鹽的順勢療法中獲得最大好處的病人是像這樣的：「當你和他們說話時，他們表現出離羣、孤立、憂鬱、靜默、陰沈；然而當你對他們表示關心與同情時，又會激怒他們到流淚的地步。」同樣地，從事印度阿輸吠陀草藥治病法的專業人士也會以「vata」、「pitta」及「kapha」等三種能量的專有名詞來診斷患者，並企圖以阿輸吠陀草藥法、飲食、按摩、冥想、瑜伽或精油等方法，來達到身心和諧的目的。「Vata」型的人對事物充滿熱情，且熱愛嘗試新的經驗，然而當生活失序時，他們會變得焦慮、沮喪、筋疲力竭。「Pitta」型的人性情暴躁、有野心，也許要求嚴苛且蠻橫無理，但當他們一有什麼閃失，就會陷入焦慮、緊張的困境。「Kapha」型的人沈著、堅強而有定力，但當他們失去平衡時，會變得缺乏安全感且意興闌珊。一個人可能具有兩種強烈的性格，而專業人士的治療技巧就在於能找出患者所具有的衝突性格，並試著緩和各種衝突性格，使它們達到彼此和諧相處。

四千多年來，中國的道教學說（老子所提倡的）中，調合是最重要的，不僅是陰陽之間需調合，五行之間用來代表性格的金、木、水、火、土之間，也需要相互調合。長壽飲食法是在1880年代由日本醫生Sagen Ishizuka發展出來的營養方法，其目的是透過食用被指定為陰或陽的食物，而使身體內達到陰陽調合的特質。陰勝於陽的人被認為是比較放鬆、平靜、冷靜、善交際且有創意；而陽勝於陰的人則是活力充沛、警覺性高且一絲不苟。陰過盛會帶來懶散、失去注意力，而陽過旺會引發煩躁及緊張。如果你求助的專家使用的是和陰陽能量有關的療法，則他可能會評估你的性格，以利於診斷出哪裡失調。

臻至調合也是波利尼西亞的巫醫追求的目標。這套醫學系統的基本信仰是相信人是結合了精神、智力及情感的動物，若要疾病不發生，這三方面必須達到和諧的狀態。其實，心靈是一切不健康的根源（即使這種不健康是來自意外災難），因為你的心靈會在不合宜的時機叫你到不合宜的場合。因此，心靈的狀況是診斷的重要一環，而按摩及用單調語氣說話才是治療的方法。

當巴赫博(Edward Bach)在1930年代發明巴赫花療法(Bach flower remedies)時，他企圖讓心理及情緒的特徵成為診斷的一部分，因此選擇一種療法必須視患者當時的感受及生活際遇而定。其他因子，諸如人際關係或工作性質等，也可能要被考慮進去。舉例說，甜栗(sweet chestnut)頗適合頹喪、絕望的情況；而紅栗則比較適合那些「執迷」於關心及照顧他人的人。忍冬(honeysuckle)適合思鄉、懷舊或老是活在過去的人；水紫羅蘭(water violet)則適合傲慢、冷淡及有所保留的人。巴赫博士相信每個人的性格和本質都可以搭配上某種型態的療法，這種療法或許需要花滿久的時間，然而，短期內還是可以用其他療法來處理過去的問題。

心理學大師榮格對古希臘時代所提倡的「四體液」印象深刻，並且利用這個觀念改編成他自己的心理分析理論。榮格將原來的四項要素（即風、火、水、土）擴增為八項如下：風（思考）、風火（主動思考）、火（直覺）、水火（主動感覺）、水（感覺）、水土（感官）、土（知覺）、風土（憑經驗的思考）。如果把這些分類畫成一個圓，榮格認為，如果某人在其中一項屬性表現得最突出，則該項屬性左右兩邊的屬性是這個人次要的屬性，而位在主要屬性對面的屬性，則是潛意識的屬性，不容易說清楚。然而，這種觀點頗受爭議，因為一個人可以兼具兩種屬性，例如既重感覺（水），又重思考（風）——職業鋼琴家就是一例。

還有一種分類系統將性格分為九大類，這個系統是在二十世紀初由神靈學家戈帝耶夫(Geoge Ivanovich Gurdjieff)發揚光大，雖然它起源的時間可以追溯至十、十一世紀或更早。這九種性格是：改革者、助手、地位追求者、仲裁者（調解者）、藝術家、思想家、忠誠者、萬能才子（經驗豐富者）、領導者。當然，在此的每一種類型都需要進一步的定義，例如思想家不僅有洞察及分析的能力，還具有偏執狂。就像所有的性格分類系統一樣，每一種性格類型都可能有正、負兩面。

在《韋氏字典》中，關於人類性格的特點就列出17,953項不同的描述，足以顯示人類性格是多麼複雜！嘗試將如此繁多的人性特質歸納成各種性格類型，一直是人們樂此不疲的事。現在，我們習慣以心理學名詞來表達，我們常用下列形容詞來描述人們：歇斯底里、執迷、偏執狂、精神分裂、沮喪、焦慮、循環性情感精神病、自戀狂。這些特質聽起來非常負面，但其實這只是種潛在的可能性。其實，焦慮性格者可能非常果決、能夠獨當一面。

所有的性格分類系統都強調沒有任何一種性格比另一種還好，重要的是保持平衡。例如，火相性格是活潑、溫暖的，但要是走極端，則可能具有破壞力。水相性格可以是一彎清爽的溪流，但它也可能變成排山倒海的大浪潮。風相性格是很有哲思味道的，但它也可能變成翻天覆地的龍捲風。土相性格本來是像穩固的地基一般，但它也可以像地震那樣驚天動地。唯有追求平衡、調合才是最終的目標。

第十三章

芳香族：精油的擬人性格

簡　介

我們動不動就喜歡把人們歸類。我們可能說：「她天生就擔心這，擔心那。」「他從不聽信胡言。」「她老是說抱歉。」諸如此類的評論雖然簡短，但總能讓我們立即聯想到一羣相同性格的人。譬如當我們聽到前面第一句話，便會想到本性上比較杞人憂天的一些朋友。同樣地，當我們說：「她花錢如流水。」我們的腦海中正迅速地掃瞄過所有揮金如土的朋友。

就某種意義而言，這種聯想是不公平的，每個人都是獨一無二的個體。我們不可斷然地把花錢比較兇的人歸在同一類，因為有些人是把錢花在別人身上，有些則是花在自己身上；而且有些人是花自己的錢，而有些則是花別人的錢，或信用卡公司的錢。光是這些區別，我們就可以分出五小組。諸如這樣的次級劃分有上百萬種，如果不用主要性格來將這些次級歸檔，我們將永遠理不清所有的性格類別。性格的分類幫助我們釐清頭緒，即使它有時候不見得正確或公允。其實，性格分類是好壞參半，它可避免混淆不清，但它也有失誤的危險。

專業的芳香療法師也利用性格分類來幫助我們組合出一套適合個人的精油。一個人不會只有一種性格，而是由若干種性格相疊而成的。芳香療法師在針對顧客的身心狀況選擇精油時，必須將這些性格因子考慮進去。有些芳香療法師會這麼做，是因為他們訓練有素，有些則基於實務經驗而潛意識中自然知道如此做。選用適合個人的精油不僅可以開創生理方面的潛能，也能夠提升情緒與精神。

對於芳香療法師而言，顧客的性格評估就像病患的初診一樣，都需要花一段時間來了解。他們詢問顧客的問題不外是：「你是個做什麼事都匆匆忙忙的人，或是凡事都可以慢慢來的人？」「你會把憤怒形於色或是會悶在心裡？」諸如此類的問題可以提供芳香療法師設計療法的方向。

由於這是一本關於心靈、心境及情緒的書，使得精油的性格劃分顯得格外重要。有趣的是，當你的性格與精油取得和諧之後，你身體的毛病會提早消除。不僅如此，有些人只是根據自己的性格類別，選用適當的精油，其身體的毛病竟然奇妙地復原了，而且精油帶來的益處是全面性的，包括了身、心、靈三方面。不論你的問題是生理上的或情緒上的，精油的全面性功效都是真實不假的。

不論在英國或海外，在我舉辦的芳香療法研習營的期間，我發現人們愈來愈有一種需求，也就是能更方便地組合出適合個人心理狀況的精油。而我在此所要介紹的，就是精油的分類，關於這個主題，我將在以後出版的書籍中作詳細的介紹。

多年前，當我在瑞士學習臨床藥用植物療法，並在德國、義大利及其他歐洲國家工作的期間，我接觸到精油的性格分類的觀念。歐洲大陸所公認的植物療法就是利用藥草、精油及自然療法組成一套完整的治療系統。到現在，植物療法仍然是診斷及治療的一環，以考量患者的情緒及心理特徵。例如，你可能如此描述失眠者：「他動不動就生氣，應該給他服用這種茶。」或「這個人太善變了，應該給他用那種茶。」這兩個人都患失眠，但其診斷及治療端視他是服用纈草茶或是洋甘菊茶而定。傳統的植物療法理所當然地認為，一個人的心理狀態會影響他的生理狀況，反過來說，藥用植物或精油的療法也會影響心理狀態。芳香療法也將這些觀念併入，只是程度有所不同。

下一章我將要介紹的性格側寫，是多年來根據我的實務經驗所蒐集而成的，這也使我對人類性格的特質更加敏銳和了解。我已清楚明白有一個系統使精油的使用與性格特質相對應，這種對應未必和身心毛病的治療有關連。這個系統就是在這章所要介紹的主題，我稱之為「芳香族」(Aroma－Genera)，也就是指精油的性格分類，我將它們分為九大類：花朵類、果實類、藥草類、葉片類、樹脂類、根部類、種子類、香料類及木質類。這套分類系統就好比現代心理學所接受的性格分類法的「變奏曲」版本。已經有好幾千人參與過我舉辦的精油性格分類研習營，他們不僅賜予我熱烈的迴響，更有無數人要求我出書以提供這方面的資料。人們透過他們的性格來表達情緒狀況，相反地，他們的性格特徵則是治療情緒狀況的關鍵。

芳香族

人類是充滿潛在性的動物。每個人都有美好的時光及悲慘的時光。問題是：假設給你一個星期或一年的期間，你的好日子及壞日子各有多少天？精油性格分類的目的是要把潛能發揮到最大，使我們經常處於正面的情緒狀態。下列要介紹的九大性格類型是依照「豐富的自我」、「一般的自我」、「貧乏的自我」等順序安排的，以反映出性格的變動性。我們的目標是要盡可能朝「豐富的自我」也就是正面的自我前進，而避開「貧乏的自我」（負面的自我）。

選擇符合自己性格的芳香族（即九大精油性格分類）必須誠實。你得先仔細閱讀每一種性格的特質，才能找出最能反映出你的性格的類別。你可以找家人或朋友和你一起確認你的性格類別，但即使別人了解你的行為模式，他們不見得深諳你的內在思想。因此，最後還是得靠你自己來判別你所歸屬的類別。

我在研習營中經常發現，許多人選擇的芳香族並不符合他們實際的性格，而往往是反映出他們期望中的性格。這在某種意義上，就像是賽跑時還沒鳴槍就先跑，因為一個人的性格的確可以被鼓勵而朝正面發展，稍後各位就會明白，只是在起點上，我們還是得先還原到原來的性格。

從一個專業人士的角度來看，芳香療法最神奇之處在於精油混合後所發揮的潛能。在這本書中，我經常提到「複方調油」，也就是把若干種精油混合起來，這也是芳香療法的主流，因為混合後的效果不僅止於單一精油效果的總合。九大芳香族（精油性格分類）的應用也和複方調油的效果類似，是具有多重性的。很少人只展現出某一種性格的特徵，大部分人的性格都是兩種、三種或甚至更多種類型的重疊。你可能發現自己既有點兒藥草類又有點兒葉片類的性格。這一點都不奇怪，而且你所選擇的精油可能是由一種以上調合而成的。

對一般大眾而言，芳香療法的挑戰之一在於它的選擇性何其多。許多人可能面對店裡陳列的一整排精油產品納悶：「我該選擇哪一種呢？」這時，九大精油性格的分類可以幫我們解決這個問題。每個人都有特別適合的精油，而專業的芳香療法師及業餘者若要從精油獲得最大利益，得全憑如何正確地選用精油。在此，我的目標就是要為讀者引介在紛亂、複雜的選擇裡所存在的可能性，而我之所以能自信滿滿地為大家提供這些訊息，主要是因為經驗告訴我這些選擇確實奏效。一旦人們找到最適合的精油，他們身心狀況的改善會突飛猛進，不久後，他們都成為自己期望的樣子。採用精油性格分類系統的另一個好處是它提供側面思考的機會，使人們發現一些他們之前從未考慮使用的精油。稍後，讀者就會明瞭，一些平常罕見的精油組合居然有深遠的影響，不僅是對身體的功效，而是身、心、靈三方面的影響。

神奇的九大芳香族

這些年來，因為工作的關係，我朝夕接觸到的都是天然產品，然而我對於幾種精油混合之後所產生的迷人芳香始終驚喜不已。說實在的，有時候生命中的單純就是那麼美妙！這是當我把幾種屬於同一類別的精油相混後，竟可製造出不同的芳香，而在心中湧現的念頭。例如，當我把花朵類裡的幾種精油各取一滴相混之後，那香氣簡直是神聖不可侵犯，而且它的作用超越肉體，有如一道電流或能量貫穿全身，達到令人渾然忘我的陶醉境界。想要領略這種特殊經驗，只需要嗅一嗅裝著這種調合精油的瓶口。這是一種很有趣的經驗，你也可以拿其他八大類的精油如法炮製。

我自己就蒐集了林林總總的精油，而且我可以只用花朵類的精油（或原精）、或只用種子類、或只用木質類的精油，調合出各種複方調油。只要你擁有的精油種類夠多，你也可以如此做。即使你只取三種屬於同一類別的精油相混，也可以讓你大致體會出精油混合後所能發揮的潛能，不過你能混合的種類當然是多多益善。如果你只有一種花朵類（或其他類）精油，不妨向朋友借用幾滴其他種花朵類的精油，以體驗調合精油所產生的效果。

原本，你可能認為精油的香氣是不可互容的，但混合精油的樂趣就在於你可以親手製造出各種新香氣。其實，各種類別的精油之間都能奇妙地混合在一起。我之所以稱它們為「神奇的九大芳香族」正是因為人們對於精油混合後的反應往往是：「喔！真是太神奇了！」混合精油的確為整個人帶來深遠、巨大的影響。

我建議大家準備九個精油瓶，分別標上「花朵類」、「果實類」等等，並將你所蒐集的各種精油以同一類別放在一起的方式，各取三滴放入標示好類別的精油瓶中。當你陸續添購其他精油，也取三滴加入該精油所屬的瓶中，藉此你可以觀察混合精油的芳香如何隨著更多種精油的加入而愈來愈濃郁。當你已建立起這九瓶精油（每一瓶都至少需混合三種同類的精油），它們可以成為你確立性格類別（即九大精油性格類別）的另一種依據，它的原理是這樣的：吸引你的某一類精油香氣，終究是最適合你的。不過這有時候可能只是一時衝動才被吸引的。

如果你參考本章末的表13.1，將發現有些精油同時屬於兩種類別。例如，薰衣草既是花朵類也是藥草類，而丁香既是果實類也是香料類。這是因為在蒸餾的過程中，可能採用了該植物的兩部位。例如薰衣草油主要是從花朵萃取而來，但有時候則得自其他部位，而且在芳香療法中，薰衣草一般被認為是藥草類的精油。再者，丁香油是從該植物的果實部位蒸餾而來，但幾百年以來，人們都將它視為香料。雖然，全球各地的人們對於「什麼才是香料？」有不同的定義，端賴他們的文化中是否以該物質作為烹飪的調味品而定。至於，樹脂類及根部類的定義就很清楚，因為顧名思義，樹脂類精油不外是取自植物的樹脂，而根部類精油不外是得自植物的根部。屬於果實類的精油一般而言也不會有問題，除了像豆蔻及玉桂子等精油有時也被歸為香料類。別讓這些重疊的分類干擾了你，要像自然界一樣不受這些多樣性的干擾，植物精油不僅很美妙，而且還美得很複雜呢！

起而行

九大芳香族的性格分類，其目的不在於把每個人的性格死板板地歸屬在某一種類別下，其實，對於那些性格多變的人而言，他們可能在每一種類別中找到自己的特徵。例如一個具有理想性格的人可能有花朵類的熱情、果實類的善良天性、藥草類的關懷人羣、葉片類的視野、樹脂類的智慧、根部類的愛好和平、種子類的崇尚精神、香料類的喜樂以及木質類的勇氣。然而，没有人是如此完美的。面對現實的種種，我們所能做的就是盡可能地積極、樂觀。

只有你自己最清楚你的弱點在哪裡。你或許覺得自己需要多多和人們接觸，並接受較多的刺激；或者你可能認為你需要多和你的心靈對話。只有你知道自己有多麼沮喪或多麼孤寂。九大芳香族的性格分類法不僅要幫助你辨識自己的弱點，還可協助你調整性格，使你比較不受負面東西的影響。我們希望能用正面的特質取代負面的特質，而精油就是可以幫我們做到。你可以加一滴能使人快樂的精油，或一滴可以提振心靈的精油。大自然能賜予你正面的特質，而其最精純的方式莫過於精油。

人們的確會不斷地追求最佳狀態。每個人的最佳狀態不盡相同，你的最佳不見得是別人的最佳，不過這大抵上可以靠快樂及健康程度來判斷。這些是讓我們感到最自在的自然狀態。九大芳香族就是要幫助我們達到這種自在，不過它的效果絕非一夕之間就可達成。首先要做的就是找出你所歸屬的某種（或多種）性格，並立志要讓自己成為性格圓融的人，並兼具各種性格類別的優點。這或許不是每個人的目標，許多人希望能在自己所屬的類別中努力就夠了。這或許就是他們的命運，而他們將在自己的類別中臻至完美。我們都是擁有希望、期望及慾望的個體，對於怎麼樣才能成為完美的人，我們不能替別人自作主張，每個人都有自己的一套定義。我們所擁有的只是衡量的標準——一張愉快的笑臉。

下面分別列出屬於九大類芳香族的精油與原精，而緊接著的是對應於這九大類芳香族的九大性格。

▼花朵類指的是從花朵或花瓣萃取出來的精油（及原精）：

花朵類

芸香、香水樹、康乃馨、桂皮、德國洋甘菊、羅馬洋甘菊、黃玉蘭、麝香貓、永久花、茉莉、風信子、薰衣草、檸檬花、菩提花、金盞花、黃香草木犀、金合歡、水仙、橙花、野洋甘菊、桂花、千葉玫瑰、大馬士革玫瑰、晚香玉、依蘭、萬壽菊。

▼果實類指的是從草本或木本植物的果實萃取出來的精油：

果實類

佛手柑、黑胡椒、豆蔻、丁香、蓽澄茄、葡萄柚、蛇麻草、杜松、檸檬、萊姆、山雞椒、桔、橙、玉桂子、紅柑、肉豆蔻皮、通卡豆、香草。

▼藥草類指的是從各種藥草植物萃取出來的精油：

藥草類

羅勒、風輪菜、快樂鼠尾草、天竺葵、牛膝草、圓葉當歸、馬鬱蘭、香蜂草、薄荷、綠薄荷、野馬鬱蘭、迷迭香、鼠尾草、紅色百里香、沈香醇百里香、檸檬百里香、西洋蓍草。

▼葉片類指的是從樹木或其他植物的葉片萃取出來的精油：

葉片類

月桂、樺木、布枯葉、白千層、肉桂、岩玫瑰、絲柏、澳洲藍膠尤加利、檸檬尤加利、尤加利、樅、香桃木、綠花白千層、廣藿香、苦橙葉、松樹、羅文莎葉、茶樹、紫羅蘭葉。

▼樹脂類指的是從樹或灌木裡滲出的香脂：

樹脂類

安息香、加拿大香脂、苦配巴香脂、秘魯香脂、妥路香脂、龍腦（莰醇）、欖香脂、乳香、白松香、没藥、癒傷草樹脂、蘇合香脂。

▼根部類指的是從植物根部萃取出來的精油：

根部類

歐白芷、高良薑、薑、鳶尾草、蛇根、穗甘松、鬱金、岩蘭草、纈草。

▼種子類指的是從植物種子萃取出來的精油：

種子類

歐白芷子、八角茴香、洋茴香、藏茴香、胡蘿蔔種子、芫荽、小茴香、蒔蘿、茴香、肉豆蔻、歐芹子。

▼香料類指的是從各種香料萃取出來的精油：

香料類

洋茴香、黑胡椒、藏茴香、肉桂、丁香、芫荽、華澄茄、小茴香、高良薑、薑、肉豆蔻皮、肉豆蔻、玉桂子、鬱金。

▼木質類指的是從枝條、木材、木屑裡萃取出來的精油：

木質類

阿米香樹、刺檜、白樟腦、苦香樹樹皮、雪松、花梨木、癒創木、沈香醇、松樹、檀香、肉桂、雲杉。

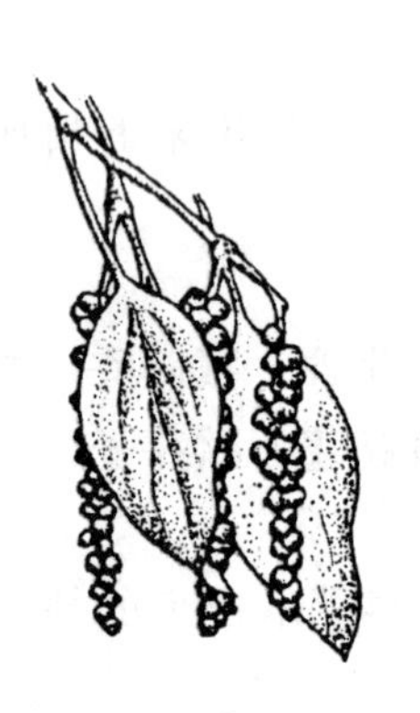

黑胡椒

九大類型精油性格敘述

➡花朵類性格解析

企望的目標：有地位，受人欣羨，鶴立雞羣，教人印象深刻。

◈盛開的花朵

具吸引力、富進取精神、有藝術氣質、討人喜歡、渾身是勁、活力十足、信心滿滿、愛心洋溢、真摯、有彈性、不斷充實自我、頗有抱負、熱情投入、極具美感、誘人、理想遠大、追求卓越與完美、自發的愛美傾向。

花朵類的人會讓自己看起來「美美的」，使自己呈現最好的一面。這類人好玩有趣，廣受喜愛。他們的生命充滿了光與熱，過的是動感十足的生活。他們漲滿了自信而野心勃勃，但並不至於惹人厭惡，花朵們只是太肯定自己要在這個世上有所成就，不但要轟轟烈烈，同時還要開開心心！這種人處在巔峰狀態時，簡直就像燦爛的「愛的花朵」，他們可以那麼熱情、那麼有美感，任誰都想把它摘採下來。超越自我是他們的目標，也是他們追求完美的驅力。花朵類的人喜歡香水，以及所有能讓他們「自我感覺良好」的東西。他們非常講究質感，往往會在能力範圍內，選購最好的衣服，尤其偏愛那種可以讓他們顯得輕盈飄逸的羊毛或絲料。就算穿的是牛仔褲，他們也要找個設計師品牌，或是挑個任何時候都不退流行的款式。他們的房子裡總是縈繞香氣與音樂，滿布花卉植物及蠟燭。花朵類的人心生愛美，無人能及。

雖然他們可能看來很膚淺，花朵類其實是非常敏感而且心腸極軟的一種人，他們能察覺出旁人最細微的情緒變化，並竭盡所能地鼓舞落寞的朋友。花朵類給這個灰暗的世界帶來歡樂，也為他身邊的人們增添生活的色彩。雖然對人事物都如此關懷信任，有時甚至於有點天真，花朵卻常成為他人嫉妒的對象，極易遭人誤解。

◈一般的特性

喜歡調情、羅曼蒂克、頗富「性」趣、充滿幻想、魅力誘人、開心體貼、易受傷害、敏感、友善、成功、注意外表、在意形象與地位、好面子、講氣派、爭強好勝、自負、愛現、好出風頭、不切實際的夢想家、妄自尊大、自我推銷、工於心計。

從很小的時候開始，恐怕是打他們出世開始，花朵們就很懂得吸引異性的注意，女孩會特別黏父親，而男孩便特愛纏媽媽。長大以後，這種稟賦更是對異性形成巨大的磁場，尤其他們通常也都很有「本錢」。他們又特別擅於幻想，年輕的花朵女孩滿腦子都是白馬王子，她會鉅細靡遺地計畫自己的婚禮，連禮服要哪種樣式、捧花該用哪些花卉，全都想過不知多少遍。花朵們很在意旁人的一舉一動，而且喜歡打破砂鍋問到底，尤其是在討論別人的羅曼史時。他們絕不會因為觸人隱私而產生罪惡感，也許他們根本沒這個觀念，要不就是故意將它遺忘，特別在這些事攸關他們自身的時候更是如此。

花朵類的人多具有「水仙花」性格，特別自戀，非常在意自己的外表，常會意識到形象、地位這類的問題，既自命不凡，又講究身段。花朵們天性好勝，尤其在感情的事上更是如此，所以你會發現花朵少女在一堆同伴中最出風頭，搶著談論男生的種種，渴望成為第一個「征服者」，並獨佔「萬人迷」的寶座。花朵類還懂得善用天賦的「本錢」來達到目地。花朵女性可不把男人放在眼裡，敢用千方百計從男人身上巧取豪奪；必要的時候，迷你裙和高跟鞋都能派上用場。她們可不會坐待別人的剝削，反倒可能成為一個掠奪者。花朵類的人生，一言以蔽之，就是「有夢就去追」，另外，你還可以為它下個橫批：「不計代價」！花朵類肯定自恃的態度，每每使他們脫穎而出，而這份強大的自信，則建立在一種自覺上：他們覺得自己很受歡迎。花朵們確實迷人而受歡迎，看起來一副親善大使的模樣，儘管他們內心可能正在鄙夷你的穿著打扮。他們也極富藝術氣息，能歌善舞、賞畫審美，熱愛生活中一切美好的事物。一般而言，花朵們不是成為社會上的「成功者」，就是成為「成功者」身邊的人。他們的自我評價甚高，吹捧起自己也是一副理直氣壯。有的還工於心計，好大喜功，沈浸在不切實際的幻想裡。

花朵類的心底，時時不忘「報酬」二字。對他們來說，人生最重要的報酬就是他人的讚佩，如果得不到旁人的欣賞，他們就覺得這個人生白活了。要是他的愛人不能給他這種「報酬」，花朵會非常絕望，甚至百無聊賴，宛如行屍走肉。他們深信自己不同凡響，而且需要別人證實這一點，所以，他們要得到「優勝者」應享的掌聲與推崇。他們非常在意自己的形象，形象就如同他們人生的信用卡，所以自我包裝就成了花朵的優先任務，如此，他才能刷卡換取他生命中不可或缺的「報酬」：愛、金錢，與成功。

◈枯萎的花朵

無動於衷、剝削別人、很難去愛人和分擔分享、價值觀淺薄、操縱他人、陰險狡詐、不忠實、眼紅善妒、執迷於權勢、懷恨報復、說謊、暗中破壞。

花朵類的人若朝本質中陰暗的一面發展，可以變得麻木不仁而掠奪成性，價值觀也會非常淺薄。他們可能成為長於操縱、權慾薰心的騙子，等而下者更像是陰險惡毒、敗德的小人。成了殘花的花朵為達目地，會不惜欺瞞造假。渴望爬升至頂層的宿願，能驅使他們背叛不忠，而眼紅別人成功的狹窄心胸，則導致他暗中破壞別人計畫以取得自身的優勢。有的甚至會離譜到干預別人的生活及人際關係，因為這樣能讓他感到勝利和大權在握。當花朵變得乏善可陳時，他們也不再能湧出真愛，唯獨以「性」作工具來予取予求的本事還在。他們可以為了財富嫁娶，然後再發展外遇，卻絲毫不會良心不安。他們很難與人交心許下承諾，因為總覺得下一個男人或女人會更好，但他們又不肯向對方坦誠，結果自然就成了愛情騙子。

花朵類的人無法控制自己不去與人一較長短，他們老愛跟人比來比去，而且是很嚴重的鑽營之徒：投機、用心機、現實無比。他們給自己勾勒了一幅了不起的藍圖，想像自己住的是豪宅，戴的是巨鑽，人人都艷羨不已。只要自忖「划得來」，花朵們可以自憐自艾地哭上幾小時，不過她會改刷防水的睫毛膏，並且不時隔著手帕偷瞄，看看是否已達成預期的效果。假如人家不接受花朵的建議，他們就會擺出傲慢不屑的姿態。他們愛現的本性會使他們做出各種炫耀性的行為，有時還幾近頹廢派般地驚世駭俗。

果實類性格解析

企望的目標：具備和諧的人格，有安全感，尊重與肯定。

◆甜美的果實

引人興趣、可愛、積極參與、信實、忠誠、值得信賴、可靠、投入、合作、適於爲伴、開朗、興高采烈、情緒平衡、獨立、自覺、有熱忱、好相處、熱情、感覺敏銳、啟發人靈感、能夠感同身受、慈善。

如果你是個僱主，正在物色理想的員工，果實類絕對是不做第二人想。他們工作賣力、態度友善、全心投入、支持公司，又很會給大家打氣；此外，他們也極負責任（不論是對他們手邊的工作，或是對自己），即使如此，他們卻沒有太大的野心，更不會對你的職位虎視眈眈。這類人特別樂見計畫成型，他們會全神貫注於一件事上，告訴周圍的人說：「咱們把這個東西做出來吧」。而最後果然也就能實現，因為他們都有極佳的組織能力。現在就去登報徵求一個果實類的員工吧！

果實類的人既有自覺，情緒又平衡，通常也十分和氣快樂。由於他們積極而友善的氣質，這一類的性格幾乎是老少咸宜、人見人愛。事實上，有果實相伴，就等於有快樂圍繞，因為他們總是那麼開朗、愉快與詼諧，天性更是全然的善良。這使得他們顯得特別可愛，受人鍾愛，自然而然地吸引旁人來接近他們。除此以外（他們具有太多優點了），果實類對別人的遭遇和想法很能感同身受，同時他們也很有靈感。他們對朋友和上司都很忠誠，對愛侶則感覺敏銳而熱情洋溢。

◈一般的特性

服從、守分、傳統、組織力强、恭敬、柔順、快活、樂於取悅他人、支持、自信、實際、關愛、風雅、情緒穩定、受人鍾愛、負責、重然諾、不滿僵化的權威、可能挺身對抗所不滿的對象。

你無法將果實類界定為內向或外向，因為他們總以同樣的幅度擺盪於兩者之間。他們是那種交朋友交一輩子的人，甚至能把童年的友誼維持到老死。雖然相識滿天下，果實只有少數真正深交的朋友，不過，他們和所有的朋友都能相處愉快。果實具有一種無上的自信，這使他們極易與人熟稔，這種自信來自於他們天性中的關愛本質，故而是一種令人溫暖的自信。果實對歸屬感有強烈的需要，會全力維護友誼和家庭關係。他們也很容易做到這一點，因為果實生來服從而守分，樂於取悅他人，在其他人都退避三舍的時候，還能堅守崗位。他們恭敬的本性可能發展成柔順的特質，但果實們一般都算是很有主見的人。擁有緊密相連的關係對果實們特別重要，如果讓他們的信心破產，果實便將陷入萬劫不復的深淵。由於有這層需求，果實也可能被人趁機佔便宜，一旦發生這種情況，他們就不再像平時的自己，而變得焦慮沮喪。

果實還喜歡表達自己，在人際關係中，他們往往極富創意。他們非常獨立，對自己深具信心，也具備無比的勇氣。雖然果實頗為傳統，但他們確實潛藏著叛逆的傾向，假使他們認為某事不公不義，他們也會義無反顧地抗拒權威。

◆苦澀的果實

矛盾、猶豫、遲疑、過度謹慎、防衛心重、不安全、黏人、焦慮、不可理喻、自慚形穢、犧牲自我、缺乏邏輯、貶低自己、不耐煩、過於敏感、意志消沈、停滯不前、迷途不返、滿心懷恨、冷嘲熱諷、不成熟、被虐狂、愛挑釁。

看到一個果實變成「苦果」是很遺憾的一件事，這通常都在果實被人利用，或被人佔便宜之後才會發生。他們經此打擊，從此變得厭世、沮喪，甚至疲軟衰弱，有的還動不動就像刺蝟般防衛自己，而且猶豫不決。他們從前最吸引人的清新、天真，如今轉為幼稚和依賴，充滿了自卑情結，完全喪失果實類特有的安全感。取而代之的，是自我批判、自我犧牲、卑躬屈節，最糟的時候甚至發展成自虐。不論是面對人羣或生活，都顯得垂頭喪氣、古井不波，他們縮在家裡，愈來愈沒耐性，敏感到杯弓蛇影的地步，若有人想伸出援手，他們就露出攻擊性。為了躲避人們的刺探和窺視，他們會在潛意識中選擇陰險的手段以確保自己不再受到傷害和利用。尖酸刻薄正是這些「苦果」的寫照。

藥草類性格解析

企望的目標：無條件地愛人與被愛，喜歡別人感激他、需要他。

茂盛的藥草

博愛、有同理心、慈濟、富於同情心、不自私、心胸寬大、人道主義、慷慨、大方、好客、很會照顧人、不吝於支持、樂於助人、樂於奉獻、鼓舞人心。

藥草們是世上的鹽，是社會的中流砥柱。他們會幫你修籬笆，暴風雪過後則會留意路上行走的老人，務使他們不致滑跤，而他們也會替慈善團體勸糧賑災。他們不但會答應你的大小請託，甚至在你開口以前，就已經替你做好了。實事上，他們總在留心任何助人的機會。比方說，如果藥草們在自己的花園裡看到一株植物，覺得它攀爬在你家的圍籬上必然很美，他們就會立即剪一段拿去送你。這類人好心、堅定，又可靠。假使你面臨危機的威脅，而你父親恰巧是個藥草類的人，他一定會把這個擔子承接過去，幫你打點好一切，讓你可以重新開展新生活。藥草們永遠不會做一根蠟燭兩頭燒的事，他們是穩定、可信賴和按部就班的人。藥草們也極具服務精神，不管是替你熨襯衫、倒垃圾，或是烤個小蛋糕，他們總是那麼助人第一、樂善好施。體貼周到就是他們的註册商標，他們會預先設想到別人的需要，然後儘可能地照顧到這些需要。要是你不曉得誰送了一本書給你做生日禮物，就從你藥草類的朋友裡猜起吧。他們從不會忘記別人的生日。藥草們對別人深感興趣，覺得能進入別人的生活是莫大的榮幸。

◆一般的特性

友善、與人投契、富同情心、敦親睦鄰、好客、好心、情感充沛、勇於剖白、似父母般勤管善教、照顧人無微不至、犧牲自我、洋洋得意、狂熱、使人透不過氣來、情感奔放、好蜚短流長、實際。

藥草類的人很有同情心，對人充滿善意。他們最喜歡待在家中，「家」就是這種人的安身立命之所。所以藥草類的女性在女性主義者面前，總被弄得抬不起頭來，因為後者深信，有出息的女人非得在家庭以外的地方，才能活出自己。偏偏藥草們卻「需要」留在家裡，她們只有在家裡才自在快活，最好這個家裡還有朋友造訪，坐在沙發上端杯茶，對藥草娓娓道來最近的點點滴滴。雖然男性的藥草一般也從俗地上PUB與哥兒們閒扯瞎聊，但他們私心裡卻寧可待在自家的庫房，那可不是一種逃避，而是「家」的延伸，而且庫房也是家中比較屬於男性的天地。藥草常覺得自己是與生俱來的聖徒，這一類人特別關心慈善與人道方面的問題，老是憂國憂民。他們從不怯於表達自己的立場，全神貫注在關心的對象上，談起熱衷的事物更是滔滔不絕、舌燦蓮花，甚至有點走火入魔。他們很愛談及與「愛」相關的人事物，有些藥草還習慣擁抱別人以示親愛。

藥草可以變成很可怕的包打聽，窮追不捨到惹人生氣的地步。他們之所以會做出這等行為，是因為他們靠旁人的戲碼來充實自己的生活劇場。雖然他們的日子泰半平順和樂，卻似乎少了點高潮起伏，所以人家的生活故事就成了他們的言情小說。如果你把自己登山的經驗講給一個藥草聽，他聽了以後會覺得彷彿他也爬了這座山，這就是他們的樂趣、他們的刺激，要是少了這些可供他打探的小道消息，他們便覺得生活枯燥乏味。流言和閒話對藥草而言簡直像食物一般重要，它們滋養了藥草的想像力，而藥草就靠這些想像力平衡他們的家居式的生活型態。這種需求對女性藥草來說問題不大，因為女性對這些事情的嗅覺多半都很敏銳；男性就不行了，他們的反應往往慢半拍，所以常得從老婆那裡磨出鄰里間的最新情報。另一方面，女性藥草也會逼她的男伴提供他們辦公室的最新動態！

這個特質的另一種表現是高度的同情心，藥草對別人的遭遇常能感同身受。他們真誠地關心別人，面善心熱，絕不會潑人冷水，真心希望別人順利成功。他們樂於投桃報李，要是你能賞識他，他也會很把你當一回事。他們總先看人的好處，有時卻因而受到傷害。不過他們往往傾向於貶抑自己，認為自己做的還不夠。但他們也常為自己感到不值，因為他們竭心盡力為人，不惜犧牲自我，結果旁人還嫌他們做得太多。他們專司整合的工作，讓事與事、人與人都能連上線，這就是藥草生來要扮演的角色，而他們也有這層自知之明。

寶拉就堪稱是個典型的藥草型的人。作為五個孩子的母親，她把每個孩子的活動全列在一張表上，然後以軍事行動般的效率和精準予以執行，分別在不同的時間把不同的孩子送抵不同的地點參加不同的課程或活動。她還能騰出時間來做衣服、烤蛋糕、自製果醬與調味料。她的丈夫不但不需要動手換廁所裡的衛生紙卷，甚至連一句話都不必說，寶拉就自動換好了。要是家務對她來說還不夠多，寶拉還有個老母親讓她安排照料，以及花園可供打理，再加上她為流浪漢烹煮的食物也要她去派送。別的類型對藥草的工作表常覺得好奇，難以想像一個人怎麼有體力應付那麼多的人事物，但這的確可能辦到，因為藥草們通常都沒什麼個人生活，自然撥得出時間給別人了。

◆乾枯的藥草

厭恨、苦悶、剝削他人、愛操縱掌控、跋扈、苛求、利己、散漫、飽受罪惡感折磨、希冀同情、臆想病、精神官能症、犧牲情結。

藥草有時會忿忿不平，覺得自己總是替別人做牛做馬，但他們不明白，事實上是他們內心有股力量驅使他們這麼做的。他們可能厭恨自己的這種習慣，可是卻無法克制自己不去以「他人」為己任。藥草也可能令人產生窒息感。藥草類的父母不願意讓子女離家，也不能理解孩子為什麼要這麼做，除非他們能提出「充分」的理由，像是結婚、就業等等。藥草類的父母會這麼質問：「為什麼不住家裡？家裡什麼都替你準備得好好的，有人替你燒飯、洗衣服……」他們故意不去面對孩子渴望獨立自由的天性。當孩子真的離家後，藥草的生活頓失重心，常只能藉馬拉松式的電話聊天來填滿空虛，而補充了這些精神糧食以後，他們才能好好觀賞晚間的肥皂劇，同時享用自己剛做好的糕點。他們可能會對自己說：「我要去打個零工找點事做。」可是他們並不真的這麼想，因為他們覺得在家消磨時光才是最快樂的事。

藥草很失敗的一點是，他們可能跟人家貼得太近，管閒事管到人家火冒三丈，最後憤而與他們一刀兩斷。這麼一來，大受傷害的反而是藥草，他們覺得自己有權知曉別人的一切，結果竟然狗咬呂洞賓，於是開始呈現退縮症候羣。這種藥草真的毫無分寸，令人極為厭煩，「你怎麼可以不全盤托出？」是他們的基本心態。他們處處盤旋，事事插手，竭盡所能地挖出你的隱私和心事。

當藥草開始發黃時，他們需要別人不斷地感謝他們。他們過去提供的所有援助，現在成了恩情的高利貸，你都得拿「感恩的心」來回報。他們對長年資助的對象，也可能產生強烈的佔有慾和嫉妒心。其實他們過往的付出與其視為助人，不如說是利己，因為藥草需要藉善行使自己免於無所事事，而且，「以他人為己任」本來就是他們的天性。局限在負面框框裡的藥草，往往會誇大自己對別人的貢獻，例如，你拜託他替你買牛奶，他雖然照辦，卻告訴大家他替你買了一星期的菜，因為他看你屋裡空空如也。

藥草會抱怨說，自己為別人做了這麼多，連自己都沒照顧到，卻沒有半個人感激他們的付出。如此搞得旁人充滿罪惡感，他們則藉以操控局面。更壞的情況下，疑心、憂鬱、幻想乃至精神官能症都會出現。

➲葉片類性格解析

企望的目標：關懷環境，高瞻遠矚，增長智慧。

◈油亮的葉片

有眼光、有見識、富創造力、聰慧明智、匠心獨具、感覺靈敏、性喜革新、直覺敏銳、專一致志、洞悉人心、易於合作、明察秋毫、懇切殷勤、善解人意、投入、富於靈感、充滿朝氣、回復活力、具有貢獻。

葉片們是睿智的預言家，他們知道我們的來處，也知道我們去處的危險。葉片類的人永遠張著靈敏的觸角，大小事物均可在瞬間捕捉，並加以條分縷析，使其現出原形，最後再歸檔供來日索引。知識便是他們賴以維生的必需品，這類人可以在圖書館內磨上好幾個小時，為的是得到更多的知識。他們渴望能了解世界、認識宇宙、探悉所有的事物，往往也能夠如願。愛因斯坦很可能就是一個葉片類的人，而許多頭角崢嶸的天才人物也都屬於葉片類。這些人習於作「水平思考」，每每能觸類旁通。葉片們也絕不會「見樹不見林」，他們總以整體性的眼光盱衡人事。因為他們滿腦子都是新穎的想法，常常多所發明，很可能在同一時間內激盪出好些個獨創的理論。所以世上的知識水蛭莫不爭相攀附於葉片之上，想從他們那裡吸取靈感與話題，然後竊為己有，以向旁人炫耀。

葉片們不僅極度好奇與博學多聞，他們的直覺也很敏銳，而且還善感、專注、洞察、靈慧。葉片無懼於孜孜不倦與專心致志的要求，他們會徹底研究一個主題，從頭到尾，鉅細靡遺，因此能全面考量每一個細節。雖然他們會非常專精於某個特定的領域，但絕不會因而喪失廣泛的視野。這類人深具知性的原創力，研究路徑更是充滿靈光和新意。任何一個研究室都少不了這樣的一號人物。

◈一般的特性

慷慨大方、深思熟慮、邏輯嚴整、獨來獨往、內省深刻、理想主義、富於想像力、極端主義、具革命精神、保持距離、複雜、不隨波逐流、精神抖擻、清新有活力、激勵、容易受傷、憂鬱。

葉片們天性和平，無法忍受任何形式的挑釁。如果他在知識上的對手對他粗聲粗氣或態度不遜，葉片就會像頭上挨了一拳似的退縮。雖然常被歸為知識份子，葉片的興趣其實很雜，在學術以外的領域也悠遊自得。他們對別人的言語有著極真摯的興趣，因為他們的水平式思考可以從那些五花八門的「素才」裡，聯想到與自己興趣有關的東西。這些人像是活的網路，能從十個不同的專業領域中抓出一些看似無關的果實，而從中透視到一個嶄新的自然法則。

因為葉片花太多時間思考，以至於有時竟忘了去體驗真實的生活，此時的葉片，在體系或組織的眼中，不免帶點離經叛道的色彩。他們就像是壞掉的唱機，讓全新的一張唱片奏出怪腔怪調來，並試圖將不同層面的經驗全整合在一起。在性格上，葉片是個喜好思考與內省，以及離羣索居的傢伙。政治上，他們帶有理想主義的氣息，有時甚至演變為極端主義。假如你要在派對上和一個葉片類的人碰面，你可得做好心理準備，告訴自己：「等會兒可不會見到中規中矩的乖乖牌。」然後你將會張大著嘴，聽他把太陽底下會發生的事全講成來自另一個星球的新鮮事。對葉片而言，再深奧玄秘的知識也和一般的知識一樣，都是研究和了解的對象。

如此「善知識」，葉片卻也可能陷入知識的迷宮之中，而與現實脱節。他們也很容易受批評所傷，什麼無足輕重的話語，都能使他們倍感威脅。他們也極易墜入憂鬱的迷霧裡，於是與世隔絕，拒聽任何電話。

◈凋零的葉片

強迫性的行爲、執迷、草木皆兵、冷嘲熱諷、輕蟣、充滿敵意、過於敏感、易受威嚇、吝嗇難捐、易受傷害、死鴨子嘴硬、性喜批評、疑惑、失敗主義、壓抑、精神錯亂。

即使葉片們多半聰明過人，他們有時也會出錯，若是這片葉子已然凋零，往往就會拒絕接受這個事實。如果別人不同意他們的觀點，葉片的臉上就會被陰影所籠罩。在知識上，他們寧可削足適履，犧牲事實但求成全理論。這種死鴨子嘴硬的表現若是愈演愈烈，葉片就會變成一塊討人厭的臭石頭。

在個人方面，凋零的葉片會發展出強迫性的行為，無趣、輕蔑，一天到晚高唱失敗論。隱士通常都是這種凋零的葉片，性格中原就潛藏著私秘和孤絕的因子。這個時期的危險信號是情緒的不穩定，先是鬱鬱寡歡、迷惑懷疑，進而變得偏執多心，最後甚而閉鎖在幻覺和執迷當中。沒有人能抓住凋零的葉片，遑論將它放回枝頭，重新接受大樹的滋養了。

➡樹脂類性格解析

企望的目標：找到安身立命之所，展現決心與意志力。

◆結晶成塊的樹脂

自由主義、慈悲爲懷、滿心善意、有智慧、不任意批評、講理、務實、平衡、有良心、有道德感、重倫理、客觀、公平、真實、著重精神層面、高明、富於同理心、有原則、誠實、親切、體貼、仁心。

道德、真理和正義，是樹脂類最關注的三件事，對樹脂類來說，它們的重要性超越一切，往往形成一股力量，驅使樹脂們選擇那些可以實際發揮這種關切的工作。「對」與「錯」就是指引他們生活的路標，純淨的思想則是他們理想的心理狀態。他們的每個行動背後都有道德方面的考量，超凡入聖就是他們的目標。如果每個法官都是樹脂，我們就可以對司法體系放心了，因為正義一定能得以伸張。務實的傾向與包容的習慣使他們的建議更容易為人所接受，而且他們的建議必定出自真心的關懷，並發之以誠實的態度。雖然他們的自我要求是如此之高，但他們基本上都帶有與人為善的精神及民胞物與的胸懷，所以絕不至於讓人產生壓迫感，反而能使周遭的人相當輕鬆自在。樹脂類的人確實值得尊敬，因為大家都能清楚看到他們崇高的原則，而他們的一言一行莫不受此原則影響。

◆一般的特性

完美主義、有效率、秩序井然、意志堅强、博學多聞、平衡、堅持到底、有說服力、宣傳高手、工作狂、自制、心志高尚、烏托邦傾向、嚴謹、難伺候、負責、抽離情感、宗教狂熱。

樹脂所追求的乃是一種精神層面完美的生活，所以，他們若是相信輪迴轉世之説，這類人必然無需再回到這個世界，而可解脱輪迴之苦；或者，假使他們相信的是天堂與地獄那一套，這類人也必然朝正確的方向而行。樹脂對人們很有幫助，因為人們可以將本身在精神或屬靈方面的關切，卸下轉放在樹脂的身上。樹脂的心，無時無刻不在「正確的位置」上。他們很清楚自己對這個星球及整個人類的責任，即使他們没能意識到自己也有一點生存與享樂的權利。這也正是這種人最該注意的地方。他們應少做講壇前激動誇張的布道師，多學學自在的西藏僧侶。

由於受到崇高理念的驅使，樹脂們常常做些螳臂擋車的事情，想獨自力挽世上不正的狂瀾。他們一般對於派對聚會是不大感興趣的，除非是覺得在聚會上可能會碰到有希望的「贊助者」，將有助於他們正在籌辦的公益活動，而那些未來的贊助者在樹脂火力強大的遊説下，往往也真的會投入樹脂們的行列。堅強的意志推動樹脂不斷向前邁進，就像是南極冰原上的探險家一樣，步履蹣跚地朝目的地前行。樹脂確實是威武不能屈，貧賤不能移，無視於任何艱辛險阻，憑著貫徹始終的組織性和高效率，大步跨越重重的障礙。人們常覺得樹脂類的人難以應付，因為，老實説，他們可能會很單調乏味。

樹脂類們比較不在意感官之美，而偏向於追求精神層面的美感。這不表示他們不喜歡美麗的事物，只不過美麗的事物對他們僅是可有可無的小插曲。由於樹脂們很難放鬆下來享受人生，一、兩滴花朵類的精油將帶給他們莫大的助益，引導他們過平衡一點的生活。雖然樹脂一般而言頗為溫暖體貼，他們有時也可能狀若「冷霜子」，忽略自己人性的一面，而壓抑「性趣」便是這種狀態的症候羣之一。無論如何，樹脂們大都不會嚮往縱慾狂歡的生活。

◆乾裂的樹脂

吹毛求疵、義憤填膺、火氣大、不平衡、易生摩擦、傲慢驕氣、量窄難容、具威脅性、執拗頑固、教條主義、無恥、偏見、喪失勇氣、沮喪、輕率鹵莽、貧窮。

樹脂類性格者若犯了道德上的過失，會難過得難以原諒自己，若他們本身是吹毛求疵的人，那麼他們對待自己就更是百般挑剔了。對完美鍥而不捨地追求，往往陷他們於可怕的傷害中，因為他們將對別人、自己乃至於生活的各層面感到失望至極。面對現實生活的種種真相，他們會脆弱得猶如反掌即可折斷的樹枝。在窮困潦倒時，樹脂性格者會變得自以為是、武斷、忤逆、褊狹及盛怒。

如果期待的事情未獲改進，而周遭的人仍然令人大感失望，這時沮喪、洩氣會慢慢滲透樹脂類性格者，導致精神緊張及抑鬱。身為完美主義者，特別是一旦自己犯錯，樹脂類性格的人往往會被羞愧、罪惡和自責壓得喘不過氣來，直到哪一天他們終於了解「人非聖賢，孰能無過」時，才有辦法解脫。

➲根部類性格解析

企望的目標：謀求和平，整合事實以與傳統價值協調。

◆壯碩的根部

和平、有反應、不抱偏見、樂於助人、充滿希望、有耐性、果斷、有成人之美、忠誠、態度肯定、滿足、沈著、鎮靜、不矯揉造作、仁慈、關懷、善良、觀察入微、樂善好施、深思熟慮、不自私、謙卑、堅定、可靠。

根部類的人非常善良，極好相處，態度輕鬆安詳。他們頗為樂天知命，就算全世界都陷於恐慌，他們仍可好整以暇地過日子。「穩定」就是他們的註册商標，他們能夠老神在在地接受所有的事，也許這是因為根部類的人們對人對己都十分信任。有些人或許會嫌他們幼稚，因為他們確實想法單純，又不懂得裝腔作勢，而且一派溫和，但他們也有表現深沈的潛力。這類人是和平的使者，永遠帶著善心好意，總是教人覺得舒服自在。如果你挨了罵，遭了殃，根部類的人便是你最該拜訪的朋友，光是待在他們身旁，你就能好過一些，他們彷彿能散發氣功治療似的。這種特質有一部分的原因出於他們主動關懷、樂於回應的習慣。根部類一般都是所謂的好心，總是樂於助人，為了打氣不遺餘力，帶給人真誠而樂觀的視野。這種人很有自信，但並不張牙舞爪，沈著堅定，比一般人想像的果斷。

根部類的人堪稱終極冥想者，因為他們根本就是為了協調與治癒而生。由於這種人的自我相當圓滿，没什麼缺憾，所以能和各式人等建立深刻的友誼，而在排解紛爭時，也能注入互信互諒的氣氛。人們往往會欣然接受根部類的建議，很少有人不被他們高尚的和平動機所打動。他們其他的優點還包括了：人道主義、樂於付出、善體能察，以及忠誠可靠。

◈一般的特性

平易近人、被動、好聽衆、務實、投入、盡力取悅他人、優先考慮他人、有原創力、不喜變遷、謙遜、反戰、自制良好、因襲、傳統、環保、滿足。

你很容易忽略了根部類的人，因為他既不像花朵們的搶眼，也没有木質類的強悍。有些人甚至笑他們像啄木鳥一樣呆板無聊，其實他們也頗能動腦想點子，不乏獨創的佳作，只是沒什麼火花爆出來讓人家歎為觀止。然而，看似平凡的根部類也擁有許多長處，少了他們，這個世界可能將冷卻不少。他們謙和認真，誠心誠意希望讓人快樂。沈著自制，總能成功地扮演和事老。

說根部類的人老派、傳統並不為過，他們討厭變動就像他們討厭爭執和分裂一樣。他們寧可睜一隻眼閉一隻眼地等待「船到橋頭自然直」。他們只看自己想看的，其餘一律視而不見。如果他們的另一半發生了外遇，根部類的人可以當作沒這回事，要是他們的小孩在學校被欺侮，他們也能心平氣和地告訴孩子：「小寶貝，你一定能解決的。」或者，他們會制止孩子把爭吵帶回家裡。他們的鴕鳥心理與抽腿習慣，其實就是一種變相的麻木不仁，諷刺的是，這樣的態度往往會使事情愈演愈烈。他們實在應該看清：自己究竟是達觀樂天，抑或僅是逆來順受罷了。

根部類的理想生活，是住在鄉間的小屋，過著日出而作、日入而息的生活。環境生態是他們最關注的議題之一。在所有的性格類屬中，根部類與土地的關係最緊密，由此便不難理解他們那種四平八穩的個性。

◆窄小的根部

怠慢、壓抑、執拗、漫無章法、迷惑、没有頭緒、容易受挫、惰性、慵懶、健忘、提不起勁、情緒化、粗心大意、低落、傷感、精神不繼、鬼鬼祟祟、無精打采、抑鬱、情感脆弱。

根部類性格者必須謹防把自己弄得卑躬屈膝，像踏墊那樣供人踐踏，特別是那些選擇木質類性格者為伴侶的女性。這種傾向源自這類女性根深柢固的傳統觀念，認為男女的角色有別。根部類性格者能夠承受極大的壓力，但一旦超出底限，他們會崩潰成一堆軟骨頭，再也打不起精神。頑強堅韌是他們應付衝突的方法，這對他們而言當然有如中了魔咒一般。根部類性格者在困境中會顯出情緒低潮、生活狼狽無章、心情煩亂沮喪，對任何事情都顯得意興闌珊、無精打采，這時他們的情緒也顯得很不穩定。要是他們始終壓抑自己的意見（也許看在以和為貴的份上），他們可能變得尖酸、情緒化、語中帶刺或不夠光明磊落。根部類性格者是否處於困境中，是可以判斷出來的，因為他們在困境中會抱怨連連、胡思亂想、迷惑不解。一旦他們封閉了自我，這世上再也沒什麼東西能誘發他們的興趣。失落感是典型的症狀，這時他們需要的是閉關靜思。

➲種子類性格解析

企望的目標：在自己與他人身上創造出美麗和理解。

◈肥美的種子

善於創造、充滿靈感、直覺強、有知識、生機蓬勃、能量充沛、觀察力強、體貼警敏、有自覺、誠實、情緒平衡、和諧、不獨斷、知覺敏銳、敏感、坦白、有德行、真摯、喜樂。

種子類的人會努力充實他們的靈魂。這種人的直覺極精準，他們能「接收」旁人的感覺，就像收音機接收各頻道的訊號似的。他們對本身的事物也富於直覺，很清楚什麼對自己有利，什麼對自己有害，能夠充分掌握自己的感覺。簡而言之，這類人敏銳、有自覺、善體人意而又洞燭機先。

種子類的人有一種特殊的本領，可以重複同樣的經驗而次次都有新收穫。對他們而言，太陽底下沒有「不」新鮮的事，他們在每個旅程中都能發現新奇之處，事事均能為他們製造驚喜。這種觀察力源自其創造力，換句話說，那些驚奇其實就是一種啟發。所以，他們不光是觀察而已，那些觀察還會被盡收心底，以備來日之需。這種人洋溢著生命力，處處留心而且精力充沛。

美麗是種子類的活力泉源，可以使他們振奮，豐富他們的生活。羅曼史也是這類人幸福的基石。種子類還有一種神乎其技的本事，能夠準確地趨利避害。因為他們的第六感極準，就算是搭便車環遊世界也不會碰上什麼麻煩。這類人的另一項「特異功能」是像變色龍一般地善變。他們不斷地重塑自我，常以迅雷不及掩耳的速度更換工作或造型。可愛的是，他們雖然善變，但對人對己都十分誠實，而且也沒有過度的「我執」，並不會自以為是。基本上，種子類坦誠率真、有趣討喜，少數更堪稱天才。

◆一般的特性

富想像力、有創造力、具藝術氣質、自主、內向、善表達、體貼、願意付出、有靈性、過度敏感、善感、纖弱、易被誤解、不確定、深具洞見、直覺準確、肯犧牲自我、平易近人、包容、脾氣溫和、自溺、愛作夢、一團和氣。

種子類有一顆纖細的心，有時顯得太過敏感，對事物的感受通常都比較深刻。這使得他們發展出脆弱的本質，也確實容易受到傷害。這種人若和花朵類在一起，簡直就是一場災難，木質類的人則可讓他們穩定下來，把種子們從美麗與奇蹟的夢境中帶回現實，一般而言，這類人情緒平衡而滿心祥和，很能掌握自己的感覺，但有些情況下他們也會退縮，巴不得完全與世隔絕。其實，種子類的人們本來就很能享受獨處時光，可以數週不與人往來，藉此使自覺更加清澈。人羣會使種子類更意識到自己的存在，也許是因為他們對別人的感受太過敏感，因此想像別人也能看穿他們。他們很容易被人傷害，尤其是親密的伴侶，也常被層次較低的人們所利用或操縱。由於他們不吝奉獻犧牲，結果往往付出太多。種子類在人際關係上的基本原則是尊重別人，其謹慎的程度令人感佩。不過，如果你和一名陌生人談話時覺得對方交淺言深，他也很可能就是一個種子。

你很容易辨認種子類的人，因為他們極富個人色彩，在衆人中自然鶴立鷄羣。他們溫文有禮，感性十足，對自己則稍嫌太過大方。如果受到批評，他們會勇敢吞下，可能因為他們對自己也有些許懷疑。雖然如此，他們同時又敏感得不得了，動不動就受到傷害。總之，種子們是較易被誤解的一羣人。

◈乾扁的種子

自憐、憂鬱、幻滅、玩世不恭、目空一切、不抱希望、自毀、感情冰冷、掛慮、多疑、冷淡、瞧不起人、拒人千里、缺乏現實感、心力交瘁。

當種子類的情緒被掏空或大受打擊時，他們就會陷入憂鬱之苦中。此時負面的矛頭往往又會朝向他們本身，於是進而懷疑自我價值，不再抱持任何希望。在他們的人生轉為黑白時，這種平日無害的自溺傾向，就可能把他們拖向藥物或酒精的糾纏依賴中。心力交瘁還可能使種子們多疑、閉鎖，而且冷淡。自憐—憂鬱—幻滅就成了種子們的例行公事，開始拒絕投入周圍的世界，只是孤獨地冷眼旁觀。最後，連他們與生俱來的創造力也隨風而逝，就像個不斷把文稿投入字紙簍的作家，或是在畫布上塗塗改改的畫家般徒勞無功。

➲香料類性格解析

企望的目標：擁有一切——享樂主義的生活風格。

◆撲鼻的香料

歡樂、熱衷、動感、過癮、有鑑賞力、使人目眩神迷、迷人、寬宏大量、富於朝氣、閃亮耀眼、志趣相投、暖心腸、開朗、高尚優雅、願意付出、風情萬種、自信自恃、實際、有行動力、性格多樣。

香料類的人喧鬧好玩，而且活蹦亂跳。二次大戰期間，當倫敦人擁塞在地鐵內躲防空警報時，帶頭高歌、鼓舞人心的必定是香料類。這類人熱愛生命，表現良好時更是耀眼奪目，他們善良、樂天，舉手投足極富娛樂效果，但完全渾然天成。由於他們講排場、重享樂，使這類人顯得格外有魅力。香料們也是極度聰穎的一羣人，性格多樣，才華也多面，務實而效率高，因此不難取得輝煌的工作成就。許多企業家都是香料類，不過他們可不會坐享其成，反而是一直保持著旺盛的戰鬥力。普通的香料類也一樣幹勁十足，總是胸有成竹地全力以赴，堪稱狂熱的生活派。就是結合了如此的精力與才智，香料類才會那麼吸引人，而處於巔峰狀態的他們，也從不教大家失望。

◆一般的特性

外向、有企業精神、鑑賞家、物質主義、世故、性喜炫耀、追求享樂、賓主盡歡、功成名就、幹勁十足、招搖、熱力四射、情緒化、追逐權位、完美主義、殷勤、善掌控、倨傲、過度自信、一意孤行。

你可以從一個人辭溢乎情的表達方式認出他是香料類。同在觀賞尼加拉瀑布的磅礡，就數香料們的讚歎聲最大。他可以反覆嚷嚷著：「太棒了！真是太棒了！」没有人會像他們那樣反應激烈，而且對任何事皆然。你不過是略施小惠，他們就能感激涕零直把你淹沒為止。這類人容易激動，而且百分之百地外向。任何事都能讓他們大驚小怪，與他們切身相關的更是如此。香料們可以滔滔不絕地談論自己，別人縱使有更大的問題或是更精彩的故事也插不了口。

有個天才洋溢的語言學家就是香料類的人。當局甚至特設一個管道，好讓她能以十六歲之齡便進入劍橋大學就讀。曾與她出外渡假的朋友說，這名天才少女花在打扮上的時間之長，使她們在抵達海灘時已是烈日當空，兩人只好又折返旅館。而打扮自己正是香料類的最沈迷的事物之一。朋友自然是滿腹怒火，不過友誼尚未動搖。多年以來，兩人不知一同參加了多少派對，極盡玩樂之能事，每次赴宴都是坐香料女孩的金黃色勞斯萊斯。

香料類的人手頭上一定得有錢，但他們並非渴慕錢財砌成的權勢，對他們而言，錢的作用在於讓他們能盡情揮霍。香料們的衣櫥裡滿是穿都沒穿過的新衣，碗櫃裡也是成堆無法抗拒購買慾而買下的美食。一朝金盡，他們便會發瘋似地刷卡，或是借穿朋友的名貴時裝以充場面。香料類是絕對的唯物主義者，如有必要，也會攀附能供養他們的人。倘若自己是金主，就換成香料類來蓄養玩伴了。這類人根本不知否定自我為何物，他們只曉得「人生得意須盡歡」！

香料類是不折不扣的享樂主義者，懂得鑑賞藝術品、古董，與各種精品。他們是老於世故的俗世派，嚮往的無非晉身社會名流。領導流行的常是這些人，有時他們的標新立異甚至達到驚世駭俗的程度。一般說來，香料類自私，不過很有意思。

◆走味的香料

膚淺、蒙昧、蠻橫、無禮、粗魯、感情用事、墮落、不由自主、卑鄙、寒酸、令人作嘔、貪婪、自我中心、嫉妒、吹毛求疵、暴怒、歇斯底里、慌慌張張、抑鬱。

有次我碰到一位巴西的外交官，此人正是典型之「走味的香料」。經過了多年的榮華富貴、縱慾狂歡，他坐在那兒一副百無聊賴的樣子。他對任何事物都提不起勁來，即使身旁有美女環繞亦然。這人身穿紀梵希華衫，外罩天價西服，手中握有一大杯蘇格蘭威士忌，面前一盤魚子醬，左右又被妙齡女郎簇擁著，可是他卻一臉衰相！這個浪蕩子已走到盡頭，對他而言，路上再也沒有好風景。終點站已到，還有什麼可追逐呢？他只好油盡燈枯地發呆了。

除上述的耗損，夢想破滅也會使香料們走味。最壞的情況下，他們會變得膚淺、不耐煩、蒙昧、蠻橫、吹毛求疵、殘忍、自毀、卑鄙和無禮。講無禮還算是客氣，這種人根本就是粗暴惡劣。他們把其他人視為奴僕，彷彿世界是為了讓他們享樂而存在的。走味的香料就是「只要我喜歡，有什麼不可以」的那種人，敢在市區以一百哩的時速飛車，甚至囂張地大按喇叭以昭告天下：「喂，好狗不擋道！」這些可憎的行為再加上他們貪婪成癖的本性，更是完全無法令人原諒。

走味的香料只知道利用別人，從不會考慮別人的需要。這種人要是替你買衣服，就只管自己想看你穿哪件，而不問你究竟想要哪件。作為情人，他們善妒、跋扈，從早到晚都處於一觸即發的狀態。要是找不到他想拿來配衣服的那雙鞋，他就會摔東西、尖叫、咆哮，宛如被寵壞的小孩。這麼大的脾氣不管在人前人後都照發不誤。歇斯底里、慌張失措、抑鬱等都是家常便飯。香料們最大的恐懼便是：無聊，而且沒信用卡。

木質類性格解析

企望的目標：主控，藉由個人意志改變世界。

◈堅挺的木質

屹立不搖、忠心耿耿、睿智、勇氣十足、傑出、寬大、能啟發他人、肯支持別人、具防衛力、有權威、善於保護、講倫理、誠實、可靠、有原則、重榮譽、意志堅強、富決斷力、信心滿滿、影響力巨大、信奉公理、具騎士精神、有遠見、暖心腸、精力充沛、有雅量、富同理心。

木質類的人非常強悍獨立，大膽直率。他們很清楚自己要什麼，而且奮力追求，決心在這世上掙得一席之地。他們活在理性的文化中，只受公理正義管轄，同時也以個人的知性、活力與果決追隨這些理念。因為木質類的思慮敏捷。通常又都飽讀詩書，所以講話的速度奇快。

行動家多半都是木質類，無懼、強悍、獨立，每每率先出馬，而且皆能大功告成。這種剛強堅忍的類型是真正的自然愛好者，有的不是在綠色和平組織中賣命，就是在區委會上竭力防堵道路開發計畫。雖然雄心勃勃，木質類的性情倒很良善，有情有義，是個重然諾的君子。

一旦木質類性格者認定一個理由的正當性，他會為這個理由赴湯蹈火在所不惜。「再告訴我一次。」他們會反覆向你詢問關於某個計畫的動機，「拜託，再說一遍。」他們就這樣問個不停，當知道你的動機是真誠、正直的，他們會為你上山下海。勇氣十足、堅忍不拔及吃苦耐勞的特質，使木質類性格者不論在職場上或社交上，都能成就輝煌。木質類性格者經常是人們尋求協助的對象，因為大家有目共睹他們是有道德感、值得信賴，又有智慧的人。

在平心靜氣時，木質類性格者是十分敏銳、有洞悉力及熱心溫情的人，他們不會為了你所犯的任何過失而對你嘮叨個沒完沒了。他們在意的是，在內在道德感及自信與執著的驅策下，穩紮穩打地執行自己的計畫。

◆一般的特性

激烈、理智、個人主義、自我信賴、篤定、有道德感、有自信、積極、有影響力、滿足、支配、洞察先機、穩固、堅定不移、執著、熱切、傳統、耿直、屹立不搖。

木質類性格者絕不是嚴肅到近乎禁慾的人，他們或許會經營青年俱樂部，但卻不會懲戒做錯事的年輕人。他們不能忍受被嚴密控制的宗教團體，他們身為天生領導者，寧可另闢蹊徑組織一個較不那麼禁慾的團體。旁人可能覺得木質類性格者具有大無畏的精神而且作風大膽過人（因為他們知道自己要的是什麼），他們的出現可能讓在場的人頗感不安，但其實木質類性格者是非常公正不阿的人，他們不會占人便宜或欺騙他人。雖然子女難免會迴避氣勢強盛的木質類父母，但他們也明白父母會給予他們成長的空間，而且一旦遇上困難，木質類的父母也會立即伸出援手。此外，木質類性格者有極大的耐心，特別是當他們年紀愈來愈大時，也非常慷慨及肯關照周遭的人。

木質類性格者非得與大自然接觸不可。萬一他們是住在城市的人，他們會想辦法加入高爾夫球俱樂部，不是為了社交的目的，也不是因為他們喜愛高爾夫球，僅僅是為了可以在草地上漫步，並觀賞球場四周大自然的環境。

儘管木質類性格者享受掌權的滋味，但他們痛恨不公正，他們甚至會去找人問個明白。天生好打抱不平的性格使他們成為優秀的領導者或經理、鬥士、政治家，甚至醫生、律師或新聞播報員。有原則、意志堅強、當機立斷的人格特質使木質類性格適合在商場或政治界擔任位高權重的職務，他們能為自己服務的工作單位帶來新視野及新啟發，說不定公司的財務報表因此而耳目一新，甚至整個世界都可能因為他們而改變。

◆困境中的木質類的特質

頤指氣使、跋扈獨斷、充滿敵意、脅迫、蠻橫、殘忍無情、情緒化、好爭辯、面無表情、不謙讓、令人窒悶、粗暴、報復心强、自私自利、嚴厲、兇惡。

困境中的木質類動輒就像個獨裁的暴君，為所欲為，任性無理，情緒詭譎多變。像這樣性格的人若當老闆，將會怨聲載道。木質類性格者可以變得面無表情，讓周遭的人感到惴惴難安，彷彿暴風雨前的寧靜，那暗潮洶湧的巨浪隨時要排山倒海而來。

我認識一位住在城市的商人，恰是這種性格的人，他不僅具備上述的各種獨斷特質，真正讓我記憶深刻的是他的惡劣態度，除了對家人惡言惡語之外，他連種植的喇叭花都不放過。在他廚房的牆上掛了一個表格，用來記錄庭院中喇叭花的開花情形，每年他都要記錄喇叭花的球莖是否再生出比前一年還多的花朵，如果沒有，他則會毫不留情地把喇叭花整株連根拔起，重新再種，根本不理會它們開得多麼美麗，簡直是無情到家了。

表13.1 九大類精油簡介

萃取方法：蒸氣蒸餾（Steam distilled，簡稱SD）或其他方法（Other，簡稱O）

▼**花朵類**：下列精油絕大多數是原料，這種純精油無法用蒸氣蒸餾的方式萃取。

精油	拉丁名稱	性格類	其他	萃取法
芸香	Boronia megastigma	花朵		O
香水樹	Canaga odorata	花朵		SD
康乃馨	Dianthus caryophyllus	花朵		O
桂皮	Acacia farnesiana	花朵		O
德國洋甘菊	Matricaria recutica	花朵	藥草	SD
羅馬洋甘菊	Anthemis nobilis	花朵	藥草	SD
黃玉蘭	Michelia champaca	花朵		O
麝香貓	Spartium junceum	花朵		O
永久花	Helichrysum angustifolium	花朵		SD
風信子	Hyacinthus orientalis	花朵		O
茉莉	Jasminum officinale	花朵		O
薰衣草	Lavendula angustifolia	花朵	藥草	SD
檸檬花	Citrus Limon	花朵		SD
菩提花	Tilia vulgaris	花朵		O
金盞花	Calendula officinalis	花朵		O
黃香草木犀	Melilotus officinalis	花朵		O
金合歡	Acacia dealbata	花朵		O
水仙	Narcissus poeticus	花朵		O
橙花	Citrus aurantium	花朵		SD
黃金菊	Ormenis multicaulis	花朵	藥草	SD

桂花	Osmanthus fragrans	花朵	O
千葉玫瑰	Rose centifolia	花朵	O
大馬士革玫瑰	Rose damascena	花朵	SD
夢壽菊	Tagetes minuta	花朵	SD
晚香玉	Polianthes tuberosa	花朵	O
依蘭	Cananga odorata	花朵	SD

▼果實類：下列的果實雖然有些不是我們平常所吃的水果，但它們都是萃取自植物的果實部位。

精油	拉丁名稱	性格類	其他	萃取法
佛手柑	Citrus bergamia	果實		O
黑胡椒	Piper nigrum	果實	香料	SD
豆蔻	Elettaria cardamomum	果實	香料	SD
丁香	Eugenia caryophyllata	果實	香料	SD
蓽澄茄	Piper cubeba	果實	香料	SD
葡萄柚	Citrus paradisi	果實		O
蛇麻草	Humulus lupulus	果實	藥草	SD
杜松	Juniperus communis	果實	木質	SD
檸檬	Citrus limon	果實		O
萊姆	Citrus aurantifolia	果實		O
山雞椒	Litsea Cubeba	果實		SD
桔	Citrus reticulata	果實		O
橙	Citrus sinensis	果實		O
玉桂子	Pimenta dioica	果實	香料	SD
加州胡椒	Schinus molle	果實		SD
紅柑	Citrus nobilis	果實		O
通卡豆	Dipteryx odorata	果實	種子	O
香草	Vanilla planifolia	果實		O

▼藥草類：下列大部分藥草類的精油都是從植物頂端開花的部位或整株植物萃取而來，並根據其來源部位做性格分類。

精油	拉丁名稱	性格類	其他	萃取法
羅勒	Ocimum basilicum	藥草	葉片	SD
風輪菜	Calamintha officinalis	藥草	葉片	SD
德國洋甘菊	Matricaria recutica	藥草	花朵	SD
羅馬洋甘菊	Anthemis nobilis	藥草	花朵	SD
快樂鼠尾草	Salvia sclarea	藥草	花朵	SD
天竺葵	Pelargonium graveolens	藥草	葉片	SD
牛膝草	Hyssopus officinalis	藥草	葉片	SD
薰衣草	Lavendula angustifolia	藥草	花朵	SD
圓葉當歸	Levisticum officinale	藥草	葉片	SD
馬鬱蘭	Origanum marjorana	藥草	葉片	SD～L
香蜂草	Melissa officinalis	藥草	葉片	SD
野洋甘菊	Ormenis multicaulis	藥草	花朵	SD
薄荷	Mentha piperata	藥草	葉片	SD
綠薄荷	Mentha spicata	藥草	葉片	SD
野馬鬱蘭	Origanum vulgare	藥草	葉片	SD
迷迭香	Rosmarinus officinalis	藥草	葉片	SD
鼠尾草	Salvia officinalis	藥草	葉片	SD
紅色百里香	Thymus vulgaris	藥草	葉片	SD
沈香醇百里香	Thymus linalol	藥草	葉片	SD
檸檬百里香	Thymus citriodorus	藥草	葉片	SD
西洋蓍草	Achillea millefolium	藥草	花朵	SD

▼葉片類：下列葉片類精油有些還包括從枝條及莖部萃取出來的精油。

精油	拉丁名稱	性格類	其他	萃取法
月桂	Laurus nobilis	葉片	木質	SD
樺木	Betula alba	葉片	木質	SD
布枯葉	Agothosma betulina	葉片		SD
白千層	Melaleuca cajeputi	葉片	木質	SD
肉桂	Cinnamomum zeylanicum	葉片	香料	SD
岩玫瑰	Citus ladaniferus	葉片		SD
絲柏	Cupressus sempervirens	葉片	木質	SD
尤加利	Eucalyptus globulus	葉片	木質	SD
檸檬尤加利	Eucalyptus citriodora	葉片	木質	SD
薄荷尤加利	Eucalyptus dives	葉片	木質	SD
尤加利	Eucalyptus radiata	葉片	木質	SD
樅	Abies alba	葉片	木質	SD
香桃木	Myrtus communis	葉片		SD
綠花白千層	Melaleuca viridiflora	葉片	木質	SD
廣藿香	Pogostemon cabin	葉片		SD
苦橙葉	Citrus aurantium	葉片	木質	SD
羅文莎葉	Ravensara aromatica	葉片	木質	SD
黑雲杉	Picea mariana	葉片	木質	SD
白雲杉	Picea glauca	葉片	木質	SD
茶樹	Melaleuca alternifolia	葉片	木質	SD
紫羅蘭	Viola odorata	葉片		O

▼樹脂類：下列樹脂類精油指的是從喬木或灌木流出來的香脂。

精油	拉丁名稱	性格類	其他	萃取法
安息香	Styrax benzoin	樹脂		SD
加拿大香脂	Abies balsamea	樹脂		SD
苦配巴香脂	Copaifera officinalis	樹脂		SD
秘魯香脂	Myroxylon balsamum	樹脂		SD
妥路香脂	Myroxylon balsamum	樹脂		SD
龍腦	Dryobalanops aromatica	樹脂		SD
欖香脂	Carnarium luzonicum	樹脂		SD
乳香	Boswellia carteri	樹脂		SD
白松香	Ferula galbanifera	樹脂		SD
沒藥	Commiphora myrrha	樹脂		SD
癒傷草樹脂	Commiphora erythraea	樹脂		SD
蘇合香脂	Liquidambar orientalis	樹脂		SD

▼根部類：下列精油即來自植物的根部。

精油	拉丁名稱	性格類	其他	萃取法
歐白芷	Angelica archangelica	根部	種子	SD
高良薑	Alpinia officinarum	根部		SD
薑	Zingiber officinale	根部	種子	SD
鳶尾草	Iris pallida	根部		SD
蛇根	Asarum canadense	根部		SD
穗甘松	Nardostachys jatamansi	根部		SD
鬱金	Curcuma longa	根部		SD
纈草	Valeriana officinalis	根部		SD
岩蘭草	Vetivera zizanoides	根部		SD

▼種子類：下列指從植物的種子萃取出來的精油。

精油	拉丁名稱	性格類	其他	萃取法
麝香秋葵	Hibiscus abelmoschus	種子		SD
歐白芷子	Angelica archangelica	種子		SD
八角茴香	Illicium verum	種子	香料	SD
洋茴香	Pimpinella ansium	種子	香料	SD
藏茴香	Carum carvi	種子	香料	SD
胡蘿蔔種子	Daucus carota	種子		SD
芫荽	Coriandrum sativum	種子	香料	SD
小茴香	Cuminum cyminum	種子	香料	SD
蒔蘿	Anethum graveolens	種子		SD
茴香	Foeniculum vulgare	種子		SD
肉豆蔻	Myristica fragrans	種子	香料	SD
歐芹子	Petroselinum sativum	種子		SD

▼香料類：由於下列精油大部分取自種子及果實，所以也被歸屬到那些類別中。

精油	拉丁名稱	性格類	其他	萃取法
八角茴香	Illiciuim verum	香料	種子	SD
洋茴香	Pimpinella ansium	香料	種子	SD
黑胡椒	Piper nigrum	香料	果實	SD
豆蔻	Elettaria cardamomum	香料	果實	SD
藏茴香	Carum carvi	香料	種子	SD
肉桂	Cinnamomum zeylanicum	香料	葉片	SD
丁香	Eugenia aromatica	香料	果實	SD
芫荽	Coriandrum sativum	香料	種子	SD
蓽澄茄	Piper cubeba	香料	果實	SD

小茴香	Cuminum cyminum	香料	種子	SD
高良薑	Alpinia officinarum	香料	根部	SD
薑	Zingiber officinale	香料	根部	SD
肉豆蔻皮	Myristica fragrans	香料	果實	SD
肉豆蔻	Myristica fragrans	香料	種子	SD
玉桂子	Pimento dioica	香料	果實	SD

▼木質類：下列精油是從枝條、木材或木屑裏萃取出來的。

精油	拉丁名稱	性格類	其他	萃取法
阿米香樹	Amyris balsamifera	木質		SD
卡魯瓦	Myrocarpus fastigiatus	木質		SD
刺檜	Juniperus oxycedrus	木質		SD
白樟腦	Cinnamomum camphora	木質		SD
苦香樹樹皮	Croton eluteria	木質		SD
雪松	Cedrus atlantica	木質		SD
雪松	Cedrus virginiana	木質		SD
癒創木	Bulnesia sarmienti	木質		SD
沈香醇	Bursera glabrifolia	木質		SD
松樹	Pinus sylvestris	木質	葉片	SD
花梨木	Aniba rosaeodora	木質		SD
檀香	Santalum album	木質		SD
黑雲杉	Picea mariana	木質	葉片	SD
白雲杉	Picea glauca	木質	葉片	SD

第十四章

精油的性格類型

在本章，我們將介紹各種精油所展現的性格。使用精油的人很自然地會開始談談他們對精油的感覺，把精油講得宛如活生生的人。譬如，有人會說他們對天竺葵的需求就像對親密伴侶的需求，它提供人們在都市叢林奔波一天後所需的舒適與安撫。另一個人可能會說，乳香是心靈的振奮劑，因為它帶來的刺激與平靜，讓人彷彿和一位心靈大師交談。芳香療法師及一般的使用者對精油大致都有類似的結論，最常聽的概論是：薰衣草就像母親一般，絲柏很堅忍，依蘭是溫柔的勾引者。

諸如此類的聯想多年來不斷在我腦海中滋長、擴充，以至於我現在對於每種精油的性格都有非常錯綜複雜的想法，而我也研究出哪一種精油最適合哪一種人使用。經驗告訴我某種精油的性格可以與某種人的性格相脗合。但換個角度來看，某些精油就是不能與某些人搭配，兩者之間似乎不存在任何親和力。

當然，想要解釋這種和諧與不和諧是很困難的。這幾乎是芳香療法師每天都會碰到的問題。然而這也不是隨機偶發的現象，其中倒是有些模式可依循。某種類型的人與某些特定的精油有特別的關係，不論是好的或壞的。這裡指的「壞關係」並沒有什麼負面的意思，只能說該精油無法產生某人期待的立即效應。

以下我將逐一介紹的精油除了是各位很容易取得的精油之外，也是每一位正接受芳香療法訓練的人士所必須研習的。精油的種類比這裡介紹的還多很多，它們潛在的能力也不僅止於我所描繪的，因為每種精油都有所謂的「化學型」，也就是說，同一種精油會因為其來源植物的生長條件不同而產生些微的差異。例如，生長在河谷的薰衣草和生長在高山的薰衣草，其化學特性（或性格）多少有些不同。儘管它們外表看起來沒兩樣，但它們的組成份子會因土壤類型、陽光吸收量、雨水、周遭的植物種類等生長狀況的不同，而產生差異。這些因子促使同一種精油出現不同的化學型，這也是專業的芳香療法師在治療患者時所需考慮的東西。

正如每個人都有獨特的性格及次級性格，精油也一樣。因此，當我們把所有的精油攤開來看，每種精油都有它所屬的性格、次級性格或多重性格，假若將各種可能混合的情況加起來，共可組合出17,953種《韋氏字典》上查得到的性格種類（或情緒狀況）。

選擇你自己的性格類型

當你閱讀每一種精油的性格側寫時，要記住，很少有人是「典型」的某種性格。我們可能有一種主要的性格以及多種其他的次級性格。因此，譬如你讀到茉莉的性格側寫時，你可能自言自語地說：「沒錯，這看起來倒挺像我的，不過有些方面卻與我不符。」別擔心，你本來就不應該期待那些描述完全符合你的性格，而且也很少人的性格完全與某種精油性格一致。沒有人的性格是一模一樣的，我們的性格都是從各類別中東拼西湊起來的。

你一邊閱讀這些性格側寫，會一邊發現自己所認識的人，或看到他們部分的性格。每一個人都有好幾面，而精油之所以如此具有潛力，是因為我們可以把精油相混，而展現出精油的多面性。

每天我們都用得到精油——香水、芳香劑、食物、飲料等等，而我們並不會因為我們最喜愛的飲料（或其他產品）所含的精油恰巧不符合我們的性格類型，而丟棄這種性格帶來的享受。使用精油的方式非常多，而且有了九大芳香族或單一精油的性格側寫，使我們又多了一種享受精油的方式。透過精油的性格側寫，可以幫助你去開發一些你從未想過的精油，使你倍受鼓舞，而開始嘗試該種精油。

不妨把精油想作積極、正面的精華露，它的目的是要把全身帶入一種和諧的狀態。精油賜予我們的不只是奇妙的芬芳，它也帶來身心的健康。儘管生命及思緒總是在正負兩極間擺盪，我們要把精油視作對生命的正加成。精油帶領我們超越現實與自私所加諸的枷鎖，去和那更崇高、更精神層次的自我打交道。

精油・原精的性格介紹

下列這些精油的特寫選自花朵類、果實類、藥草類、葉片類等九大芳香類族，每一篇都可以單獨地閱讀，且每一種精油都可以依照各種常見的方法來使用。

羅　勒	拉丁學名	類　別
（Basil）	Ocimum basilicum	藥草類／葉片類

●性格　振奮、清醒、澄清、刺激

⇨用以激發下列的正面特質

積極、有目標、專心、有主見、果斷、坦白、信任、正直、熱情、透澈、快活、堅強

⇨用以平衡下列的負面特質

優柔寡斷、精神疲勞、精神透支、消極、漫無方向、恐

懼、身心俱疲、錯亂、心智疲勞、冷漠、悲痛、怨恨、上癮、矛盾、恐懼親密、羞恥、懷疑、憂鬱、憂傷

羅勒的性格側寫

羅勒性格的人往往是世界級的企業家，不論男女，他們都能夠預先看到別人還不知道的事。對他們而言，機會無所不在。野心、敏銳、行動力及愛冒險的性格帶他們到任何想去的地方，除非有人利用不正當途徑來阻擋他們的去路，他們通常都能既不傷害別人、又誠實地抵達目的地。羅勒性格者具有超齡的智慧，又有大量的運氣，當他們遇上危急狀況時，往往能靈機一閃，讓自己脫離險境。在危機時刻，似乎總有一股冥冥之中的神力幫助他們，這種幸運可不是人人都有的。

羅勒性格者可能非常率直、粗魯，尤其當你老是抓不住他們話裡的重點時。他們的態度或許比較神氣、傲慢，但絕對沒有要傷害對方的意思，他們甚至以為那麼坦白、直接，是在幫助你。權力的滋味深深地吸引著羅勒性格的人，他們通常都是商業界裡的老闆，雖然他們也可能出現在跟法律或間諜活動有關的職場上。羅勒性格者有高深的智慧，他們彷彿怪異的藝術家、瘋狂的詩人或嘔心瀝血的作家，能瞥見不為別人所知的世界。他們不會批評或反對任何舉動，因為他們相信每一件事物都有它所屬於的地方，且每一件事物都有它發生或存在的理由。這或許也說明了他們基本的樂觀性情。羅勒性格者可以被稱為意念、想像力及自由意志的守護者。

羅勒性格者往往對生活裡的污穢及黑暗面頗感興趣，他們可能縱情地追求一些會使膽小鬼不寒而慄的冒險。就在游走於可預期和不可預期的邊界之間，使他們惹禍上身。當他們太向前傾時，很可能會陷進困境中，即使理智告訴他們不要如此。

最後導致悲慘下場、心智混淆及發瘋，這對羅勒性格者來說，並非罕事。

羅勒性格者對知識的追求遠勝過户外活動。你會發現他們的床頭書可能包括哲學書籍以及一些討論坦特拉經（即古印度對喜悅、忘我的禮讚）的書籍。羅勒性格者相信身、心、靈之間的交流與互通，而且這種相通能延伸到他們的性生活。對他們而言，「性」與「靈」是同義字，而婚姻在他們的眼裡，似乎比較像心靈上的承諾，他們對這種承認可是相當認真的。大體說來，羅勒性格者是性感、有魅力的戀人，縱然他們的外表冷靜，甚至陰沈。

羅勒性格的人很容易被神秘的東西吸引，而且可能非常崇尚精神及性靈。他們對這種嗜好的追求方式因人而異，例如有人會加入某教派（他們一旦加入後，就有可能爬升到領導者的地位）；或積極參與某世界性的宗教；或透過冥想來追尋超脱境界；或探索其他更為深邃、幽暗的世界。羅勒性格者確實對正常範圍外的領域非常著迷，而且會用冷靜的頭腦與清晰的邏輯去解釋他們發現的事物，並用敏銳的觀察力和想像力來描述。這種熱衷與著迷可能促使羅勒性格者一輩子不斷地探索未知的東西，這偶爾會使他們陷入滾燙的泥淖中。羅勒性格的人也會嘗試使用會改變精神狀態的迷幻藥，來尋求超現實及性靈上的溝通。

那些做事充滿熱情乃至瘋狂地步的怪人，都可能是羅勒性格者，他們會極力地爭取做自己的主人，但若無法打贏這場戰役，他們也懂得絕不強求的道理。羅勒性格者不會在乎這種小事情，因為他們還有更有趣的事要追求。

「強勢、能幹、有洞察力、理智等類似君王的性格，使

得羅勒性格的人需要很有尊嚴地被對待；相對地，他們也會以成爲最值得信賴的人來回報。些許溫和與親切的特質，使他們的性格帶有眞正的均衡感與力感。」

～吉爾伯特，芳香療法師、頭蓋骨治療師、技術指導員

佛手柑	拉丁學名	類 別
(Bergamot)	Citrus bergamia	果實類

●性格　喜樂、清新、振奮、激勵

⇨用以激發下列的正面特質

專心、信心、平衡、堅強、喜悅、驅策力、快活、和諧、徹底

⇨用以平衡下列的負面特質

沮喪、焦慮、無助、冷漠、悲痛、身心俱疲、空虛、意志消沈、筋疲力竭、悲傷、絕望、憂傷、寂寞、緊張、壓力、情緒失調

佛手柑的性格側寫

佛手柑的個性是青春、有朝氣、有愛心及善解人意，也就是老奶奶對年輕一代所期待的那些特質。和佛手柑的人在一起，是相當愉快的經驗，彷彿走進讓畫家梵谷靈感湧現的向日葵田野。雖然佛手柑性格的人未必是年紀輕的人，但他們永遠保有一顆赤子之心，而且總是可以利用輕鬆、愉快的方式面對生活裡的一切。儘管他們承認生活裡也有負面的東西，但他們絕不允許這些黑暗、醜陋的層面戰勝所有能夠被發掘的快樂和美好。事實上，在他們眼裡，正面及美好的東西包含很廣的範圍。

佛手柑性格者體貼、善解人意，且精力充沛。他們經常出現在需要照顧別人或其他需要大量精力、技術及熱忱的職場。由於生性樂觀、外向、有自信，佛手柑性格的人從來不畏懼把自己擺在最佳位置亮相。他們喜歡接觸媒體，享受站在台前的滋味，或許當個主持人或主講人，這種角色使他們能夠展示他們受羣衆狂熱擁護的性格，這也是他們私生活裡的特質。佛手柑性格者也很能應付小孩子，因為他們的體力和小孩子的體力不相上下，而且他們能體會新冒險的刺激滋味。對佛手柑性格的人而言，所謂的「樂趣」可以是登上埃佛勒斯峰，或沿著湍流划獨木舟而下。

雖然這是一種外向的性格，然而就內在世界而言，佛手柑性格者就像許多其他類型的性格一樣，也會受困於抑鬱、沮喪之境，當事情超過他們的承受底限時，他們會一下子墜入絕望的深淵。但是佛手柑性格的人絕不希望任何人知道他們究竟能沮喪或悲傷到什麼地步，因為這根本不是他們的本性。也由於這樣，使得人們容易認為佛手柑性格的人總是無憂無慮。沒有人會懷疑，在那面具之後，佛手柑性格者的內心會因為情緒難過而流淚。唯有當他們面對悲傷的人所流露的感同身受，才可能洩漏他們的內心世界。

人們可能會這樣形容佛手柑性格者：「你不會認為他／她能夠體會我的感受。他總是那麼快樂，但他確實能了解我，我覺得我可以向他盡情傾吐。每當我看到他之後，我總覺得好過多了。」當然，這個人發洩過後，會感到比較舒坦，但可憐的佛手柑，他恐怕已將此人的悲傷扛到自己肩上，除非佛手柑當時正好沒什麼煩惱，否則會使他們既有的麻煩更加複雜。

另一句適合套用在佛手柑性格者身上的話是：「他們不會有事的，他們很有韌性，他們能夠應付得來，他們絕不會因任何事而情緒低落。」但願人們真的能了解他們！佛手柑性格者當然也有沮喪、低潮的時候，但無論你何時遇見這種性格的人，他們都會是你的一帖補劑，你將會因此而感到舒服多了。

「佛手柑性格者進門時總是笑臉盈盈、神采飛揚、心情愉快。他們能夠隨遇而安、愛好大自然、機智、務實、高度的想像力、關懷別人且有創造力。佛手柑性格者能看見任何問題的正反兩面，這使他們能夠重新調整感受和情緒。」

～蘭妮，芳香療法師及技術指導員

黑胡椒	拉丁學名	類　別
(Black pepper)	Piper nigrum	果實類／香料類

●性格　安心、安慰、指引、耐力

⇨用以激發下列的正面特質

慰藉、精力充沛、耐力、驅策力、有彈性

⇨用以平衡下列的負面特質

情感阻塞、錯亂、強烈衝動、分不清方向、疲勞、嫉恨、優柔寡斷、不理智、憤怒、挫折、冰冷無情、冷漠、精神透支

黑胡椒的性格側寫

在各種精油中，黑胡椒的性格是比較老氣、嚴肅的，但它其實也可以成為比較活潑的性格。黑胡椒性格者似乎看起來總比實際年齡老，例如一個十二歲的小孩，行為舉止彷彿一個四十二歲的中年人。這種性格的人會因為你在社交場所表現不得

體，而斥責你，尤其你若是無憂無慮的香蜂草性格者。其實，黑胡椒是非常正直且極度地自以為是的人，若有機會的話，他們還可能變得很獨裁。但在另一方面，只要他們有意願，或假若他們喜歡你，那麼他們也可能成為魅力十足、親切、值得信賴及非常忠實的人。

當黑胡椒性格者為人父母時，他們的小孩也許不能了解父母，直到小孩自己也到了中年期，才能逐漸明白黑胡椒性格的父母。雖然對小孩總是很嚴厲，且限制很多，但他們能給小孩灌輸安全感，這對為人父母者是很安慰的，因為小孩在他們的教導下，可以很清楚地知道如何尊敬長輩。一旦人們了解黑胡椒的性格，他們其實是很容易捉摸的。

不論在職場上或在家裡，黑胡椒性格的人非常喜歡激勵別人完成任務或邁向成功，他們也傾向為家族的每位成員扛起責任。然而，如果他們的意見確實被採納，他們比較可能分擔的是經濟上的責任，而不是情感上的。如果男性的黑胡椒性格者有個兒子，他將和他的兒子競爭，而且他一定要當贏家；如果是女性的黑胡椒性格者，她將是「必須被順從」那一型的人。他們會盡力為家人從困境中解脫，這與其說是為了家人，不如說是為了他們自己的名聲。同時，他們也不會因為未將遺產留給子女，讓子女一貧如洗，而感到內心難安。

黑胡椒性格者非常擅於打情罵俏，常常自誇是情場高手，但這不過意謂著他們想證明自己也具有熱情洋溢的一面，而事實上，他們恐怕還無法放任自己到足以散發熱情的地步。雖然黑胡椒是一種溫熱的精油，但這種性格的人對愛情卻缺乏同樣的溫度。就算他們曾經遇到令他們心動的真愛，日後，他們很可能拋棄這份真愛，去追求社會地位與他們相當的伴侶。黑胡椒性格者在愛情的路上尋尋覓覓，擁有許多戀人，卻常企圖尋回他們曾經拋棄的真愛，但他們絕不會承認這一點。

這類型的人會為了體面、好面子，而容忍任何人，或者他們會如此包容是顧及對方或許在某方面可以「派上用場」，但黑胡椒性格者其實是很忠心的夥伴。他們愛現而不會不好意思，每件事他們都要表現得比別人拿手（即使他們不是真的比較優秀），而且他們喜歡展示他們的博學多聞，不論某方面的知識是否和他們的職業或嗜好有關係。沒有人不知道他們老是擺出一副「我比你高明」的姿態。不過，黑胡椒也有受歡迎的時候，那就是在他們幫助人們解決財務問題時，或提供股票買賣、退稅問題、法律程序等意見時。他們總是懂得如何從社會福利中獲得最大的利益，而且也知道如何剝削體制下的產物。

由於缺乏同理心及側面的思考，黑胡椒有時會對別人大發雷霆。他們會為無家可歸的人感到悲傷，但他們會好奇：「這些人為什麼把自己弄到如此下場？」黑胡椒性格的人容易忽略世間多數人的疾苦，因為他們只對自己及家人有興趣。他們總有一股魔力誘使人們以為他們是領導者，他們當然不是什麼領袖，只是他們經常安排自己成為這種角色。他們就是缺乏必要的同情心及善解人意，而且只要情況允許，他們將成為獨裁者。另外，暴躁的性情使黑胡椒經常因為別人的愚昧而憤怒及挫折。

各行各業都可以遇到黑胡椒性格的人，但就某種程度而言，黑胡椒比較偏好有錢有勢的工作，或只需要直線思考的工作（這種職業不太需要運用想像力或創造力）。可以讓黑胡椒一展所長的職業包括律師、法官、銀行家、事務律師（可當法律顧問，並協助辯護律師）、會計師、理財顧問、職業軍人（當陸軍比當空軍、海軍合適）、典獄長、交通警察。然而，黑胡椒經常從事不適合自己的工作，而且除非他們有任務在身，否則他們老是一副不快樂的樣子。家人是黑胡椒首當其衝的出氣筒。消極的黑胡椒會情緒化地責怪每個人，而且他們有時候非常易怒、無情，時而情緒受阻，時而情緒粗暴。幸好，要找到一個徹底消極的黑胡椒性格者並不是那麼容易。

我就聽說一位這種性格的人，他是英國倫敦海上保險業協會裡的退休保險業者，因為熟悉內情，且入對保險集團，使他賺了不少錢。雖然出身背景卑微，但他力爭上游，改變口音，背棄根源，努力竄升到成為協會裡最受敬重的會員。當他飛黃騰達之後，他嫌棄太太的身分地位配不上他，於是他展開一連串的外遇，向同事及朋友炫耀他在女性間多麼風光，而對於和太太離婚一事卻延宕了七年之久，只為了藏匿他的財產，好讓太太只能分到微乎其微的贍養費。他那自從出生以來都被當作敵人一樣對待的兒子，自然丟給母親照顧；而他那諂媚的女兒則得到一筆財富。但當那失去父愛的兒子發瘋以後，為了保住面子，這個冷淡的黑胡椒父親才破例支付醫藥費。其實他的小孩希望從他那裡得到的只是一句：「我愛你」，但對黑胡椒性格的人來說，即使他們很愛對方，這三個字還是他們最難以表達的。

豆　蔻	拉丁學名	類　別
（Cardamom）	Elettaria cardamomum	果實類／香料類

●性格　澄清、刺激、鼓勵、熱忱

⇨用以激發下列的正面特質

透澈、專心、有目標、驅策力、坦白、熱忱、信心、勇氣、進取、堅忍不拔

⇨用以平衡下列的負面特質

心理壓力、冷漠、錯亂、無彈性、不可理喻、無法容忍、好批評、身心俱疲、懷疑、緩慢遲鈍（無朝氣）、自憐、困惑、僵硬

豆蔻的性格側寫

豆蔻是一種堅強、坦率的性格，十分堅忍不拔、鼓舞人心及開誠布公。在他們的一舉一動中，沒有一絲隱藏的動機，他們相當直接坦誠，你所聽到的就是他們所要說的。這類型的性格容易受好點子的激勵，並將得到的靈感與啟發灌輸給人。豆蔻這種熱心到極點的特質，如果不擅於調適及協調事物，可能很快就會感到倦怠。其實這就是豆蔻性格者厲害的地方，不論發生什麼事，也不管他們如何催促、驅策別人，他們最後都有辦法以和諧圓融的方式收場。豆蔻這種性格上的特徵使他們成為優秀的領導者。他們會不斷地鞭策別人，但事後別人都會感激他們。此外，豆蔻性格的人相信公平和正義，而他們的堅持也總能圓滿達成。

許多時候，豆蔻性格者流露出一種疏離感，好像沒有事情能讓他們憂慮，但是當他們被激怒時，他們可能不顧一切去掐對方的脖子。所以最好別惹豆蔻！如果你恰巧遇上困境，豆蔻性格者會前來搭救，但可千萬別指望他們會帶來什麼施捨品，因為他們是非常節儉的。雖不能說他們吝嗇，但他們絕不會把辛苦賺來的血汗錢揮霍在別人身上（除了他們自己以外）。你若和豆蔻性格者外出用餐，不要期望他們買單。如果你沒有主動要求支付你自己的消費，他們會毫不考慮地把帳單撕成兩半，把你的那半遞給你，如果還有小費或服務費分不平時，他們會建議用擲銅板來決定誰付。在金錢上如此謹慎倒有個好處，他們永遠不會因為錢的問題鬧得不愉快。同時，豆蔻性格的人省錢還有一個原因，他們喜歡在口袋裡留點錢，以應付突如其來的購買慾。

豆蔻性格者喜歡被奉承，但他們卻很少如願以償，因此當某位花朵類性格者對豆蔻性格者說幾句好聽的話，他們很容易就陶醉其中。豆蔻性格的人可能熱情洋溢，這或許是為了給對方一個驚喜，他們也很講究浪漫的氣息。其實，他們會夢想做一些瘋狂、刺激的事情，這點似乎頗不符合他們的個性，畢竟，有誰能看出豆蔻的內心是如此澎湃熱情？

女性的豆蔻性格者對於性格上所具有的男性特質倒不以為意，而且這一點也讓某些男性對她們感興趣，因為那些男性覺得女性總是不了解他們。豆蔻性格的人絕不會無聊，他們都會把生活過得趣味盎然，讓每一件事都好像探險那樣刺激、好玩。他們會尊重別人的意願，尤其在談戀愛時，但若為人父母時，他們可能變得非常嚴格，而且期望小孩擁有高度的道德操守。身為父母的人已是獨立自主的個體，但小孩畢竟尚未長大成人，不能以成人的標準來要求他們。豆蔻性格者要求他們的小孩在校追求優異的成績，他們很難理解為什麼青少年非得躺在沙發上大聲地聽音樂。

當豆蔻性格者陷入低潮時，結果可能非常驚人。主要是因為心理壓力所帶來的痛苦使他們變得冷漠、不知變通、好批評或自憐。他們對試著幫助他們的人疑心重重，而他們的表情也變得僵硬不自然，要是有人鼓起勇氣把這個事實告訴他們，他們恐怕會一臉茫然。如果這種消極與低潮長久揮之不去，豆蔻性格者可能會對生活感到索然無味，他們光明正大的態度及極佳的批判能力從此一去不返，他們將成為生活中徹底的失敗者。

然而，積極樂觀的豆蔻性格者能扮演優秀的領導人角色，只要他們懂得遣兵用將。另外，他們也可以成為優秀的教師。他們雖然不是非常具有創意，但他們就是有足夠的耐力不斷地把想法推陳出新，最後他們的收穫可能比有創造力性格的人還豐碩。

康乃馨	拉丁學名	類　別
(Carnation)	Dianthus caryophyllus	花朵類

●性格　神秘、沈靜、有創意、尚自由

⇨用以激發下列的正面特質

自我價值、溝通、創意、獨立、溫柔、包容、滋潤、緩和、開放、解脱(釋放)

⇨用以平衡下列的負面特質

冷落、漠視、孤癖、憤世嫉俗、分不清方向、懷疑、心靈寂寞、孤獨、情感孤立、自我批判

康乃馨的性格側寫

康乃馨性格者會讓你的生活充滿愛，給你許多真心的承諾。他們的腦海中盡是美妙的意念及動人的想像力，腦海中總有一幅花草、綠樹或天使在天堂遨遊的畫面。他們也喜歡各種能誘發感官的東西，例如香水、絲絹、昂貴的美食小吃，他們用這樣的方式寵愛自己。身為不折不扣的花朵類性格，只要康乃馨性格者願意，他們總是有辦法讓自己成為很有魅力的人。如果是位女性的康乃馨，則男人會想照顧她；如果是位男性的康乃馨，則女人會想像母親那樣疼愛他。人們可以容易地感受到康乃馨像小孩般的天真氣質，以及對人的信任感。

康乃馨性格者傾向成為性情溫和的人，他們有時不太能理解生活中的現實事件，似乎有一點夢幻過頭了，尤其當事情和他們期待的結果有出入時。不過倒是有一種情況會讓他們悲傷、沮喪，那就是當他們為了解決別人的問題，而陷得太深的時候，尤其當他們感到無能為力時。

康乃馨絕不會傷害任何人，相反地，他們為受苦受難的人提供莫大的慰藉。對充滿智慧與知識的康乃馨而言，他們可能屬於為人做事都非常犧牲奉獻的那種人，但也正是因為這種個性給人的溫馨感受，使他們很容易與他人產生較密切的關係，不幸地，這種關係有時候會被氣質水準比較低下的人誤解為異性關係的進展或社會地位的攀升。

康乃馨性格者對各式各樣的歷史深深著迷，他們也傾向尋找家族淵源的來龍去脈或閱讀歷史書籍——他們很可能對文藝復興比對英國都鐸王室的歷中還感興趣。康乃馨性格的人也很熱愛藝術，雖然他們不會選擇藝術當作職業（因為他們没有把握能夠不斷提升創作的水準），但他們會純粹為了樂趣而畫畫，或學習插花、室內設計等等，使他們能透過這些興趣展現出天生的藝術傾向。

各行各業中都可以發現康乃馨性格的人，但他們似乎比較偏好那些不必展露在舞台燈光下的工作性質。任何坐在櫃檯桌面後方，正等大衆前來詢問的工作最適合他們。這類的工作場所例如職業介紹所或銀行，這些地方可以讓他們與大衆接觸，但又不需要太外向、活潑。康乃馨性格者不論在身材、儀表、談吐或舉止上，都顯得細緻優美，而他們所具有的修養及高雅使他們能夠成為卓越的古典舞蹈家。

雖然康乃馨性格者似乎本身不是運氣很好的人——例如他們買彩券從未中獎過，但他們似乎能為和他們在一起的人帶來神奇的幸運。你若要進賭城撈一票，別忘了帶個康乃馨性格的人，當你玩輪轉盤時，讓他站在你旁邊，說不定運氣就不斷衝著你來！

一夫一妻制是康乃馨唯一認定及唯一能理解的婚姻關係。他們從來不會有對配偶不忠的念頭。對他們而言，完美、忠實的婚姻才是人生中真正的快樂，也是兩人相愛的根本表現。認定一夫一妻制的康乃馨性格者知道，所謂的伴侶只能對彼此忠心，而他們對局外人的排斥使他們享受一種遠比外遇或性關係雜亂還刺激的歡愉。康乃馨需要愛，就像花朵需要陽光一樣，如果他們得不到愛，他們會哄騙自己或主動去尋求伴侶。康乃馨無法獨自過生活，如果身旁的愛人離開了，他們很快又會找到新的愛。康乃馨若失去愛，將感到非常沮喪與低潮。

康乃馨性格者最明顯的特性之一是他們無法和他們常有的悲傷及絕望對談。他們對別人似乎總是有求必應，但卻沒有人隨時等著幫他們解決問題。更悲慘的是，康乃馨精油的人發現自己有時候也很難疼愛自己。康乃馨細膩的性情使他們容易因為惡意的言語及舉止而深受傷害。當康乃馨性格者為人父母時，他們對小孩將非常溫和、仁慈，而且對規矩的教養也不會太嚴格。結果，小孩便利用他們這個弱點，逃避各種麻煩。

康乃馨在心境呈負面狀態時，可能會摧殘自己及感到沮喪，他們還可能切斷自己與生活周遭的關係。例如他們會因為某位親人過世或失戀而悲傷好幾年。情感細緻的康乃馨可以為受傷的自我療上好長一段時間的傷，或把受挫或受重傷的內心隱藏一輩子。對康乃馨而言，在情感受傷後，跑到床上用棉被矇住頭，一整個星期不見人也不接電話，並非罕見的事。

康乃馨性格的人太沒有自我了。他們總是把自己累垮，只因為他們總是擔憂自己應該做什麼事，而無法純粹去做自己喜歡的事。這部分是因為他們對自己的信念缺乏勇氣。然而當他們神清氣爽時，他們可是充滿笑語、愛心與關懷。其實，康乃馨性格者始終帶有的特質之一就是對所有有生命的東西具有大量的愛心。

「康乃馨是一種令人舒適愉快但感性的性格，他們讓人覺得陶醉在幸福之中，彷彿置身聖地，內心平靜，不過他們還是會提供人們期待的快樂生活。」

～沃伍德，芳香療法師、作者

雪　松	拉丁學名	類　別
(Cedarwood)	Cedrus atlantica	木質類

●性格　務實、強化、高貴、權威

⇨用以激發下列的正面特質

精神集中、專心、堅強、信心、平衡、穩定、慰藉、堅持、堅忍不拔、高貴的心靈

⇨用以平衡下列的負面特質

意念不集中、欠缺考慮、食古不化、焦慮、執迷、精神緊張、不理性、情感敏感、易怒、憂鬱、擔心、恐懼、神經質、自私

➲雪松的性格側寫

雪松性格的尊貴姿態很容易引人注目，他們在生活中儼然以貴族人物自居。他們可能顯得高傲，而且太高貴到人們很難以什麼世俗的東西去接近他們。但這種想法完全錯誤。幾乎在各種情況下，雪松都是力量的寶塔，似乎與大自然的力量相融互通，他們對這種力量擁有古老的感覺，他們彷彿是世界歷史的寶庫。即使雪松性格者給你這種感受，但他們倒未必都是如此。雪松性格者會把信心與安全感灌輸給無法處理生活壓力的人，在人們遭受困難時，他們可以提供莫大的慰藉。這種本事使雪松性格者順理成章地成為替家庭排難解紛的人物，也就是你打電話去請教如何處理退稅的人，或你可以詢問該如何解決

財務紛爭的人。但你不應該向他們請教如何選擇朋友或服裝（或如何獲得不該歸你所有的東西），這類問題應該找佛手柑性格者詢問。雪松性格者表現出無所不知、無所不通的樣子，如果家庭中的某個成員忽然找別人討教，將會使雪松受傷害。不過這種情形倒不常見——畢竟，你還不敢這麼做。

然而，雪松性格的人也不是萬無一失，其實他們經常誤判，只因為他們的見解太武斷。尤其是年紀大的雪松性格者，他們甚至未察覺過去這半個世紀以來，世界已經歷許多改變。家裡若父親或祖父屬於這種性格，那麼你恐怕不太好過，尤其當他們威脅家人為他們的情感及金錢損失作賠償時。雪松性格對於學術生涯相當在行，例如教學、圖書館館長、古代文物收藏、建築師、歷史學者。他們也對科學及宗教有興趣，雖然他們對異於常理的事物也充滿好奇心（當然，他們會從科學角度來看待那些不尋常之物）。

除非雪松性格者的配偶擁有能夠與他們平衡的性格，例如果實類，否則雪松勢必全權掌控家裡的一事一物以及家中的每個成員。他們很驚訝小孩要離家去過獨立的生活，也不能明白今日的年輕人為何想擁有自己的生活。小孩或許看不到雪松父母關愛的一面（甚至認為這種性格的父母沒有關愛的能力），但是當小孩遇上麻煩時，大家最好提高警覺，雪松會徹頭徹尾地護衛他們的小孩。雖然雪松基本上是比較男性化的性格，但這種個性經常出現在女性身上。

有時候，雪松性格者十分執迷、固執。他們在禮拜堂非得坐在某個位子上；而在家裡，他們也固定要坐那張心愛的椅子，要是哪個客人不小心坐到他們的椅子，那位客人將遭到臭臉及瞪眼的對待。雪松總是以同樣的方式摺疊報紙，而碗櫃裡的器皿也必須以固定的樣式排列。這種作風可能使你認為他們唯有生活在皇宮裡，才會感到舒適自在，其實未必，就算住在簡陋的地方，他們依然能心滿意足——即使這些人自以為高貴不俗。

不論是男性或女性的雪松，經常是單身一輩子。並不是因為他們不懂得愛情與親密關係，而是婚姻對他們來說，似乎是麻煩了一點。雪松不是熱情如火的性格，總之，他們對性生活興趣缺缺。他們把熱情與興致保留給研究計畫，特別是當他們的職業是考古學家或歷史學家時，他們可能為了尋找聖杯（註：據說是基督在最後晚餐時用的）或揭發秘密文件，而不惜犧牲性命，但他們絕不會為了愛而奉獻自我或放任自己過著無憂無慮的生活。

當雪松處在惡劣的情況下時，那簡直像人間裡的地獄，他們會變得刻薄、嚴厲、蠻橫、自私、專制及偏執狂。他們會把每一件小小的不如意擴大成不得了的大事，好像全世界的人都要對抗他們，他們可能因此久臥在床上，患有嚴重的心理病（因為心理失調而波及生理的疾病）——拒絕接受醫師及藥物的幫助，也謝絕任何能使他們舒坦的嘗試。然後，他們卻抱怨沒有人關心他們。在雪松性格者的潛意識中，他們尋求的是既能忍受痛苦又忠實的伴侶。

然而，當雪松處於積極、正面的心境時，他們表現出非常親切、尊貴及善解人意。他們很樂意和別人分享他們的知識，而且總是顯得十分榮幸有人要求他們這麼做，他們可以把分享的東西弄得似乎非常珍貴，甚至十分神聖。

德國洋甘菊	拉丁學名	類　別
(Chamomile German)	Matricaria chamomilla	藥草類／花朵類

●性格　強壯、平靜、舒坦、鎮定

⇨用以激發下列的正面特質

善溝通、放鬆身心、體貼、有條不紊、緩和、感同身受、耐心、冷靜

⇨用以平衡下列的負面特質

緊張、憤怒、神經焦躁、挫折、情緒不穩、焦躁、脾氣暴躁、過度敏感、憎惡、漠不關心、沈重的情感包袱

德國洋甘菊的性格側寫

這種深藍色的洋甘菊具有寬宏大量的性格。他們擅長從事各種需要決心及犧牲小我的活動。德國洋甘菊是那種會在半夜為小孩蓋被子的父親，或是會幫助你解決困難作業的老師，或是在你困厄中幫忙幫到家的警員——即使他們根本不認識你，但這種人會讓你惦記在心。

德國洋甘菊性格者有很深的情感，也有辦法激發別人的情感，但他們似乎傾向保留內心的情感，偏好以隱喻的方式掩飾他們的感覺。這種性格的人容易變得非常腳踏實地，而且有紮實的思考，毫不草率馬虎。然而，他們可能誇大事情，使之戲劇化，而從事與戲劇或溝通有關的工作，對他們而言，也是常有的事。例如，他們可能擔任神職人員，但不論他們信仰何種宗教，他們都會努力深入探究它。哲學、考古、古蹟研究及建築可能都是德國洋甘菊性格者喜歡的領域，他們也對古人及古代統治者的生活興致勃勃。

藍色的德國洋甘菊適合擔任教師或任何與書有關的行業，例如出版業或作家，尤其是非小說類的寫作。由德國洋甘菊擅長組織規劃，只要你願意，他們會為你包辦一切事務，包括午餐吃什麼，以及你應該邀請誰到你家作客。要是你未採納他們的建議，他們可能會很難過，雖然這種情緒不會持續太久。這是一種非常知足常樂的性格，可以毫無困難地通過障礙。

德國洋甘菊的負面性格是心情陰暗、沈重。在與人爭論時，他們為了使對方了解他們的想法，往往會變得急躁不安、

愈說愈大聲、被自己搞糊塗，而且很容易挫折及失去耐性，這些表現和他們平常的行為完全相反。當德國洋甘菊心情不好時，很容易煩亂，這使得看慣他們凡事都要插手的人鬆了一口氣。經常擺出一副漠不關心的樣子，使德國洋甘菊容易將關係弄破裂，因為他們很難讓伴侶了解什麼因素引發他們的惡劣情緒。但是這種人經常活在過去，某些潛意識的線索可能讓他們想起過去的錯誤或糟糕的經驗。或者他們哪一天把積壓已久的事情爆發開來，那麼他們身邊的人可就遭殃了，這些人通常是家人或伴侶。

當然，只要關係夠穩固，暴風雨終究會過去，正如德國洋甘菊爆發的情緒威力，大致不會持續太久，但當他們正在氣頭上時，周圍的人無不躲得遠遠的，連狗也不例外。不過，當你悲傷或情緒波濤洶湧時，德國洋甘菊是不錯的投訴對象，因為他們可以提供厚實的肩膀，讓你哭個痛快。

羅馬洋甘菊	拉丁學名	類　別
(Chamomile Roman)	Anthemis nobilis	藥草類／花朵類

●性格　平靜、追求精神生活、和諧

⇨用以激發下列的正面特質

沈穩、冷靜、溫和、放鬆、寧靜、心靈澄淨、情緒穩定、內心平靜、善解人意、合作助人

⇨用以平衡下列的負面特質

緊張、焦躁、脾氣暴躁、憤怒、抑鬱、歇斯底里、恐懼、焦慮、筋疲力竭、擔心、精神壓力、悲傷、情緒失調、傷心欲絕、脾氣乖戾、愁眉苦臉、不滿、沒耐心、脾氣易失控、過度敏感、憂鬱寡歡、心靈孤癖

羅馬洋甘菊的性格側寫

羅馬洋甘菊是充滿陽光與歡笑的性格，擁有和睦的性情及情感豐沛的生活。他們非常心平氣和，有時甚至像置身夢境，與看不見的天使做心靈的交流。羅馬洋甘菊性格者往往對芸芸衆生有一種奇特的號召力，他們帶給大衆一種平靜得近乎沈著的效果，人們總是不由自主地跟隨他們，盲目地相信他們所說的每一件事。

當羅馬洋甘菊給予承諾時，他們一定負責到底，絕不半途而廢。他們是很好的伴侶，大家無不渴望能拜訪他們，因為和他們在一起，氣氛很輕鬆，又樂趣無窮。說真的，他們還有辦法誘惑樹上的小鳥飛出來，他們也許聽得懂小鳥之間的對話。由於羅馬洋甘菊不會以自我為中心，使他們在某些場合顯得十分謙虛，而且當他們獲得如潮般的佳評與讚譽時，會覺得不好意思，即使他們內心很高興有人欣賞他們的表現。這種謙虛並不是偽裝出來的，他們只是訝異有人會認為他們的表現比一般人突出。

別看羅馬洋甘菊老是一副安詳寧靜的樣子，他們也會遭受內心衝突的折磨，主要的問題在於他們是住在凡間，而不是天堂。他們容易出現情緒多變，尤其是在人際關係方面的問題──這可能造成他們（及其他人）情緒低潮。羅馬洋甘菊也可能對人們很感冒，迴避與人接觸，他們會在門口掛上「拒絕訪客」的告示牌，而且會把自己弄得令人嫌惡到沒人敢去他們家。然而這種避不見面對羅馬洋甘菊而言是必要的，因為他們平常挑剔別人的感覺、痛苦及悲傷，他們的確需要獨處一段時間重整自己的情緒，以便再度面對世界。除了對人們感冒，羅馬洋甘菊也可能非常易受情緒問題的干擾，而導致脹氣或消化不良的問題。羅馬洋甘菊有時候會非常沮喪，無法採納任何人的意見，要是有人對他們不公平，他們會悲傷到令人難以置信的地步。

羅馬洋甘菊性格的缺點是他們恨不得把每件事的繁瑣細節一字不漏地公諸於世，他們會告訴你他們今天所發生或遇見的每一件事，例如他們如何未被善待、同事怎麼不合理、人們如何對他們不公平。羅馬洋甘菊會鉅細靡遺地把這些事描述出來，這正是他們宣洩日常生活中不愉快的方式，但這可能使他們的伴侶厭煩，因為當他們發洩完畢，輪到伴侶吐苦水時，他們已筋疲力竭而無暇傾聽了。一旦抱怨過後，羅馬洋甘菊也就不想再重提，畢竟重述不愉快的事件是很可怕的事，對他們而言，一切都過去了。但這種一吐為快的排解方式至少會使傾聽者厭煩，而且經常導致誤會。

羅馬洋甘菊比深藍色的德國洋甘菊還女性化，有些人同時具有這兩種性格。羅馬洋甘菊著重心靈層面的自我。在孩提時期，從他們喜歡幻想神仙，可以看出這種傾向，而且這種傾向很容易延續到長大成人。羅馬洋甘菊性格的特徵是溫和、細膩及很多人企盼但卻追求不到的寧靜境界（或許橙花性格者也可能達到這種寧靜）。

「羅馬洋甘菊擁有各種關懷及照顧大衆的特質——它象徵一個提供慰藉的小瀑布，只要想到羅馬洋甘菊帶來的清流，你會立刻被溫暖與舒適的感覺包圍。」

～菲爾漢姆，芳香療法師、技術指導員

肉 桂	拉丁學名	類 別
(Cinnamon)	Cinnamomum zeylanicum	葉片類/香料類

●性格 溫暖、公平、世俗

⇨用以激發下列的正面特質

鼓舞、振奮、屹立不搖、宅心仁厚、堅強、務實、有活力、重實際、直接坦率

⇨用以平衡下列的負面特質

不穩定、嚴厲、惡意、陰鬱、懷恨、冷酷、恐懼、神經衰竭、膚淺、內向、無精打采(虛弱)

◉肉桂的性格側寫

肉桂是一種和藹的性格，他們務實、聰穎，很有個性。在思想及天性上，他們顯得十分保守，寧可享受現成的舒適，而不喜歡未知事物所隱藏的危險及舒適。但這並不表示他們害怕冒險；相反地，他們偶爾喜歡來一點刺激——只要不會破壞他們既有的幸福。

肉桂性格者不是身材高大，就是心胸寬大。不論男性肉桂或女性肉桂，都非常主動、進取，但不會堅持己見，而且都沒有性別歧視。他們相信每個人的權利與機會是均等的，只要他們的計畫不受干擾。雖然肉桂性格者難免產生性別歧視，但他們絕不願把他們的想法套上「性別歧視」一詞。對肉桂性格者而言，人人平等，如果女性也想踢足球，那再好不過了。

肉桂性格者非常重視家庭生活，他們會保護家裡的每一份子——配偶、小孩、兄弟、姊妹、父母及祖父母。要是有人批評家中的任何成員，肉桂會對這種人不客氣。如果他們的小孩

受到肢體或言語的傷害，肉桂會立刻討回公道，如果心肝寶貝傷得太重，他們甚至可能殺死對方。

男性肉桂經常受到同儕的賞識，認為他們是很懂得把持自我的人，而且能讓每件事情順利進行。人們往往誤以為男性肉桂喜歡嘗試刺激的婚外情，特別是男性肉桂從不加以否認，而其實，女性肉桂倒是比較可能隱藏這種秘密。肉桂性格經常被描述成無所不能的傢伙，而且是很好的夥伴，即使他們或許有一點虛榮。肉桂性格的人喜歡打扮光鮮、駕駛昂貴的汽車、住在漂亮的房屋，他們追求所有被認為舒適生活所必備的物質享受。他們的住家環境裡充斥著各式各樣巧妙的家電用品（即使這些玩意兒根本派不上用場），他們的庭院裡，也會擺設一些不錯的園藝設備。如果某種工具損毀，他們會嫌修理麻煩，而寧可再去買新的來使用。

不像杜松性格者懂得犧牲自我，以別人的事為重，肉桂性格者總是優先考慮到自己，他們會爭取自己的權利，只要是屬於他們的東西，他們通常會設法弄到手。課稅員要是對他們不合理，或是醫院未善待他們的祖母，肉桂性格者都會據理力爭。肉桂在和人們打交道時，都會要求對方誠實、盡責，而他們也從不說謊或欺騙別人。

儘管肉桂性格者不會去擔任地方的義警隊員，但他們十分奉公守法，他們會把事情做得井然有序。他們自認處世為人公正不阿，他們瞧不起違法、撒謊或作弊的人。然而，率直的肉桂有時為了顧及自己的利益，會太過堅持己見。雖然表面看不出來，但肉桂有很強的道德感，這對世故的人而言是非常異常的性格。肉桂似乎從來不生病，但他們偶爾略嫌笨手笨腳，而且容易發生意外。

田徑運動或其他運動頗吸引天生喜歡競爭的肉桂。如果情況許可的話，肉桂性格者可能成為操縱者，因為他們喜歡肩負重任，全權處理事務。他們不會在操縱別人時，要一些狡猾的伎倆；相反地，他們的作風十分開放，不過他們強悍的特質倒是讓人們覺得還是任由他們去，彼此比較相安無事。如果較親近的朋友和肉桂性格者爭論，他們會生悶氣好長一段時間，而不是認輸，這對肉桂而言，又是另一種自我把持。

肉桂的缺點是膚淺、空洞及自負。他們會購買一些華麗、虛有其表的東西，而且情緒上變得不穩定，可能欺凌親朋好友。他們容易受誘惑而發生情感出軌的問題，即使偶爾只是心理上而非行為上的不忠實。萬一被配偶發現自己出軌，將有一場激烈的爭吵，肉桂將變得非常缺乏安全感，在這個階段，對方可能用言語刺傷肉桂，使肉桂陷入精神恍惚，不知所措，而且缺乏做任何事的動機。這種傷害讓肉桂提不起幹勁，他們可能意志消沈。然而，只需要一點鼓勵和讚美，肉桂很快又可以回到崗位迎接新挑戰。

由於對物質富裕的需求（肉桂認為這是追求快樂所必備的條件），肉桂經常發現他們的工作並不適合自己的個性。社工人員、監護官、安全人員及體育教練等等是比較適合肉桂的工作（即使待遇不見得比較優渥，但至少心理上會讓他們比較舒適）。雖然肉桂不是什麼企業家，但他們喜歡造福人羣，他們會從事一些穩當而且熱門的服務業，例如水電修理、家具製造、建築、室內裝潢。他們的服務非常值得信賴，讓顧客對他們深具信心，而且收費也頗合理。

肉桂是不錯的夥伴及情人，他們穩定、直率，沒有複雜的心思。當肉桂處在正面的心境時，他們喜歡給人們驚喜，而且待人親切、溫和，是和藹可親的人。他們樂於幫助別人解決困難，即使那不屬於他們的責任。

快樂鼠尾草	拉丁學名	類　別
(Clary sage)	Slavia sclarea	藥草類／花朵類

●性格　歡樂、和諧、溫暖、復甦

⇨用以激發下列的正面特質

鎮定、緩和、信心、站穩立場、再生、啟發、平靜、復甦活力、振奮、平衡、堅強、放鬆、恢復平衡

⇨用以平衡下列的負面特質

神經緊張、壓力、多變、擔心、焦慮、幽閉恐怖症、被迫、抑鬱、噩夢、敵意、好動、懶散、執迷、驚慌、精神緊張、恐懼、神經質、憂鬱、身心俱疲、困惑、情感脆弱、心不在焉、多愁善感、罪惡

➲快樂鼠尾草的性格側寫

和較成熟、有智慧的鼠尾草性格不同，快樂鼠尾草的性格比較溫和、善解人意及憂鬱。快樂鼠尾草在言語上並不鹵莽，他們說話前會再三思考，衡量他們想說的話是否會傷害對方。由於快樂鼠尾草能夠洞悉別人的心理，因此他們對於他們可以影響別人，頗有自知之明。雖然他們有時會陷入沈思，但他們也有頑皮、詼諧的一面，而且不會在一件事情上拘泥或考慮太久。當直覺告訴他們某件事該告一段落了，他們便會繼續向前移動。

快樂鼠尾草能夠激起許多被人們久久遺忘的感覺，不論是好的或壞的感覺，然而，這對某些性格類型的人（例如茶樹性格者）是非常不愉快的事。快樂鼠尾草十分親切、友善，喜歡接近人羣，認識各式各樣的人。他們不隨意批評別人，但這對他們比較有利，快樂鼠尾草能適時地給予安慰，尤其在對方悲傷的時候。

快樂鼠尾草擅於處理日常生活的壓力及各種狀況。快樂鼠尾草有一種與生俱來的吸引人特質，他們常常令許多人著迷，但自己卻不明白為何有此魅力。他們十分有創意但也非常矛

盾，前一秒他們還是絕頂聰明的人，下一秒他們卻變得很愚笨。

在工作崗位上，快樂鼠尾草非得確定事情圓滿辦妥後，才肯休息。靠著理智與直覺的判斷，他們通常知道一件差事要做到何種地步才算大功告成。由於適應能力強，他們對各種難題幾乎都可以迎刃而解，而且在各種與創意有關的職業上都有傑出的表現，這些行業包括藝術、作曲、寫作、設計、廣告、記者、攝影、拍電影。

快樂鼠尾草是陰陽調合的性格，兼具男性與女性的特質。女性的快樂鼠尾草在小時候可能被換作男孩，而男性的快樂鼠尾草則可能被稱為娘娘腔。這種狀況在他們小時候會讓他們困惑不解，因為他們根本沒有特意要成為異性的想法。等到長大後，他們還可能被誤以為極力地想變性，而遭受旁人的冷嘲熱諷。

快樂鼠尾草重視性愛，而且喜歡嘗試各種感官享受。當他們談戀愛時，將是心、身、靈三方面的全然投入。因為快樂鼠尾草兼具男、女性的特質，和他們相處是一種和諧、愉快的經驗。快樂鼠尾草對愛情十足浪漫，一點也不輕率，甚至為了愛而造成道德上的過失。當然，快樂鼠尾草也有屬於自己的私密生活，它可能是十分平庸的，例如自己偷偷跑去看火車，或是從事不同凡響的活動，例如擔任間諜。

女性快樂鼠尾草是所有藥草類型性格中最有女人味的性格之一，她們充滿夢想、憧憬與希望。她們期待穿戴銀盔鐵甲的英勇武士將她們抱在懷裡。而男性快樂鼠尾草則尋覓秀髮飄逸的公主，就算這樣的公主不存在，也不會澆熄他們的夢想，只要還活著，他們就會持續地夢想下去。

在情緒低落時，不論女性或男性的快樂鼠尾草都會屈服於現實世界的壓力，而不是設法去解決，這可能是一種中年危機，使他們變得猶豫不決、神經過敏，而且開始挑剔他們原本心愛的親密伴侶，嫌對方平淡無味，這時的快樂鼠尾草變得暴躁易怒。在這種情緒糟透的情況下，快樂鼠尾草自甘墮落，他們會結交損友及不適當的戀人。負面的心境簡直完全癱瘓他們平日的性格及創意。他們會封閉自己的情感世界，可能陷入情感危機的困境，以及藉由擇錯配偶來折磨自己的情感。負面情境下的快樂鼠尾草在神經及情緒方面出現透支的現象，他們會不由自主地重複某個動作（例如一天洗好幾次手，還覺得沒洗乾淨）、昏昏欲睡、無精打采及神經緊張，還可能染上某些上癮症。除此，他們也可能出現偏執狂、過度恐懼及執迷。從正面的快樂鼠尾草轉移到負面的快樂鼠尾草，是很劇烈的改變，然而這種情形並不常見，畢竟快樂鼠尾草是比較聰明、有信心、有勇氣及親切善良的性格。

「快樂鼠尾草的香氣不是人人都愛的，但你愈瞭解它，會愈喜歡它且愈需要它。快樂鼠尾草的衆多才華之一是，它能洞悉一般人都想要永保青春美麗……最重要的，快樂鼠尾草魅力十足，有誘人魔力，它使我們在身心疲倦時還能接受伴侶的求愛，增添情趣。」

～布萊斯，芳香療法技術指導員、作者

芫　荽	拉丁學名	類　別
（Coriander）	Coriandrum sativum	種子類／香料類

●性格　活潑、有勁、鼓舞、振奮

⇨用以激發下列的正面特質

富創造力、想像力、記憶力佳、信心、驅策力、樂觀、真摯、情感自然流露、熱忱

⇨用以平衡下列的負面特質

情感倦怠、疲憊、焦躁、神經緊張、神經脆弱、懷疑、恐懼失敗、易受傷害、慍怒、晦暗、不合羣

芫荽的性格側寫

芫荽是一種輕快、親切、和藹但有深度的性格。他們待人真誠、想像力豐富、樂觀、溫和、散發吸引人的魅力。他們經常被人們包圍，不是要求援手就是徵詢意見，他們也充分顯露出包容力，從不拒絕別人的要求。芫荽性格者樂於表達自我，在講解的過程中，他們更是肢體語言的高手，例如當他們感到挫折時，會把兩手一攤；或當聽到好消息時，他們會興奮地給自己一個擁抱。

當芫荽處在順境時，他們渾身都是想像的細胞，極具創意，說他們順著自己的意思做事是含蓄的說法，其實，凡是他們插手的事都會與衆不同。就拿他們的住家來說，屋內的布置可能是極端的簡約風格，例如四面白牆，中間除了擺設一個填充睡袋，其餘空空如也；或者他們可能把飯廳塗成鮮艷的粉紅色，並且有一尾塑膠魚從天花板垂吊下來。另外，他們會在暖器上裝飾一些小亮片，或者他們會把東西堆滿房間，讓你簡直找不到可以坐下來的位子。芫荽性格者還真是我行我素、特立獨行。

芫荽性格的人有超強的記憶力，他們可以精準無誤地細述多年前發生的事情，一字不漏地重複當時的對話內容。他們不僅能記住每句話，還能記住當時說話者的表情及音調，儼然成為提供演員資訊的貯存庫。芫荽善變的性格宛如變色龍，只有親近他們的友人才能忽略他們每天變化多端的性格，透視到他們表層下的真實面貌。這並不表示芫荽有多重人格，只能說他

們的表情和動作豐富，瞬息萬變。只要你能跟上他們的速度，和他們相處其實是非常刺激的。在另一方面，芫荽的包容度是有目共睹的，他們很能接納別人的缺點及犯錯。

我曾經有一位秘書就屬於芫荽性格者，但她還不算典型者，因為她有時候會穿著奇裝異服來上班。那時，龐克族正開始流行，有一天，她頂著鮮粉紅色的龐克頭，身穿時下最時髦的龐克裝，進來辦公室。一週後，她頂著黑色小平頭和一件寒愴的西裝來上班。我只能說，她真是厲害。她十分開朗、談笑風生，不僅人緣佳，工作上的表現也很優異。當時，我剛好懷孕，她毫無怨尤地協助我飲食上奇怪的需求，例如，我想吃肉桂三明治，她會二話不說，立刻為我服務，她只會問：「要不要加美乃滋？」

芫荽不論做什麼事，都充滿熱情，哪怕是舉手之勞，他們也將竭誠服務，如果沒和芫荽性格者打過交道，或許會被他們的熱情弄得莫名其妙。和芫荽相處的人可能永遠摸不清他們究竟是何許人也。一位芫荽性格者的戀人曾經告訴我：「我雖然快喘不過氣來，但卻為他神魂顛倒。」芫荽性格者在工作上終究會找到一份可以展現才華的職業，雖然他們最初可能踏入一個截然不同的領域。

當芫荽處在逆境、低潮時，會變得很不合作，對每一件事質疑。他們繃著臉，而且容易受言語批評的傷害，有時候，他們甚至擺出一副有氣無力的樣子，讓人懷疑他們是否還撐得下去。他們變得像小孩子般缺乏自信或自尊。他們若是從事表演工作或其他需要經常與大衆接觸的工作（例如行銷業務員），這種小孩子氣的傾向更明顯。一旦芫荽開始懷疑自己的能力，他們會變得很緊張，若他們正好從事演藝工作，他們可能出現嚴重的怯場及忘記台詞。這對身為演員的人來說，實在是恐怖的經驗。這種像催眠般的死寂需要滿長一段時間才能復原，遺憾的是，有些表演者從此未再恢復。

當芫荽陷入負面心境時，他們需要親朋好友的支柱，並慢慢說服他們重返正常的生活。起初，他們仍心存餘悸，而且有一點戒備謹慎，直到新奇、美妙的事情發生，讓他們重新充滿能量，蓄勢待發。

「芫荽滿懷的信心與勇氣，讓人們不斷地增加生活經驗，並釋放最深層的情感。芫荽的香氣四逸，令人有微醺的醉意，它像酒一般鬆懈我們的壓抑，挑起感官的慾望，也可能激發性慾。」

～培瑞茲，芳香療法師、技術指導員

絲 柏	拉丁學名	類 別
(Cypress)	Cupressus sempervirens	葉片類／木質類

●性格 保護、正直、智慧、率直

⇨用以激發下列的正面特質

堅強、慰藉、坦率、有主見、能掌控、善解人意、平衡、高敏感度、心胸寬大、知足、沈穩、信心、內心的平衡、智慧、純潔的心靈、穩定、有耐心、信任、上進、有條理、意志力強、坦誠直接

⇨用以平衡下列的負面特質

悲傷、難過、被駕馭、受壓力、嫌惡自我、持偏見、嫉妒、懶散、意志力薄弱、恐懼、膽小、情緒紛亂、失調、孤癖、絕望、挫折、無法說服自己、情感倦怠、情緒不穩、傷感、迷失、懊悔、心不在焉、無法專注精神、失控的熱情

絲柏的性格側寫

絲柏象徵的是一種凝斂的力量，是充滿智慧、堅強及正直的性格。它象徵尊貴，只是稍微有一點駕馭慾，而且待人處世通常比較直接、強烈。絲柏是永恆的象徵，他們追求的是超越世俗的解答。絲柏性格者坦率、堅定，頗有主見，但有時候難免有點武斷。他們權威式的作風往往遮蔽了潛伏在外表下的寬厚憐憫心。

和這種類型的人相處，絕不可以找任何藉口來拐彎抹角。事實上，他們不但要求你坦白對待，也需要你的尊重，他們不容許被欺瞞，甚至不容許別人不順從他們。然而他們對悲傷的處理圓融、豁達，使他們能提供人們最佳的建議，他們也善於分析一件事情的正反兩面，即使他們並不同意其中一面。人們在極度悲傷時，會向絲柏求救，尤其當人們找不到其他建議或慰藉的管道時。

在一般人的心目中，絲柏是很有解決問題能力的人，如果他們不是你選擇傾吐對象的第一人選，那或許是你認為他們太驕傲甚至太蠻橫了。這也是因為他們誠實、守法、公正不阿及追求真理的氣質使然。不過，絲柏的正直也不盡然大公無私，他們有時候會利用他們給人的信任感，謀取自己的利益。絲柏是聰明伶俐的性格，關於金錢上的事情，他們總是占優勢。

絲柏通常不追求世俗的娛樂（包括花錢買華麗的服飾），他們追求的是崇高、脫俗的快樂。他們可能活躍於宗教社羣中，或對牧師的角色感興趣。當你翹課或逃學時，絲柏可能是你最害怕撞見的校長，但他們首先會關切地詢問你為何翹課。女性絲柏會掌管家裡所有的大小事，她們可能因此被認為攬大權，雖然她們隨時準備在人們遭遇困境時伸出援手。

絲柏性格者會是很棒的祖父母，小孩在他們身邊會感到舒適自在，而且絲柏重視小孩的精神教育，小孩長大後將成為品德與內涵兼備的人。在必要時，絲柏也會站在第一線保護家人。絲柏性格者經常思考心靈、精神上的問題，他們不畏懼死亡。當絲柏態度堅定、堅持己見時，很難被其他心靈更自由的人接受。絲柏擺出一副無所不知的樣子，但他們很願意幫助糊里糊塗的人，幫這些人縫補紕漏。

「在我心目中，絲柏是可靠、清爽、正直又具有男性的親切與溫和。絲柏不像某些松類那麼冷淡、嚴峻，他們只是比較正經或甚至比較能帶給人們慰藉。他們的性格十分內斂，有助於忍受壓力，並減輕同輩者的恐懼。他們沈穩、專注，毫不鬆懈。」

～庫斯米瑞克，芳香療法師、藥用植物專家、講師

澳洲藍膠尤加利	拉丁學名	類　別
(Eucalyptus)	Eucalyptus radiata/ globulus	藥草類／花朵類

●性格　精力充沛、刺激活力、平衡、保護（庇蔭）

⇨用以激發下列的正面特質

情感平衡、專心、思考有邏輯、理性、預知

⇨用以平衡下列的負面特質

筋疲力竭、情緒沸騰、情緒搖擺不定、不專心、思緒糾結雜亂、脾氣暴躁、感情用事（不理智）、衝動易怒、好爭辯

➲澳洲藍膠尤加利的性格側寫

正如尤加利的樹種很多，尤加利的性格種類也變化多端。在此，我們要談的是藍膠尤加利，不過我僅以尤加利簡稱之。尤加利性格主要是冷靜、理智。他們沒有什麼特殊出衆的才能，不是脫穎而出的人物。這種人經常存在我們周遭，每個人似乎都至少認識一位尤加利性格者。尤加利能夠在暴風雨中處變不驚，他們從不大驚小怪或小題大作，寧可冷靜地把事情的脈絡條理清楚。他們不喜歡閒言閒語，他們懂得為別人保守秘密。

一般而言，尤加利的性格是愉快、滿足，有些人可能認為他們太沈悶，但若經常和性格活躍、多變的人相處，偶爾和尤加利在一起，也不失為新鮮的調劑。其實，尤加利也有冒險進取的精神，他們會擬定計畫，然後默默地實現，他們是很有行動力的人，不會光說不做。就這點性格特質而言，尤加利常有驚人之舉，他們會突然宣布要遠離塵囂，去叢林沼澤地做一趟探險之旅，隨即消失蹤影。他們不會對任何人洩漏太多計畫（他們對人有高度的懷疑），頂多只透露基本訊息，對他們而言，這樣就足夠了。畢竟，尤加利認為那是他們的事，和你無關。你可能認為他們未免太神秘兮兮了，他們倒覺得沒有人會對這種私事感興趣。這對外向的茴香而言，是很令人受不了的，因為茴香是那種會把個人想法全部傾瀉而出的人。一般而言，尤加利是穩定的性格，他們通常都有足夠的冷靜，不會和別人爭辯得臉紅脖子粗，除非他們正處於情緒低潮，那就另當別論。尤加利頭腦清醒，講求邏輯，有時候甚至讓人覺得他們斤斤計較。在他們認真考慮之前，似乎每一件事都該先有個合理的解釋。別看尤加利平常一副一絲不苟的樣子，他們有時也可以把快樂散播給別人，讓別人感受他們的熱情及自信。尤加利之所以會這麼做，也是根據邏輯推理而來，他們認為這樣可以激發較有想像力的人展現創意和創造力。

尤加利性格者喜歡從事科學研究，而且他們通常不是醫生、護士就是藥劑師，但他們也很可能擔任會計師、銀行家及事務律師。他們善於從事不太需要創意且必須嚴守條規的工作。他們不會像科學家那樣帶來驚天動地的發現，除非他們本身具有比一般人還多的想像力。基本上，2＋2＝4，以及4＋4＝8就是他們認為的正確答案。

在私生活方面，每一位尤加利都很相似，他們都會慎選住處及伴侶。但偶爾你會發現，尤加利竟然選上花朵類的性格者作為伴侶，說實在的，這種伴侶並不適合他們，因為尤加利的冷靜往往會撲滅花朵的熱情，最後將以淚水收場。尤加利在戀愛上是很有計畫的，他們會先將有可能成為他們伴侶的人的優缺點都列出來，經過分析判斷後，挑出一位能和他們互補的對象。身為一位伴侶，尤加利的表現毫不遜色，他們很懂得逗對方開心。

負面的尤加利又另當別論。他們平日會將厭惡及輕蔑壓抑下來，直到有一天他們被惹火時，就會不顧一切地爆發開來，這將使別人驚訝萬分，因為他們向來很少透露內心的感受，因此，當這種常久的積壓一旦炸開，那熱度一定相當高，你最好躲遠一點。他們會又吼又叫，把經年累月的怨氣像山洪暴發般地傾瀉而出。這種行為不禁令周遭的人錯愕。不過，就像暴風雨來得急、去得也快，尤加利發洩過後，很快就復原了，他們也會為此道歉，他們可能會這麼說：「對不起，我不知道我究竟怎麼了！」接著，他們會趨前擁抱目睹他們發飆的人。

把事情悶在心中本來就不健康，因此，尤加利若不找一些適當的管道排解胸中的怨氣，將有可能導致神經衰竭、脾氣暴躁，最後產生身心俱疲。一旦發生這種情況，將需要頗長的一段復原時間，因為當他們發現任何可以紓解情緒問題的方式，他們將縱情於這種發洩方式。

尤加利是踏實、穩當的性格（但通常很害羞），他們信仰理性的行為。他們樂於幫助別人，而不求回報，要是有人感謝或稱讚他們，他們或許還會很不好意思。

檸檬尤加利	拉丁學名	類　別
(Lemon Eucalyptus)	Eucalyptus citriodora	葉片類／木質類

●性格　充滿朝氣、和諧、振奮、慰藉

⇨用以激發下列的正面特質

專心、熱忱、振奮、有活力、善解人意、富創意、再生、樂觀、鼓舞、感同身受、自由、情感自然流露、身心健康、信賴別人

⇨用以平衡下列的負面特質

動作遲緩、情感危機、空虛、錯亂、焦躁不安、慌慌張張、恐懼、意志消沈、寂寞、無法釋懷

➲檸檬尤加利的性格側寫

這是相當清爽、活躍及喜好自由的性格。檸檬尤加利像是尤加利家族中最年輕的成員，他們總是有發表不完的點子，而且渾身充滿活力及笑聲。其實，這種性格基本上就是要淋漓盡致地享受生活樂趣。讓他們興奮的事情不外是新奇的事物、點子，以及任何能抓住他們想像力並激發創意的東西。檸檬尤加利可能是電腦軟體遊戲的神童，他們將是電腦的超級玩家，必要時，他們還會發明一些小玩意來輔助電玩，這都是因為他們有過人的想像力。當你和檸檬尤加利相處，那感覺就像你就快要發現新東西一樣。

會讓檸檬尤加利無法忍受的事情之一是行動或思想受限

制，他們痛恨那種被綁手綁腳的感覺，他們喜愛自由，他們喜歡無拘無束地表達自我，去自己想去的地方，或展現真正的自己。然而這對和檸檬尤加利交往的人而言是很不好受的，因為他們只會在想見你的時候，才願意和你見面，偶爾檸檬尤加利也會妥協一下，不理會你的要求，但這種不定時的「開」、「關」，只會讓檸檬尤加利的戀人感到像在坐雲霄飛車，尤其你若是個戀家的馬鬱蘭性格者，將很難適應檸檬尤加利的不穩定性。

檸檬尤加利做什麼事都充滿朝氣與活力，不論是談戀愛、在職場上或家居生活上。在工作場合中，檸檬尤加利渾身是勁，機動性很高，除此，他們也是正直、值得信賴的人。他們痛惡不和諧的氣氛，而且總是試著摻入一些幽默感來達到平衡、協調的效果。一旦秘密進了檸檬尤加利的耳朵，他們是絕對保密，你大可對他們放心，他們也不會惡意去揭你的瘡疤。你若正陷入情緒低潮，檸檬尤加利是很好的傾聽對象，他們猶如堅實的堡壘提供你絕佳的依靠，他們不會隨意批評、亂下斷語，不像別人可能會說你在鬧脾氣或太任性，他們對你的行為不會有任何意見，他們照單全收到聆聽你的發洩，愛好自由的檸檬尤加利確實是非常值得信賴的人。

當檸檬尤加利意志消沈時，通常是因為他們有太多事忙不完、腦海中塞滿點子而「消化」不了、有太多地方要拜訪或有太多人要會見。檸檬尤加利擔心他們無法在這一輩子裡把所有想做的事都完成，因此，他們經常有來世的想法，讓他們可以繼續完成上輩子未達成的事。但其實檸檬尤加利更在意的是「人」，如果他們忙得忘了談戀愛，將使他們感到空虛、寂寞。當愛情變成了泡影，他們會認為是命運的安排。整體而言，檸檬尤加利是有趣、有創意、熱情洋溢的人，而且只要你有辦法對付一個半夜兩點上門要杯咖啡的人，你將能和檸檬尤加利成為相安無事的好朋友。

茱蒂就是典型的檸檬尤加利，她開朗、風趣、鼓舞士氣、安撫人心。每當她看到朋友，都會鼓勵他們打起精神，提振士氣，勇敢地朝目標邁進。這是檸檬尤加利之所以受歡迎的原因之一。當你準備採取一系列步驟來探測未知事物時，茱蒂總是願意伸出援手。不過，久而久之，茱蒂開始感到不自在，她覺得自己好像被困住，這時，她會插翅飛逸，踏上異國之旅。朋友不久將收到她從印度、澳洲寄來的名信片，但不久，你家的門又被敲響了，你開門一看，茱蒂又回來了，絲毫不覺得上次見到她已是四年前的事了。然而她頓時感到寂寞萬分，四年多的四處為家讓茱蒂覺得錯過與好男人邂逅的機會。不過，最後我聽說茱蒂嫁給一位住在安地斯山上的甜橙類型的男子，現在他們在巴西過著幸福的生活。

茴　香	拉丁學名	類　別
（Sweet fennel）	Foeniculum vulgare dulce	種子類

●性格　澄淨、意志堅決、啟發

⇨用以激發下列的正面特質

有活力、有衝勁、堅忍不拔、澄淨、毅力、勇氣、可靠、有信心、有主見

⇨用以平衡下列的負面特質

心智阻塞、情感阻滯、乏味沈悶、無法調適、恐懼失敗、敵意、負擔過重、缺乏創造力

茴香的性格側寫

活躍的茴香性格者走路輕快、定期運動，而且會加入運動俱樂部。在校園內，他們活躍於各項運動，成為各類球隊的隊

員，甚至因為在運動上表現傑出而獲得獎學金。茴香十分有活力，他們總是動來動去的，例如他們不會慢條斯理地步行，他們的移動就像一陣旋風，寧可三步併二步地跑上樓梯，也不願等候電梯。在家裡，茴香喜歡聽著錄音帶或看著錄影帶的指示練習各種健身運動，他們加入游泳俱樂部，在週末或許還打個回力球。不論在工作或休閒上，茴香對各種類型的競賽都相當內行。

茴香是非常有主見、有決心及有行動力的人。當別人還在考慮要如何布置屋內時，茴香早已展開行動了，而且只花一個週末的時間，他們就已把庭院重新設計過。在心血來潮時，他們還會把家具給換掉，另人驚訝的是，他們竟然還能抽空去拜訪朋友。茴香的性格十分友善，要是在家裡找不到事做，他們會跑去幫忙鄰居或朋友。茴香在小時候就非常好動、活潑，他們很樂意做一些跑腿的差事，也很願意帶狗去散步。茴香動不動就感到無聊，寧可找一些事情來做，也不願乖乖地坐著。

茴香有時候也非常情緒多變，這一分鐘見他們哭哭啼啼，下一分鐘他們又笑嘻嘻了。茴香很容易築一道牆，把痛苦情感隱藏在牆內，任憑誰都很難瓦解這道牆，去探知他們深藏的情感。他們可以花上好幾個鐘頭來聊他們的事情，但最後你將發現他們有講跟沒講是一樣的，根本沒說到重點。這並不表示茴香性格者很膚淺，而只是偶爾有這種傾向。他們表面上很隨遇而安，相當隨和，但其實他們是那種不斷改變主意的人，你還真是無法弄清楚他們。茴香不容易發展出深厚的交情，他們隨時可能撤回與別人的人際關係，要是無法尋獲一位能與他們契合的人，他們通常以孤家寡人的結局收場。有時候，你可能覺得茴香是很麻煩的人，因為他們從不會直接回答你的問題，即使是像：「咱們哪一天去看電影？」這麼簡單的問題也不例外。茴香性格者就是太恐懼給予承諾了。儘管茴香偶爾惹人生氣，但他們絕不是無趣、沈悶的人。

茴香性格者十分聰穎、機智及有創意，並需要許多心智上的刺激。他們的伴侶必須和他們旗鼓相當，而不是在性格上與他們互補。要是你不知道茴香的節奏，也不明白他們做某事的動機，那麼茴香將是非常可怕的朋友。因為足智多謀，茴香在各種競爭中經常領先羣英，彷彿他們事前已獲悉內幕消息。

這種性格很適合當股票經紀人及理財投資專家，因為他們喜歡交易場上那種一賺就是一千萬或是一賠就是一千萬的刺激感。金錢對他們而言非常重要，他們不僅愛賺錢，也能成為優越的企業家——不論男女。茴香很有主見，他們很清楚自己需要什麼，而且除非在不得已的情況下，他們絕不麻煩別人。

茴香在情緒低落時，簡直像變了一個人似的，完全失去平日的朝氣與活力，他們會像洩氣的氣球，軟趴趴地癱在沙發上，不想見任何人，也不想做任何事——這將演變成慘劇，如果他們的工作需要通暢、敏捷的思想。當茴香情緒愈低落，他們在措辭上就愈犀利，而且只要誰在工作上的表現超越他們，那個人將成為茴香冷潮熱諷的對象。

除非有什麼刺激能把茴香從低潮與逆境中拖出來，否則茴香會一直墮落下去，猶如「鐵達尼號」緩緩下沈，把原本的潛能淹沒。這時需要一個勇敢的人出面來拉他們一把，而最有效的振興方法就是多用一些好聽的話讚美他們。一旦茴香被點醒，你將目睹他們辛苦地修補沈淪期間所折損的健康以及人脈。這時茴香會納悶他們怎麼會讓這種情形發生在自己身上。

乳　香	拉丁學名	類　別
(Frankincense)	Boswellia carteri	樹脂類

●性格　提升、著重精神、沈思、富智慧

⇨用以激發下列的正面特質

舒適、治癒、情緒平穩、開明、保護、內省、勇氣、決

心、堅忍不拔、領受、富靈感

⇨用以平衡下列的負面特質

恐懼、悲傷、滯障、過從甚密、身心俱疲、耗弱、無誠意、慌亂、焦慮、斷絕關係、壓抑、抗拒、自毀、掛心、絕望

➲乳香的性格側寫

乳香型的人們富於同情心，極有意思，像個謎樣的人物，他們身上總是環繞著神秘的氛圍，彷彿有能力理解宇宙的奧秘。這種性格的人內藏著一股強大的驅力，那是由成熟、良心、信心、效率，四者混合而成的堅毅特質。同時，乳香也是個激烈、衝動，時而不由自主，卻又慷慨大方的人。

乳香型的人很多都是天才，能發明出一些實用的新裝備，應用在工作上或居家時。他們不愛煩勞他人，喜歡自立自強，有時甚至被視為怪胎。他們會在崎嶇的山路上飛車，滑雪時在無人敢試的地帶俯衝，或是神色自若地悠游於鯊魚出沒的水域。這不表示他們是莽撞的武夫，只是乳香深信自己受到一種特別的庇護，一般人則沒有這種福氣。

乳香們有所謂的超感應稟賦，對氛圍十分敏感，能感應出屋裡鬱悶不樂的氣息或邪魔歪道的存在，不過，除非他們認為你能了解，否則他們對此並不多言。其實倒不是哪個性格類屬的靈異經驗特別多，只是某些人比較會留心這些事，而乳香便堪稱個中翹楚。他們也能敏銳地「偵測」出他人的意圖，這一點就真的幫助很大。

乳香是非常穩健正直的公民，從事的多是值得尊敬甚至十分榮譽的工作。在商場上，他們也占了相當的優勢，因為乳香具有準確判斷生意成敗的先知先覺。雖然以上的描述使乳香看

來頗為冰冷，他們事實上是仁慈而溫暖的人們，有辦法讓人在他們面前時感覺自信安全。他們可以成為很好的諮商專家，因為他們提出的建議莫不切實可行，絕不會高深到凡夫俗子心餘力絀。

乳香型的人未必自認具有宗教傾向，甚至還會避開那類的儀式或場合，但內心卻深藏著對神的摯愛。這種人總以是非善惡的角度來衡量事理，對所有精神層面的事物深深著迷，使得他們擁有深度的智慧。乳香通常都是優異的演説家，説起話來層次分明、雄辯滔滔，但有時略嫌太坦率了點。

若處於負面狀態下，乳香會變得惡毒而具毀滅性，成為懷疑論和犬儒主義者，易於為罪惡感所籠罩，感到惶惑不安，飽受焦慮與壓力之苦，動不動就氣急敗壞。然而，這種人是那麼的開明，往往很快就覺察出問題所在，進而勉力導正自己的方向，務期「改邪歸正」！乳香基本上是十分平衡的人，同時又天賦異稟，極為顯著。他們是一流的溝通高手，而且友善、溫暖，且氾愛衆。

「乳香——生命的旅行家與朝聖者——是個堅定的友伴，陪你渡過傷痛，助你釋放壓抑的情緒和恐懼。乳香之類的樹脂是我最常用的精油，對我而言，他們便是療傷止痛的代名詞。」

～牟琳．法瑞爾，英國皇家保健學會會員、芳香療法師、教師

天竺葵	拉丁學名	類　別
(Geranium)	Pelargonium graveolens	花朶類／藥草類

●性格　和諧、慰藉、紓解、緩和

⇨用以激發下列的正面特質

安慰、有彈性、提升、再生、幽默感、友善、平衡、安心、紓解、庇蔭、照顧、穩定、平靜

⇨用以平衡下列的負面特質

焦慮、抑鬱、激烈的恐懼、極端的情緒、心靈受創、虐待、錯亂、僵硬、不穩定、擔心、情緒多變、缺乏自尊、缺乏安全感、過度敏感、緊張、焦慮、受傷、危機、掛心、侵略性、不理性、不滿、心痛

天竺葵的性格側寫

天竺葵是友善、親切的性格，但不全然是外向或過度多嘴。天竺葵充滿了母愛，總是扮演照顧人羣及料理事務的角色。他們很有包容力，他們允許每個人都能自由地發展自己的想法，絕不加以干預，除非你要求他們這麼做。天竺葵似乎不論到哪裡都能帶給人們安全感及穩定感。這不表示他們是很無趣的人，應該說他們就是有本事把紛亂的事情重新擺平。舉例說，當你感到沮喪、挫折而需要打電話向別人澄清誤會時，天竺葵會幫你泡杯咖啡，把你安置在舒適的椅子內，然後替你打電話。在天竺葵細心的服務下，你的焦慮獲得紓解，因為有人代你打這通不愉快的電話，同時，你有一種被人呵護的安全感，像三歲小孩一樣。

天竺葵從不特意尋求別人的感激與致謝，但他們把這視為理所當然。他們總有辦法沖淡你的焦慮與緊張，他們僅僅是隨侍在側就已經帶給家人及朋友莫大的安慰，這也是天竺葵可貴之處。然而，他們有時候確實照顧過頭了，從未預留足夠的空間與時間給自己，而且遺憾的是那些受到幫助的人也許壓根兒也沒想到天竺葵偶爾也需要他們的幫助。

天竺葵性格者罕見思想奇特、特立獨行的例子，他們很少成為怪傑或天才。天竺葵主要是很平穩的性格，但在他們交友的對象中無奇不有，各式各樣古里古怪的人都有。這種交友廣闊的性格特質使得天竺葵遠近馳名，家裡經常高朋滿座、冠蓋雲集，而且總是有別開生面的晚宴。這並不是因為天竺葵下廚的手藝高人一等，也不是因為天竺葵能夠談笑風生、妙語如珠。其實天竺葵吸引人之處在於他們能把每位訪客當作貴賓招待，讓人感到賓至如歸。

天竺葵或許能吸引很多有趣的人，但這些有趣的人通常把自己看得太貴重了，而不願伸手幫忙。天竺葵不僅準備碗盤、布置餐桌，還親自下廚，最後連飯後餐具的清洗與收拾也都一手包辦。要是有人提議要幫忙清理，天竺葵通常會說：「不用了，你們繼續聊你們的。」（不像薰衣草性格者會把清洗的工作交給別人來做）。

在家庭裡，天竺葵寬容為懷的性格會繼續被家人善加「利用」，即使在小孩都長大成家之後，當了祖母的天竺葵仍然持續幫孫子修補及清洗球隊的制服。除非天竺葵偶爾大喊他受夠了，否則他總是在做跑腿、打雜的工作。天竺葵這種犧牲奉獻的精神早就被人們視為理所當然，他們的任務似乎永遠沒有結束的時候。他們往往到了中年時，才發現身邊的人一個個拎起行囊，各自去追求自己的幸福。這時，他們可能陷入焦慮、沮喪及心力交瘁。

負面的天竺葵則擅長把罪惡感加諸在家人身上，而且一有機可乘，他們絕不放過。他們也可能裝病來博取家人的注意。可惜，這種伎倆經常適得其反，不但沒得逞，還把周遭的人嚇跑。天竺葵性格者並不是都很溫和，雖然他們有時候溫和得像一塊踏墊，任憑別人踐踏。

天竺葵的價值通常被人們忽視。他們為心碎的人、悲傷的人及焦慮的人提供慰藉，卻得不到應有的讚美。不論男性或女性，天竺葵是溫和、親切及慷慨的性格。正因這種特質，他們應該受到許多人的感激。

薑	拉丁學名	類　別
(Ginger)	Zingiberaceae officinale	根部類／香料類

●性格　溫暖、堅強、鼓舞

⇨用以激發下列的正面特質

信心、溫馨、堅毅、同理心、勇氣

⇨用以平衡下列的負面特質

性焦慮、缺乏方向、漫無目標、無法專心、冷漠、筋疲力竭、困惑、疲憊、寂寞、悲傷、認命

薑的性格側寫

薑性格者是既堅強又靜默的人；對他們而言，坐而說不如起而行。他們就像魁梧、溫和的巨人，這並非意謂著他們必然是身材高大或溫文有禮者，而是說明薑性格所散發出來的慷慨和溫情的氣息。用「安靜、內向」來形容薑性格者是不恰當的，他們其實是相當活潑及激勵人心的，他們幽默感十足，是個不折不扣、受人歡迎的好叔叔。

薑性格者博大精深，他們熟諳處事哲學，可以圓融的方式解決問題，而無須假藉他人的協助，他們有時候是非常陽剛，且魄力十足。薑性格者尊重個人的穩私空間，他們不會壓迫你，也不會有占有慾，這是晚香玉性格者學也學不來的，不過這兩種類型的人倒是頗相稱的，彼此可以互補長短。沒有占有慾雖是薑性格者的引人之處，但他們也不期待擁有互相依賴的關係，他們會希望你把自己的事做好，而你也最好少管他們的

事。

薑性格者是忠實的傾聽者，但卻是很糟糕的交談對象，他們偏愛不必經常與人談話的工作。由於與生俱來的關愛特質難以掩飾，薑性格者頗適合擔任某些發揮愛心的工作，例如心理諮詢、社工人員、緩刑官等等。他們在畜牧方面的工作也能表現稱職，和動物和平相處，使得動物信任他們，而他們也很疼愛動物。這種性格的人還頗適合到非洲的野生動物園去擔任動物管理員。

雖然薑性格者不常邀請朋友到家裡（因為他們很注重隱私），但要是友人來訪，他們還是會熱情款待的。儘管他們從不拒人於千里之外，但旁人可以感受到他們並不希望被打擾。

戀愛時，別看薑性格者不怎麼把「我愛你」三個字掛在嘴上，其實他們可是一心一意為對方奉獻。但由於他們允許伴侶擁有自己的自由，使他們常被誤解。說實在的，給予對方自由並不表示對她不忠。對於伴侶、父母、子女、朋友乃至合夥人，薑性格者期待能獲得他們的忠誠與尊重，否則小心他們的「薑脾氣」大發。別想動他們的歪腦筋，後果將不堪設想。要知道，一旦你激怒他們，他們肯定要你付出代價，而且恐怕要記恨好久。

薑性格者懂得享受性愛的歡愉，他們會慎選能夠同享樂趣的伴侶，他們透過做愛來完美地表達自我。薑性格者的性能力旺盛，性慾較低的人恐怕會對他們退避三舍，這也說明為什麼他們往往能吸引到花朵類性格者。

逆境中的薑性格者會把自己封閉起來生悶氣，並顯出困惑、冷漠，且記不起自己是誰。他們不見得會沮喪、頹廢，但可能喪失生活目標及歡樂，變得漫無目標，好像可以任憑命運擺布。不論周遭有多少人，強烈的孤獨感可以將他們活活吞噬。

薑性格者原本就是積極、溫暖的人，因此當他們陷入悲傷情境時，感覺上他們好像掉得特別深。有時候他們的情緒容易受外物左右，尤其是在失業期間，或與升遷機會擦肩而過時。這並不表示他們追逐權力，畢竟他們早已是能掌握權力的人，他們之所以心煩是因為不論在工作上或其他成就上，他們得不到應有的尊重，感到「丟臉」。

情緒透支是薑性格者的共同特質，這往往導致他們性慾減低，這對他們是頗具殺傷力的。幸好，薑性格者有迅速的復原能力，使得這些負面的打擊來得快也去得急。薑性格者是很棒的朋友或親人，因為他們懂得悉心聆聽你的問題，但別忘了有時也要主動關心他們的問題。

葡萄柚	拉丁學名	類　別
(Grapefruit)	Citrus paradisi	果實類

●性格　熱力四散、快活、歡樂、釋懷奔放、振奮

⇨用以激發下列的正面特質

快活、積極、自信、澄淨、平衡、警覺、和諧（調合）、啟發、慷慨、振奮、情感單純、自動自發、合作合羣

⇨用以平衡下列的負面特質

抑鬱、意志消沈、傷心、悲傷、冷漠、精神壓力、精神衰竭、情感暴力、自我懷疑、自我批判、挫折、憤慨

葡萄柚的性格側寫

葡萄柚性格不外是快樂、溫和、清新、有朝氣，他們有如太陽輻射出來的純粹能量，做起每一件事都充滿幹勁與活力。即使在貧窮的國家，你可能想像那裡的人民光是為了謀取基本的生存，就已苦不堪言了，孰料葡萄柚性格者即使身處在這種

環境下，依然面帶笑容，熱心助人。

葡萄柚性格者十分關懷人道問題以及世界的動態。他們無法明白為什麼一般人能夠允許無能的人或不為民衆著想的人掌握國家大權，為何没有人出面反抗。葡萄柚並不會特別在意金錢的問題，雖然他們也很清楚没有錢就很難過活。和葡萄柚在一起所感到的「舒適」並不是在於物質上的充裕無虞，而是在精神層次上感到愉快及滿足。

葡萄柚性格者熱愛人類，他們不喜歡看到有人懷才不遇或無法發揮潛能。他們是極佳的「馬達」，總是敦促別人「坐而説，不如起而言。」不過他們的鼓勵方式並不專橫，他們不會説：「去做一些對生命有意義的事吧！」相反地，他們會給予委婉、含蓄的建議，讓聽者在潛移默化中建立信心或產生行動力。

充滿歡樂的葡萄柚喜歡大聲唱歌及開懷大笑，他們對此並非毫不自覺，但要他們壓低聲音就是滿困難的。葡萄柚開朗的性格絲毫不畏懼接近各種人，不管對方是多麼赫赫有名的人，葡萄柚總有辦法透視人們的內在思想及內心盤算的企圖。但別人往往没發覺葡萄柚有這種特殊的能力，他們只看到表面上十分快樂、風趣的葡萄柚。

葡萄柚是頭腦很清楚的人，他們是絕佳的救星，因為他們那種極具感染力的熱忱能夠掃除陰霾與晦澀，使人重新振作。葡萄柚崇尚精神層次的自我，能夠親近冥冥未知的領域。由於葡萄柚很有世界觀，且非常關心地球的未來，他們非常適合從事和環境有關的工作。葡萄柚性格者來到這世上似乎就是為了擔任大衆的快樂領航員，帶領大家航向光明、快樂之境。如果擔任領導者的先決條件是善良、親切，那麼葡萄柚無疑會是絕佳的領導者。可惜一般人都忽略這種特質，而偏好比較有雄心壯志的人來當領袖。讓葡萄柚性格者當領導者的特色是他們會灌注大量的熱忱，但有時可能熱情過頭。

葡萄柚性格者是體貼、善解人意的伴侶或戀人，他們也是極佳的父母，不過他們在心態上（而非情緒上）有時會忽略了自己的小孩，把大量的心血與精神灌注在挽救全世界的兒童上。這種作法可能導致怨恨及家庭失調。葡萄柚動不動就會陷入工作過量的困境，兩肩負載著責任的重擔，或是為了地球環境問題而心情沈重，甚至因為人類彼此殘害的反人性行為而沮喪。這對葡萄柚性格者來說，都太難承受了。本來最可親、可愛的人類，如今卻令他們感到疲憊、煩躁，難以阻擋的悲傷就像一襲斗篷覆蓋在他們身上。

幸好，葡萄柚的光輝不是那麼容易撲滅的，它隨時準備再度點燃。葡萄柚具有溫和、慷慨的性格，而且能洗滌別人的心靈。葡萄柚對於能夠幫助他人掃除障礙的事情十分感興趣，他們也確實如此地幫助許多人。

永久花	拉丁學名	類　別
(Helichrysum)	Helichrysum angustifolium, H italicum, Horientale	花朵類

●性格　溫和、和諧、溫暖、沈思、呵護

⇨用以激發下列的正面特質

平靜、接受改變、緩和、夢想、有活力、有耐心、理想主義、善解人意、毅力、意志力強、領受、自覺、健康的心靈

⇨用以平衡下列的負面特質

虐待、緊張、壓力、情感危機、抑鬱、懶散、精神透支、情感透支、倦怠、情感阻塞、分不清方向、工作過量、寂寞、過度敏感、悲傷、上癮、消極的心靈

永久花的性格側寫

永久花的性格特質是沈靜、內向及青春，他們能夠體認天地間還有比肉眼可見還美妙的東西，他們也確信所有事物都具有靈性，這使他們能平心靜氣地洞察事物。在危機四伏的現實世界裡，稚嫩、單純的永久花往往被視為天真無邪的人，因為他們具有同情別人及善解別人弱點的天性。這種類型的人頗能夠接受各種改變，因為他們本身並沒有固定的想法或意念。

永久花性格者非常崇尚心靈的活動，他們有高度的意識及敏捷的思考。如果被別人誤會，永久花能夠很快地原諒對方，而不會記恨，但他們也不願意再和這種會與他們作對的人為伴。這種處理態度往往讓當事者搞不清永久花性格者究竟為何忽熱忽冷。

這種性格的人有逗趣的幽默感，和這種人在一起很有趣。永久花性格者非常珍惜友誼，他們的真誠經常讓對方感到鼓舞。永久花能夠了解別人的觀點——即使他們不見得認同——並且能夠接受別人的行事作風。至少，永久花總是嘗試去了解其他的思考及做事的方法。

堅強的性格與開放的胸襟使永久花願意接納新觀點。他們喜愛開發新奇的點子，採取新途徑，朝新方向前進。他們可以輕易將人和問題拋到腦後，絲毫不去擔心過去的事。由於對於是非有敏銳的判斷力，永久花樂於開創新的想法，而且能夠迅速地從生活中學習到寶貴的經驗，不論人或事、失敗或成功，都是他們學習的對象。

永久花性格者在孩提時候可能受到情感、言語或肢體的傷害。他們之所以會非常敏感，部分可歸因於小時候所受到的傷害。在缺乏溫暖與愛的家庭中，永久花性格者或許無法理解為什麼他們感到受傷害。不論是來自父母、同儕、老師或兄弟姊妹的排斥，永久花一旦遭排斥，這種強烈的情緒恐怕一輩子都甩不掉。情緒上的傷害很容易深埋在心中（這情況和羅馬洋甘菊性格者類似，但方式略有不同）。永久花性格者可能需要不斷尋找安慰，希望從別人那裡肯定每一件事都沒問題。永久花經常顯出一副戒備的狀態，好像要保護自己避免受到情感的傷害，但其實這種評判是不正確的，他們收斂情感只是因為他們覺得沒有必要把個人的情緒展現給大衆知道。有時候，當年幼的永久花得不到足夠的呵護，可能會引發身分認知的危機。其實他們對自我的認知並無困難，正如他們可以感應到隱形的力量，只是他們不見得會告訴你。

外表年輕又有赤子之心的永久花似乎永遠都不會衰老，即使當他們進入在世間上最後的階段也一樣。他們非常情緒化，在看到悲傷的電影時，他們會像娃娃那樣哭個不停，太入戲的他們，把劇中的悲傷當作是發生在自己身上一般。永久花通常都很害羞，他們若能克服害羞，將可能成為世界級的演員，因為他們非常容易感同身受，或是成為真理的代言人，因為他們坦白、直接，可以為人類及動物和植物請命。

中年的永久花可能變得冷漠及倦怠——不論情緒上或心理上。在情緒低潮時，誰都無法安慰他們，而且他們會顯得煩躁、不理智，寧可把自己封閉起來，與世隔絕，而不願接受外援，他們只想慵懶地賴在床上或癱在沙發上。他們也可能失去生活的方位，攪亂了生活的步調，除此，諸如拒接電話、爽約、遲到等小事也可使他們失去珍貴的友誼。

儘管如此，永久花畢竟還是花朵類的性格，他們喜愛美麗、精緻及歡樂——這些都是他們美麗、開放的胸襟所涵蓋的特質。永久花是敏感、關懷、有愛心的人，一般人不應該太計較他們擁有的某些特異行徑。

風信子	拉丁學名	類　別
(Hyacinth)	Hyacinthus orientalis	花朵類

●性格　溫和、信任、緩和、啟迪

⇨用以激發下列的正面特質

鎮定、原諒、高尚的自尊、毅力、平衡、信任、信實、勇氣

⇨用以平衡下列的負面特質

不穩定、緊張焦慮、壓抑、冷漠、頹喪、哀傷、相思病（為愛苦惱）、悲傷、難過、無能、後悔、意志消沈、掛心、不諒解、幼稚（不諳世事）

風信子的性格側寫

風信子的性格頗具有包容力及值得信賴，他們的溫和性情顯現在他們所接觸的每一件事情上。風信子很愛美，也愛好美麗的東西，他們只需運用與生俱來的藝術天分及幾桶油漆，就可以輕易地把房間布置得典雅別致，許多細碎繁瑣的事情都難不倒他們。你若去他們家用午餐，你將發現他們會把餐桌安排得美輪美奐，不去注意它都很難。當然，不用說，花是不可少的。其實，讓風信子最快樂的事是整理花園及照料動物和植物。

由於對人們有堅定不移的信仰，風信子認為善良終究會戰勝邪惡。但想也知道，風信子這種信仰經常讓他們感到失望。他們對人類的信任往往使他們成為被別人占便宜的對象，尤其是那些毫無顧忌、沒有良心的人。久而久之，風信子不禁被吸引去參與一些他們根本沒有興趣或對健康有害的事情。風信子的人際關係也有這種情形，他們的性格往往讓他們容易選到錯

誤的人生伴侶，這個錯誤的對象不是剝奪了他們所有的情感，就是把他們的錢扒光。然而，風信子還是盡力維持良好關係，因為他們就是這種性格的人。

風信子非常照料別人的感受，而且樂於為別人保守秘密。不過他們有時候並不是故意要洩密，他們只是認為聽者不會再把秘密告訴別人。風信子似乎從來不了解有些人過著代替別人的替身生活，這些人需要一些有趣的訊息來增添生活的樂趣。風信子性格者也很愛說話，因此，他們偶爾話一多就說溜嘴，不小心透露出別人的秘密，而未察覺這個秘密在真相大白以前，恐怕已先引起軒然大波的討論。

風信子自身碰上麻煩時，總能向別人侃侃而談，通常是關於異性的問題。不論風信子是多麼天真、親切及有愛心，他們會讓性格比較有主見、篤定的人（例如佛手柑性格者）困惑、錯亂。只要情勢對，風信子幾乎什麼工作都能做。例如，只要他們對產品有信心，他們將可以成為優秀的銷售員；只要老闆對員工誠實，而且工作上不涉及黑箱交易，風信子可以成為優秀的秘書及助理。他們對飼養動物及園藝方面的工作可以表現得非常稱職。雖然風信子喜歡音樂、舞蹈及戲劇，但這些職業對他們而言似乎太激烈了，即使是從事相關的行政工作也一樣。

處於負面狀況的風信子總喜歡強調他們脆弱的特質，以博取別人的同情，他們要製造悲傷性格的假象，而他們也真的有本事把這種偽裝發揮得淋漓盡致，尤其當他們發現這麼做對他們有利時。然而這種性格所常見的緊張、焦慮及其他相關的毛病，倒是一點也假不了。

風信子能成為援助貧病者的大善人，他們樂於傾聽有困難的人訴苦，而且十分樂善好施。風信子性格者非常敏銳、有豐富的直覺，他們是和藹可親、性情溫和的人，他們也需要呼吸的空間，並且在不受任何干擾下作自己的主人。

茉　莉	拉丁學名	類　別
(Jasmine)	Jasminum officinale, J. grandiflorum, J.sambac	花朵類

●性格　歡樂、好客、刺激感官、直覺、緩和

⇨用以激發下列的正面特質

提升、信心、興趣、有主見、放鬆、樂觀、開朗、敏銳、和諧、自覺、啟發、愉快

⇨用以平衡下列的負面特質

抑鬱、焦慮、消極、緊張、漠不關心、壓抑、痛苦、嫉妒、缺乏自尊、罪惡、情感虐待、情感暴力、冷感

➲茉莉的性格側寫

從頭頂到腳尖，茉莉性格者全身散發著濃濃的女性氣息，一種渾然天成的女人味。茉莉性格者行動完全不受限制，她們熱情如火，使人意亂情迷，有擄獲人心的魅力，讓接近她們的人心蕩神馳。其實，大部分女性的內心都深藏著動人的女性氣息，但只有茉莉性格者勇於將這股氣息散發出來，所有的男性讀到這裡，差不多要把書本拋開，衝出去尋覓茉莉了。

茉莉的美來自內在，不論雜誌封面的模特兒或亞馬遜部落裡的婦女皆然。她們的美可以超越每日的生存戰鬥；她們就像大地之母，滋潤萬物。茉莉性格者彷彿是能讓男人心跳的美人魚，又像是在微風中輕輕飄浮的花瓣。難怪這種性格像香水一樣，從有時間以來，就未曾停止蠱惑這個世界。

茉莉性格者是快樂、歡笑的一羣，對於自己的性格十分自在、坦然。她們不願意停止享受周遭奇妙事物的感官樂趣，她

們也不願意加入男女共處的社羣。她們追求各種普遍被大眾認定為女性化的東西，例如精緻的絲質內衣、香水、卡什米衣料與脫序的輕柔觸感或新生兒身上的香味。只要她們負擔得起，她們會以草莓加香檳當正餐，而且不論經濟狀況如何，她們還要配上鮮花的芳香和視覺享受。茉莉沒有意願為任何人放棄這些令她們快樂的東西。

茉莉性格者非常厭惡性騷擾，若有人不識好歹，膽敢侵犯她們，小心被她們猛力砲轟，一腳把你給踢到另一個星球上。但她們倒很樂意接受讚美，當有人稱讚她們長得美麗，會令她們受寵若驚。她們也喜歡傳統式的禮貌及體貼，因為她們也是以此待人。不論棕髮、金髮、黑髮或紅髮，不論九個月大或九十歲，不論就傳統標準來看是美還是醜，茉莉性格者總是有辦法吸引眾人大排長龍，只為了一睹她們燦爛的笑容。她們有驚人的能耐悉心傾聽別人的心聲，為別人灌注信心。過去的戀人會記得茉莉的笑容，而茉莉也不會忘記曾經擁有過的情人及朋友。茉莉性格者不愧是獨立、自主及有自信的人。

具有高度幽默感的茉莉是很有意思的夥伴，因為她們充滿想像力，而且活潑有朝氣。和她們相處，沒有一刻是冷場。她們是當你度過可怕的一天後，隨時可以在午夜打電話過去而不用擔心會打擾到她們的那種人。茉莉是熱情如火的戀人，而且對於「性」的拿捏恰如其分，不會過之或不及。她們不在乎心靈契合的對象是富或貧，只要彼此認為適合即可。

珍妮就是一位茉莉性格者，她從事社會工作，而且經常和她的顧客打官司。在法庭上，她鉅細靡遺地陳述她的論點，並且不斷地向台上的法官傳送燦爛的笑容。她的穿著高雅細緻，身上散發出香水的味道。奇怪的是，她每回都能獲得勝訴，但她自己也不知道究竟是怎麼辦到的。茉莉性格的魅力是與生俱來的，而她們對此特質大多數是不自覺的，這也正是她們迷人的地方。

男性的茉莉性格者同樣迷人及具有號召力，而且對於他們的女性化特質也安然自在。他們對異性的吸引力和女性茉莉對男人的吸引力不相上下。當男性茉莉細述他的浪漫之約時，同儕無不聽得如癡如醉，彷彿中了魔咒一般。男性茉莉比女性茉莉還懂得善用美色來得到想要的東西，而且不論在異性或同性之間，他們都能夠打情罵俏。你若不習慣茉莉的性格，你可能會被他們的反應嚇到，特別是在工作場合上。在激烈的爭吵之後，他們可能衝出辦公室，但奇怪的是，他們竟然還有閒情和與他們擦肩而過的美女調情。儘管茉莉在能夠發揮本能性的聰明及行為之工作上最能勝任愉快，但這種性格者在各種職場上都可以見到。要茉莉從事會計師，會令他們很不愉快，但他們倒樂於接受物理學的挑戰。他們也很適合擔任設計師、藝術家及園藝家。

在生活紊亂、紛雜的現今，茉莉可能變得沮喪、消沈及有自我摧殘的行為。其實，當茉莉處在負面情況時，可能對自己有致命性。強烈的嫉妒可能成為嚴重的問題，但當他們把強烈的情感轉向內在，他們可能變成執迷、沈溺其中。當然，這會影響到他們周遭的每個人，結果把事情弄得更糟糕，茉莉性格者因此變得神經過敏、情況悲慘，而且容易因情感問題而受傷害。茉莉性格者的情感可以深到什麼程度，恐怕只有另一朵花才能知道了，因為花朵類性格者往往能在意識及潛意識之間取得巧妙的平衡。處在負面情緒的茉莉會讓別人宛如生活在人間地獄，而且也很容易摧毀自己的生涯及人際關係。他們需要花很長的時間才能把自己拖出泥淖，同時他們也需要旁人的援助，幸好，他們通常在平時就建立許多良好的友誼，而在陷入焦慮、緊張的這段期間，他們也能善惡分明。在茉莉從逆境中復原之後，會顯得脆弱及憂鬱。然而，這並不影響他們的熱情，他們甚至對某些人更具吸引力。

這種快樂性格經常遭受那些不諳茉莉脆弱情感者的攻擊，

這種傷害可能引起各種問題。然而，你若需要溫暖、善意及親切的人情味，找茉莉性格者準沒錯。

「茉莉的性格就是歡樂，就英文字而言，『Jasmine』（茉莉）的『J』相當於『Joy』（歡樂）的『J』。對我而言，茉莉確實是這樣的性格。茉莉性格者最能帶給大家振奮及美化的功效。茉莉提升我們的境界，它也以能增進性感及個人魅力聞名。」

～普瑞，芳香療法師、技術指導員

杜 松	拉丁學名	類 別
(Juniper)	Jniperus communis	果實類／木質類

●性格 清潔、純淨、聖潔、夢幻

⇨用以激發下列的正面特質

自我價值、精神支柱、平靜、內省、提升、壯碩、有活力、潔淨、沈思、信念堅定、真摯、啟發、智慧、謙遜

⇨用以平衡下列的負面特質

神經衰竭、情感透支、罪惡、缺乏自我價值感、不滿足、焦慮、受虐、無生氣、衰弱、空虛、衝突（矛盾）、防禦、反覆無常

杜松的性格側寫

杜松的性格偏激在於他們從不考慮人類的威權，他們偏好以直覺或宗教信仰來做指引。人們尊敬一切神聖的東西，而他們的一生也無可避免地會追隨某種宗教信仰。當杜松還是童年的時期，他們可能被教堂或其他神聖場所吸引，但他們自己也搞不清何以如此，即使父母從未要求他們參加教會。我有一位年輕的病人，他總是有強烈的慾望去教堂，但他從來沒有一次是父母帶他去的，他對當地教會的青年團契非常熱衷，而且每天從大學下課後的回家路上，他都會順道去教會幫忙，而他的父母壓根兒都不知道有這麼一回事。杜松性格者並非特意去尋找教會或其他神聖場所，他們似乎很自然地被這種關於聖靈的事情吸引。每一個和杜松性格者接觸過的人都知道，杜松性格者在精神層次上有一種深奧的自在。這並不表示他們有宗教狂熱，其實他們從不會主動透露他們對神靈之類的感受，顯然這種感受是存在他們與上帝之間的私密事情。這種神靈交流貫穿杜松一輩子所做的每一件事情。

杜松也具有春天的性格，他們喜歡新鮮的事物。對別人而言，杜松有時候略顯不成熟，因為他們對新奇的經驗與知識竟然如此歡喜。然而，這恐怕是一般人錯誤的判斷，因為杜松不過是勇於表達他們的喜好。他們會對一些單純的愉快感到歡欣無比，例如認識新朋友、到鄉間旅行、和朋友喝一杯或與家人共進午餐。儘管這些事情過去早已經歷過很多次，但每一次對杜松性格者而言都像第一次那麼新鮮。其實，這是一種十分討人歡喜的特質，這顯示杜松性格者重視每個事件的獨特性以及每個時刻的稍縱即逝，也顯示杜松是能夠活在當下的人。杜松總是保留了一些與他人相處的時間，他們喜歡邀請你去參加各種活動，他們如此做並非基於義務，而是真心地認為有你為伴會讓他們感到莫大的愉快。

當杜松處於負面狀況時，會顯得十分容易受傷害，好像心靈受到嚴重的打擊。他們在人羣中會變得很不自在，很多事情都讓他們感到不安。過去看慣了杜松總是輕鬆、隨遇而安的人，可以感受到杜松所產生的不安。在焦躁與懷疑的打擊下，杜松性格者可能變得非常精神不振、沮喪及筋疲力竭——彷彿經歷一場艱苦的戰爭。然而他們的信心不曾動搖，這也算是十分堅強的性格了。不論命運丟給杜松什麼樣的難題，他們總是有辦法從中脱困，重展笑顏，並且相信自己及別人。

杜松最適合從事那些能讓他們自由地思考及發表言論的職業。他們不願服從權威也不喜歡當犧牲者，他們只適合能讓他們獨當一面的工作，雖然他們有時候處理事情的方式不是很實際或有效。這種性格的人在擇偶時恐怕會遇到障礙，因為他們需要一個能理解他們為何既要追求內在世界的提升卻又不願被外在世界排斥的伴侶。因此，有許多性格類型都無法和杜松相容，使得杜松經常會誤以為他們永遠也找不到心靈的伴侶或真愛。

>「杜松是明確的性格；宛如彼得潘／返老還童。杜松幫助心靈及身體除垢及解毒——杜松保證讓使用者回復青春活力，並提升我們追求年輕時的夢想的慾望，以及不負自我期許的渴求。」
>
>～菲恩漢，芳香療法師、技術指導員

薰衣草	拉丁學名	類　別
(Lavender)	Lavendula officinalis, L. angustifolia	花朵類／藥草類

●性格　和諧、鎮定、紓解、慰藉、同情、擁抱

⇨用以激發下列的正面特質

安全感、溫和、有同情心、平衡、和解、有活力、澄淨、安慰、領受、內心的寧靜、放鬆、自覺、情感調合、滋長心靈、沈思、恢復青春、心像化

⇨用以平衡下列的負面特質

焦慮、焦躁、緊張、壓力、精神疲憊、驚慌、歇斯底里、驚嚇、憂心、恐懼、噩夢、缺乏安全感、心靈迷失方向、慌張不安、情緒多變、分心、上癮、執迷、創傷、衝突（矛盾）、情感暴力、焦躁激動、抑鬱、心理影響生理所產生的疾病、神經緊張、擔心、過度興奮、身心俱疲

薰衣草的性格側寫

薰衣草有「精油之母」的別稱，因為它能照料許多生理及心理問題，就像一位母親一樣，同時要兼顧若干工作。薰衣草是最管用的精油，它通常是每一位學習芳香療法的學員最首先認識的精油。薰衣草也是專業護理人員偏愛的精油，但他們多半是取其鎮定的功效，而比較少利用其抗感染的效能。薰衣草是芳香療法及芳香心理學研究中最常用的精油。有若干種薰衣草都能以蒸餾法製成精油，而且這些精油之間具有些微的性格差異，不過，在此我們所指的薰衣草是lavendula officinalis或lavendula angustifolia，也就是最常使用的薰衣草。

每個人都兼具男性的陽剛與女性的陰柔，但薰衣草性格者能在兩者之間取得美妙的平衡。薰衣草的性格具有母性的光輝，他們像一道電流那樣激勵人心，但又十分親切溫和，讓人如沐春風，像大地之母一般。總是張開雙臂擁抱別人的薰衣草個性率直、思想單純、勇敢果決、溫和謙恭。它讓男性溫柔，讓女性堅強。

即使處在困境中，薰衣草性格者仍不屈不撓地克服阻礙前

進的障礙物，並且能慷慨捨己為人——細心照顧別人，有犧牲奉獻的精神。這類性格的人在別人有難時，總是打頭陣，主動伸出援手。當嬰兒哭鬧時，他們總是最先提出願意哄寶寶入睡的自願者。薰衣草似乎有消耗不完的體力，但從他們鎮靜的外表看不出來。他們是那種當你不在時，會坐下來和你種的植物聊天或幫你餵貓的人；他們是那種會替生病的鄰居購物的人；他們也是那種隨時準備傾聽別人抱怨的人。

薰衣草性格者喜愛泥土、花草及樹，而且只要能力許可，他們會讓整個屋子充滿活的東西。護士、死黨（夥伴）及養父或養母是薰衣草性格者可能扮演的幾種角色。薰衣草性格者經常為了要求一個理由而爭得臉紅脖子粗，但不論他們爭的是什麼，你會發現他們說來說去還是繞著中心問題打轉。薰衣草性格者愛好自由奔放的幻想之旅，對於人生的問題，他們傾向尋求難以捉摸的解答。男性薰衣草經常被蓋亞（大地女神）主義及新老年人觀吸引，而且他們會尋求存在的女神，或把自己放逐到農場上，讓他們潛在的母性本能得以在照顧動物及農作物上發揮出來。不論是女性或男性，薰衣草性格者是多才多藝的，而且他們若是回到城市工作，他們會樂於擔任幫助殘障者或無家可歸者的義工。

處於負面情緒的薰衣草會出現過度緊繃的情形，並且會吸光別人的能量，絕不釋放出來。他們不會向別人袒露自己的問題或麻煩，因為他們認為他們一向都是扮演照顧別人的角色，總是操勞過度，從未好好的休息或睡眠過。莫名的頭痛及偏頭痛是侵擾這種性格者的兩種毛病，不過在一切恢復正常後，這些疼痛便不藥而癒了。

薰衣草是溫和的男性和女性，這類聰穎的人往往成為老師，但不論他們從事什麼行業，他們都是善良、仁慈及高貴的人。

檸　檬	拉丁學名	類　別
(Lemon)	Citrus limomum, C. medica	果實類

●性格　純淨、刺激、引導、多才多藝

⇨用以激發下列的正面特質

歡樂、情感清明、率直、自覺、平靜、專心、活潑、有意識、有力量、思緒清明、記憶力佳、情緒活躍

⇨用以平衡下列的負面特質

怨恨、沮喪、痛苦、易怒、冷漠、懶散、缺乏幽默感、優柔寡斷、態度惡劣、不信任、心理窒礙、心理疲憊、思緒紛亂、不理性、恐懼

檸檬的性格側寫

甜美的檸檬性格者就像吸一口清新的夏日氣息，和這種人相處保證是很棒的經驗。檸檬性格者十分活潑、隨興，他們不會因為生活中的困難與壓力而受影響，他們總能逆來順受，以平靜的態度解決迎面而來的問題。他們知道自己是充滿活力與動感的人。檸檬性格者朝氣蓬勃，樂觀進取，對所做的每件事都抱持堅定不移的信心。即使這型性格的人從未嘗試過某種工作，卻毫無疑問認為自己一定能把事情圓滿完成。這種「絕不要懷疑你自己」的態度可以激勵別人，尤其對那些不知怎麼展開或完成工作的人，是很好的榜樣。檸檬性格者的熱忱似乎能擴散給周遭的人，產生微妙及持久的效果。

檸檬性格者可甜、可酸，或介於兩者之間，有時令人不甚捉摸得清。就算是甜檸檬，也可能有尖酸、挑剔的時候，他們不能理解為什麼不是每個人都能像他們那樣努力追求完美。檸

檬型的同事經常插進一句尖酸、刻薄的話；而檸檬型的小孩所犯的錯誤可能令人難以忍受。

雖然要檸檬專心做一件事並不困難，但那必須是他們喜歡做的事，否則他們不會感興趣的。如果檸檬對公司的某項計畫沒興趣，那你最好別逼他們去參與，不論這筆生意可以賺多少錢。檸檬往往能在他們選擇的職場上表現超羣。在工作的前線上，他們是老闆賞識的工作夥伴，但其實他們若自己創業，會表現得更優異，因為在自己的事業裡，他們可以設定自己的工作進度，使檸檬的創造力及靈感能充分發揮。檸檬是工作狂，只要他們喜愛自己的工作，他們會讓工作主宰生活的一切，但卻是以一種隨興、輕鬆的氣氛來從事的。如果損失了一筆生意，檸檬性格者不但不急躁焦慮，反而會邀請和他們氣味相投的人好好地吃一頓午飯。

在人際關係上，檸檬做得很成功，因為他們對各種人生問題都能找到解答。檸檬型的情人非常體貼、有創意及活力充沛，就像他們從事每一件事那樣積極。樂觀進取的檸檬似乎從來不患什麼疾病，病菌彷彿與他們擦肩而過，這種有目共睹的事情往往讓別人好奇他們究竟有什麼秘方可以躲過病菌的侵害。檸檬性格者好愛運動及競賽，他們不是業餘就是職業的運動好手，或擔任教練；就算不是以運動為生涯的檸檬性格者也會在空閒時以運動為樂。不論從事什麼運動，他們經常成為隊中的風雲人物。

檸檬性格者平常不太會心懷怨恨，但當他們處於負面狀態時，你最好留神一點。原本無憂無慮的檸檬會忽然變得尖酸、刻薄、犀利、毒辣。負面的檸檬可能凌亂失序、自私自利、傲慢蠻橫、頑固不妥協，而且成為一個粗暴無禮的人。不論在職場上或在户外活動期間，檸檬若無法表達自我，會陷入負面情緒。工作過度及體力透支也會驅使他們陷入負面情緒，雖然他們只需要到陽光普照的地方渡個假就可以很快地調回正常。

在正面情緒及負面情緒之間擺盪的檸檬可能讓人捉摸不清，因為他們這一分鐘笑臉盈盈，下一分鐘卻臉露慍色。由於檸檬性格者有工作狂的傾向，所以當他們無可避免地陷入焦慮與緊張時，周遭的人可得小心別被他的砲火轟到。他們的情緒瞬息萬變，把周圍的人搞得團團轉。

菩提花	拉丁學名	類　別
(Linden blossom)	Tilia vulgaris	花朵類

●性格　安慰、寧靜、安全感、耐心

⇨用以激發下列的正面特質

放鬆、平靜、紓解、自信、安心、平衡、穩定

⇨用以平衡下列的負面特質

神經緊張、焦慮、情感脆弱、歇斯底里、過度興奮、缺乏安全感、情緒阻塞、嫉妒、占有慾、憤怒、壓力、焦躁、情緒不穩、罪惡、過度敏感、優柔寡斷、失戀

菩提花的性格側寫

菩提花的芳香透露出這種性格的特徵——甜美、平靜、溫和及十足的女人味，不論男性或女性的菩提花性格者。男性的菩提花是所謂的「新好男人」，他們能試著去了解女性。女性的菩提花則是全然的女人味。這種性格的平靜特質會給他人帶來深遠的影響。通常菩提花有非常圓融的性格。他們對自己感到快樂滿意，而不能接受別人無意義的言行。菩提花在年紀輕輕的時候就對自己很有自信，他們很清楚自己要走什麼樣的路，而且也會堅定不移地朝目標前進，不論中間過程多麼迂迴。心血來潮時，他們會站在第一線熱心助人，相當慷慨大

方。由於能夠改變許多面貌，使菩提花成為十分有趣的性格。

菩提花性格者很樂意藏身於夥伴或家人的影子裡，成為他們背後滋養成長及鼓舞雄心的支持者，菩提花這麼做或許冀望他們所支持的人能夠賺大錢，這樣一來，菩提花從此不必為金錢奔波，可以在家過著逍遙的生活。當渡假回來，菩提花可能會說：「回到家真好！我真搞不懂為何要大費周章地跑到大老遠的地方去玩。」

菩提花最愛的莫過於和家人待在家裡。這種性格的人可以不為什麼理由，一下子就煮出豐盛的一餐；有辦法洗淨衣服上的草漬；還能洋洋灑灑寫出一本如何有效料理家務及照顧家人的秘訣書。菩提花雖然歡迎客人，但客人在菩提花的家裡並不會受到特別的待遇，因為菩提花總是先招呼自己的家人。相對地，菩提花也期待家人能愛戴他們。

或許因為缺乏野心，菩提花似乎總是做一些不符合他們性情的工作。他們告訴自己這不過是暫時的情況，但一旦工作成為熟悉的例行公事時，要他們改變就很難了，譬如他們可能會很習慣通勤的路線，或與他們共事的夥伴，或公司經營的方式。這些人都可以在工作崗位上一直待到退休，只要待遇合理、工作尚可，以及不必太鞠躬盡瘁。工作夥伴都喜歡菩提花，因為他們在驚慌中總是沈著冷靜——例如當截止期限快到時，他們就是有辦法不急不徐地完成（你可別指望他們會熬夜趕工）。然而，菩提花絕對不是膽小如鼠的人，他們尤其不能忍受幹蠢事的人。

女性菩提花可以只為了好玩而肆無忌憚地打情罵俏，她們並沒有什麼隱秘的動機（例如想要勾引有婦之夫）。她們的調情純粹像三歲女孩坐在父親膝上撒嬌那樣，她們和送牛奶的人或辦公室的辦事員擠眉弄眼，嬌羞的模樣卻很少引來性騷擾，或許因為她們看起來就像小孩那樣一派天真。男性菩提花也會賣弄風情，但當人們不以為他們這樣做單純是為了好玩時，會令他們十分驚訝。其實，他們有時候對於自己這種行為渾然不覺，但卻往往使他們招惹麻煩，尤其當他們遇上晚香玉性格者。

許多菩提花性格者發覺，他們心目中理想的夥伴根本不存在，因此他們最後找到的伴侶總是不可避免地較不那麼完美。菩提花性格者雖然常被和他們類似的人吸引，但這種決定往往帶來悲慘的夥伴關係。他們的目的是要成為事業有成者的夥伴，這裡的「有成」不一定是經濟能力上的成就。事實上，金錢不是菩提花性格者衡量成就的標準。一旦菩提花性格者和某人成為親密伴侶，他們會對對方忠實到底，如果對方背叛了他們，會使他們受傷害。

戀愛中的菩提花，與其說是情人，不如說是父親或母親，而且會想要形影不離地伴隨著自己的愛人，只為了確保對方過得好好的。菩提花有無可救藥的浪漫，在談戀愛的最初階段，他們會送詩、情書、花束、巧克力等各種戀人常送的禮物。不過這個現象會逐漸消退，直到有朝一日他們才發現生活中竟然沒有浪漫了。其實，這種浪漫的破滅經常歸因於菩提花選擇到錯誤的對象為伴侶，最後他們只好轉向白日夢去尋找浪漫。

如果對自己的人生不盡滿意，菩提花在某個人生階段會回首從前，悔不當初，這種情緒可能演變成和自己的伴侶或身邊的人反唇相稽。這種情況尤其容易發生於小孩長大離家後，夫妻倆開始想要各自從事不同的新嗜好時。菩提花從來不會過度緊張或興奮，而且也不太可能因為憤怒而大吼大叫。相反地，他們會繃著臉，生悶氣，這種情況對他們的心理不見得是好事。

當菩提花處在負面情緒時，他們會占有自己的伴侶或小孩，總是不斷提醒大家一些可能會出差錯的事。於是，菩提花成了憂心忡忡的人，變成那種老是擔心「萬一怎麼樣」的人——「萬一世界爆炸？」「萬一你發生意外？」「萬一失業了？」或「萬一我被炒魷魚？」負面的菩提花有一半人擔心自己在回家途中會遇上強匪。如果家中任何一成員在遲了半個小時之後尚未返家，他們會焦急地挨在電話機旁乾等。在遇到根本無法控制的事情時，菩提花很容易出現一發不可收拾的焦慮，把家人弄得似乎罪大惡極，而他們的小孩也會發現這種關係是很難斬斷的。

菩提花性格者喜歡囤積書籍、文件、舊玩具、衣服及家具，直到屋子裡充塞著垃圾廢物。負面的菩提花動不動就羨慕別人的所有物，責怪周遭的人沒有錢、沒出息、沒知名度。他們善於利用「沒人在乎我的死活」這種說詞來博取同情。如果他們總是三句不離此話，他們恐怕會趕走朋友，把小孩逼出家門，讓先生／太太抓狂。他們的伴侶經常會聽到「我為你犧牲一切，你卻從未真心愛我。」自私會損毀他們的尊貴。幸好，在這種情節還來得及發生以前，伴侶的盛情讚美加上安撫與持續的愛的表達將使菩提花重新振作起來。

桔	拉丁學名	類　別
(Mandarin)	Citrus reticulata, C. nobilis	果實類

●性格　溫和、平靜、活力充沛、同情心

⇨用以激發下列的正面特質

平靜、提升、清新、啟發、紓解、精神快活、正直、鎮定

⇨用以平衡下列的負面特質

焦慮、抑鬱、悲傷、心靈受傷、虐待、意志消沈、空虛、沈湎往事、過度興奮、情感創傷、孤寂

桔的性格側寫

桔的性格是甜美、溫和、親切、仁慈，這是最溫柔的性格之一。他們的仁慈可以延伸到所有的生物，包括植物、魚類、動物、人類，以及沒有生命的東西像玩具熊，他們也把它視為小孩子一般地珍惜著。他們還會把老朋友的來信、相片、乾燥花及很久以前和情人共餐時留下來的香檳酒軟木塞，收藏在一個個紙盒裡。桔子性格者用愛心呵護一切，對任何東西都是輕輕柔柔，使人們覺得桔子性格者舉止態度都是那麼溫順謙和，但這並不代表他們的精神也是柔順和懦弱，這是許多人可能對他們產生的誤會。

由於需要被愛與被保護，使得桔子性格者有點像小孩子。在不知不覺中，他們表現出一副需要被照顧的樣子來博取別人的保護，即使他們不見得真的需要。女性遇到男性的桔子會像母親那樣愛護他們，為他們織毛衣、煮晚餐；而當男性遇到女性的桔子，會為她們提菜籃、提購物袋、幫忙做家事、保護她們不受黑暗社會的侵擾。桔子對這種照顧毫無怨尤；相反地，他們很心甘情願，但若長期這樣照料下去，連桔子這種最溫和甜美的人也會被弄得焦躁不安，而需要自我解放。在經過溝通與交涉之後，桔子性格者終究會做出這樣的決定。畢竟，桔子最不願意看到的是使別人情感受傷或損害別人的自尊。

桔子性格者非常能夠振奮人心，就像俗話說的，它可以「使老年人的心快活起來。」桔子經常照顧老年人，被他們照顧的人也很激賞他們的彬彬有禮。從他們在生活中花那麼多時間照顧別人可以顯示他們是相當有耐心、肯吃苦的人，雖然他們有點稚氣。這種吃苦耐勞的精神在他們完全得自謀生計時更是表露無遺。他們處理自己的事情的能力比大部分人都好，這證明他們的性格是多麼複雜、矛盾。在細心的滋養下，他們迅速成長、茁壯，活得比別人長久，而且當比他們強壯的人倒下來，他們仍然持續著活力。或許上蒼對溫和細心的人較厚愛。

其實，桔子性格者傾向這種個性，或許只為了「以和為貴」，然而，當他們的真我哪一天逃脫了約束蹦跳出來時，問題就跟著出現。當桔子性格者像蛇蛻皮般地脫除溫和的惰性時，他們的朋友和家人會無法相信這種轉變。桔子這種性格有時可歸因於童年時期的創傷，形式有許多種——從肉體的虐待到偷聽到別人對自己的惡言中傷（進而轉化成潛意識的一部分）。

桔子性格者喜愛小孩，他們會用盡心思保護小孩，留意各種可能降臨到小孩身上的危險。長期對可能發生的危險提心弔膽，恐怕使桔子性格者不願生小孩，即使是有了自己的小孩，這些小孩可能要抱怨缺乏自由。但願桔子性格者不會找到一位配偶是會重蹈孩提時自由受限的保護模式。他們需要的配偶是不會利用他們的溫和性情，而且能幫助他們更有主見及更無煩惱。

負面的桔子可能對微不足道的事情歇斯底里，且會不由自主地重複做某件事情——通常跟個人及家庭的清潔、衛生有關。他們總是作噩夢，而且對太多事都有異常的恐懼——他們害怕與人碰面，對生活感到恐懼，而且還會緊張、神經質、充滿不必要的悲嘆。當他們神智清醒時的情緒被瓦解成碎片時，可能變得相當失控，彷彿一隻因羸弱不堪而走不動的動物。

珍妮佛是典型的桔子性格者，她前來向我求診。雖然她已有六十歲，但卻從來沒想過要為自己做些什麼事。她來自一個非常保守的家庭，極具權威的父親禁止她有任何外向的行為舉止。她十七歲時就逃離家庭，和一個長她十歲的男子過著沒有愛情的婚姻生活，她的丈夫只需要一個能照料他生活起居的人，而不需要愛情。四十多年來，她煮飯、打掃，為家人打點一切，隨時待命伺候丈夫及小孩。除此，她還去學校當廚娘，並在每個週末將賺來的薪水交給丈夫。另外，她得開車載小孩往返學校或其他活動地點，載先生去扶輪社，或帶小孩上館子，大家都以為她應該過得心滿意足。只有她最要好的朋友

（另一位桔子性格者）了解她對這種生活感到十足乏味。

直到有一天，她先生因意外身亡，她才發現她甚至不知道先生把錢存放在哪家銀行。為此，她非常氣自己、氣父母，尤其恨她先生把她弄成這樣的地步。此刻，珍妮佛最需要的是拿定主意，重新享受自由、獨立的生活。於是，她賣掉房子，搬到法國去，在那裡頭一遭墜入情網，並展開新生活。後來，她透露，她總算找到自我。當然，她的孩子會問：「那我們怎麼辦呢？」家人都以為她瘋了，但她感到十分快樂，因為她找到一個懂得珍惜她的善良及溫和的伴侶。

馬鬱蘭	拉丁學名	類　別
(Marjoram, Sweet)	Origanum marjorana	藥草類

●性格　慰藉、紓解、溫暖、強化

⇨用以激發下列的正面特質

冷靜、平衡、坦率、正直、勇氣、信心、專心、毅力、復甦、真摯

⇨用以平衡下列的負面特質

焦慮、歇斯底里、敵意、退縮、心理壓力、脾氣暴躁、憤怒、焦躁、過度活潑、意志力薄弱

➲馬鬱蘭的性格側寫

馬鬱蘭的性格是溫和、友善，隨時準備張開雙翼，提供安撫與慰問。這種性格者可以成為真正的好朋友，而且他們很沈著、冷靜、踏實、有條有理、堅強、坦率。儘管他們通常偏好以第三者的觀點來看事情，但必要時，他們也可以非常坦白、率直。想要猜測他們的感受並不容易，因為他們很少把喜怒形

於色，當然更不會過度情緒化或戲劇化。一般而言，馬鬱蘭性格者安分守己，不會無故闖入別人的隱私，除非有人要求他們。馬鬱蘭平穩的作風經常被誤以為他們很無趣或缺乏想像力，但一旦你認識他們之後，這種誤解立即消失。馬鬱蘭其實很懂得過生活，而他們把生活的樂趣表現在照顧動物上。

馬鬱蘭性格者對動物情有獨鍾。他們會收容流浪狗、野貓或幫忙渡假去的鄰居照顧寵物。馬鬱蘭發現，和人們相處起來不如和動物相處時那麼和諧愉快，而且他們往往從事和動物有關的工作，例如獸醫、動物保姆、動物救援小組、動物管理員等等。馬鬱蘭雖然不是行動派的動物保護人士，但他們經常任職於鯨魚及海豚保育協會的辦事處。如果經濟許可，他們會捐錢贊助保育組織。

馬鬱蘭不會把錢留太久，不是因為他們愛花錢，他們很少把錢花在自己身上，他們大都把錢花在家人及朋友身上。只有馬鬱蘭這種人會借錢給茉莉性格者去買新衣服，以赴一場熱情的約會；也只有馬鬱蘭會在冰箱裡庫存大量的美食，以招待豆蔻性格者。馬鬱蘭如此做，純粹出自善意，他們壓根兒没想到要求回報。但由於馬鬱蘭十分慷慨，使他們經常被占便宜。悲哀的是，因為馬鬱蘭不求回報，使他們往往連一句禮貌性的「謝謝」也得不到。這倒是可能讓他們非常沮喪，因為他們真正想要的只是人們能感激他們的善意，但一旦發現他們被利用，他們可能為此煩躁、退縮，把熱情收回，成為冰冷、淡漠的人。

馬鬱蘭發現家裡三不五時都有人進來串門子，好像每個人天生就有這種特權可以隨時到他們家聊聊天，馬鬱蘭對此倒不以為意，但令他們難過的是人們總是忘了回請他們。因此，馬鬱蘭和朋友的關係可能變成單向的付出。當朋友開派對時，馬鬱蘭往往不在受邀請的名單上，並不是因為他們不想參加，而是朋友根本把他們給忘了。馬鬱蘭性格者好比天天都要用到的牙刷，我們一天可能得用若干次，但卻很少意識到它的存在，它像是生活中不可或缺，卻又隱而不現的部分。假使馬鬱蘭和浪漫的花朵性格者配成一對，你大可預測出他們的性生活可能不美滿。馬鬱蘭雖然為人溫和、親切，但他們不是「性趣」很高的人，他們寧可蜷縮在壁爐前看一本好書，也不願和伴侶共沐燭光浴。

馬鬱蘭性格者頗安貧樂道，他們可以自在地住在一間快要崩塌的房子裡，蓋著快要脫線的毛毯，且連門都無法關緊。對服裝儀容也一樣，他們喜歡穿得舒適的舊衣服，而且穿衣的風格可以從三十歲到年老都不曾稍加改變。他們不明白當一件東西還可以使用時，為什麼要將它丟棄，再買個新的？事實上，他們認為能把東西盡可能保留久一點是一種樂趣。這種態度可能引發他們和家人的衝突，因為他們同樣會期望家人都能將就既有的東西。

馬鬱蘭基本上是很善良的人，他們未必對每個人言聽計從，但需要提防某些生活浮華的酒肉朋友。

香蜂草	拉丁學名	類　別
(Melissa)	Melissa officinalis	藥草類／葉片類

●性格　冷靜、敏感、支持、鼓勵

⇨用以激發下列的正面特質

精力旺盛、有活力、快樂、溫和、心靈成長、放鬆身心、平靜、積極、上進、歡樂

⇨用以平衡下列的負面特質

神經緊繃、焦慮、焦躁、過度興奮、慌張不安、憂鬱、悲傷、難過、情緒危機、抑鬱、心理疲憊、懶散、消極

香蜂草的性格側寫

香蜂草性格者宛如香檳酒的氣泡嘶嘶作響，他們渾身是勁，充滿能量，興趣廣泛，熱衷各種活動。這種類型的人會抽空去上瑜伽課；消息靈通，總知道哪裡有值得一瞧、值得一聽或值得參與的活動；喜歡去聽有趣的演講。他們不僅能撥空從事喜愛的活動，他們還可以勝任一切全職的工作，並且妥善照顧家人。再怎麼東奔西跑，香蜂草性格者總不忘打電話回家，餵貓、溜狗及確保家裡的食物不虞匱乏。他們究竟是怎麼辦到的？答案就在香蜂草不僅是高度有條理的人（像葡萄柚性格者），而且他們熱愛生命，即使是一秒鐘也十分珍貴，不容浪費。香蜂草性格者從不把時間耗費在思索「我該去做嗎？」的問題上，他們總是憑著一股衝勁，而沒有詳加考慮，他們去做某事只因為他們想做。

香蜂草不論遇到誰，都可以把他們的青春活力感染給對方，也因此使香蜂草成為炙手可熱的人物。你或許會發現人人爭相模仿香蜂草的性格，但真正的香蜂草性格者是騙不了人的。他們的家裡塞滿各種東西，你若以為他們只是為了蒐集東西而如此做，那你就錯了；他們蒐集每一樣東西都需要某種理由。在某個時候，他們會發現蒐集來的東西和他們產生某種關連。譬如，他們可能在沒有特別的目的下買了一件印地安藝術品，後來他們從中發現某種和他們相關的東西，使他們繼續蒐集許多印地安藝術品。一旦他們發現這些蒐藏品中原本和他們心靈相契的東西消失了，他們會不惜丟棄這批蒐藏，重新追求其他東西。

當香蜂草開始關心自己的健康時，他們會展現高度的求知慾，彷彿那是他們的專職。只要是他們關心的主題，他們會讀遍所有可以蒐集到的資料和別人討論，並且總是不斷地網羅相關訊息。鉅細靡遺的蒐集工夫，使他們不錯過任何有關的知識。然而，這些知識並不會用在他們身上。這就好像吸收了一大堆關於某種疾病的訊息，而真正的治療方法卻不再需要了。

香蜂草喜歡嘗試刺激的新玩意兒，有人可能會譏諷他們放蕩不羈，但其實心胸開闊、對事物抱持積極樂觀的態度並沒有什麼錯。有人覺得香蜂草性格者太輕率、不夠正經，這也是不公平的評論，因為實際上香蜂草是非常認真的人，而且生來就有很好的判斷力，有時他們的判斷力瀕臨智者的程度。

由於香蜂草總是洋溢著熱情，他們通常不被看好適合從事冥想或其他獨處的活動，但他們對於洞悉事物的本質與真相倒真有一手，這種能力是那些對於生命不夠開放的人早已喪失的東西。雖然緬懷過去、思索未來，但香蜂草性格者是非常活在當下的。

無法忘掉過去的人十分不適合成為香蜂草的伴侶，這種伴侶將把香蜂草拉進黑暗的漩渦。香蜂草想要把每一天都過得充實、有意義，老是對過去喋喋不休的伴侶會阻礙他們的前進。其實，香蜂草是很難負荷不必要的罪惡感及情感包袱，要是有人逼他們承受，將使他們崩潰，陷人負面狀況。他們會變得焦躁、對生命失去熱忱、停下許多活動，只想坐在電視前面打發時間，絕不外出找朋友。錯誤的伴侶能將原本活躍、沸騰的香蜂草轉變成死氣沈沈的人，可悲的是香蜂草或許未發覺這種轉變，等到他發現時已經太遲了。可怕的是他們的伴侶及朋友倒樂見這種改變，因為這麼一來，香蜂草就有較多的時間陪伴他們了，至少當香蜂草乖乖待在家裡的沙發上，大家都可以找到他們。通常是父母最先注意到香蜂草的變化，悲哀的是他們對此現象樂見其成，他們說：「太好了，這下子我們的小孩可有時間陪陪我們了。」

香蜂草會吸引嫉妒、懷恨及沒有冒險精神的人，這些人會剝奪香蜂草活潑、外向的天性，而且也欣賞他們對生命的掌握。麻煩的是這些人想要「馴服」香蜂草，使香蜂草變得跟他們一樣。然而不論人們怎麼對待香蜂草，他們總是往人們好的一面看。香蜂草是非常快樂的性格，儘管有人試圖讓他們陷入負面狀況，基本上他們是相當獨立自主的。

「振奮、快樂、使精神復甦，有一種微妙、引人入勝的特質，和比較直接的檸檬不同。總之，這是一種『快樂』的精油。」

～瓊恩斯，物理治療師及芳香療法指導員

水　仙	拉丁學名	類　別
(Narcissus)	Narcissus poeticus	花朵類

●性格　催眠、賦予權威、聰明伶俐

⇨用以激發下列的正面特質

啟發、有創意、沈靜、沈思、內省、求知慾、信實

⇨用以平衡下列的負面特質

歇斯底里、神經緊張、焦躁、緊張、悲傷、上癮、退縮、寂寞、幻想、渴望、絕望、執迷、創傷、情感受傷、悲慘、苦悶、情感麻痺

水仙的性格側寫

在談水仙之前，我得先把大家對水仙與「自戀」(narcissism)的聯想撇清。「自戀」這個字源自古希臘故事裡一位名叫「Narcissus」的年輕男子，他愛上自己的倒影，最後變成一朵水仙花。「自戀」意謂著無可救藥的孤芳自賞。其

實，很湊巧，在我的字典中，「narcissus」的下一個字正好是「narcosis」，這個字的意思是由麻醉劑引起的昏睡狀態，這個定義反倒比較能正確地反映出水仙花及其精油的特質，這種花的香氣能為情緒及心靈帶來神奇的效果。事實上，或許正是水仙花的催眠作用，使那位名叫「Narcissus」的男子進入另一個世界——在那個世界中，他可以和自己的身體分離，使他以為他是另一個人。氣味芬芳的水仙無疑是一種催眠劑，因此你若以為水仙性格者會受自戀困擾，那恐怕是一大誤判。

水仙性格者會在自覺與潛意識之間取得平衡，他們是屬於追求真理的那種人，不論旅程多麼艱深、痛苦。由於水仙性格者的深沈、多慮，人們往往把他們比喻成古老的靈魂轉世。儘管善於偽裝外表使人產生相反印象，其實他們總是憂心忡忡。你可以在最新潮的派對中，看到水仙性格者談笑風生，或者在畫展會場、年度招待會中，看到他們對那些可能簽下合約的大人物窮追不捨。他們喜歡參與最有看頭的活動——因為這樣可以加深人們對他們表面的印象。其實，他們正利用這種拋頭露臉的場合，悄悄地評估每個人的觀點，並從體驗在場的每一件事物及每一個參與者中，歸納出一些不為人知的秘密。

由於水仙性格者多變無常，想要熟識他們並不容易。他們不斷地變換髮型及髮色、改變衣著風格；結交新朋友、新戀人；老是在搬家，甚至經常變更居住的國家。和許多愛好自由及富有創意的人一樣，水仙性格者經常被誤會。人們不應該指責水仙性格者缺乏熱情或不夠善解人意，不過水仙有時候倒是把事情探究得太深入了，無怪乎人們要發出這種怨言。

水仙會挑出別人的錯誤，並注意到工作或休閒場所可能發生的危險，厲害的是，他們的預警有百分之八十九點九的機率都是正確的。由於水仙能準確地預測未來的事，使他們經常得罪別人，並導致別人對他們的不信任。然而，自始至終，水仙完全相信他們自己卓越的判斷力。和水仙交友是一種冷暖自知的經驗。一旦他們對你感到輕鬆自在，你會發現他們是滿風趣、幽默又有點缺德的人。

這種類型的人在服裝儀容上是一板一眼、無可挑剔的。他們的衣服一塵不染、熨燙妥貼，皮鞋則光鮮如新。水仙喜愛精雕細琢的手工藝品，他們會細細地撫弄木雕品，彷彿能夠體會提供這塊木頭的大樹所經歷的傷痛。除此，他們更進一步對雕琢這件作品的藝術家所經歷的艱辛過程感同身受，甚至連製作過程中掉落地面的木屑，也成為他們同情的對象。水仙對每件事情的體驗似乎已超出三維空間。

水仙性格者能帶來激勵與鼓舞，他們能奇妙地把他們的自信傳染給周遭的人。他們的遣辭用字都非常溫和有禮，即使他們講的並不是真心話，他們認為：說話文雅並沒有什麼害處。同時，他們所從事的職業也通常胳合他們這項特質——即那些需要創意、靈感及直覺的工作。水仙性格者會是優秀的作曲家、作家、畫家、建築師及科學家（水仙性格的科學家提出的觀點往往在一開始時被認為很愚蠢、可笑，但後來卻成為廣被接受的理論）。

水仙性格者有自由的心智與意識，沒有任何牽絆可以束縛他們。這種特質常常困擾別人，甚至他們的家人。不過，水仙可能成為受歡迎的父母，因為他們從不質疑小孩做任何事的動機，他們可以讓小孩自行作主。但這種管教作風可能引起別人的詬病，指責水仙性格者只對自己有興趣，而且太在乎自己的事情，以至於忽略了小孩（或其他人）。但其實水仙並不是什麼都不管的，他們當然關心周遭的人，他們或許有預測未來的能力，而且能事先設想周延，只是旁人不曾發覺罷了。

「不急不緩的熱情」是水仙性格者的寫照。戀愛中的水仙是溫柔又熱情，他們愛的不僅是對方的外表，也愛對方的心靈，如果沒有精神層次的契合，他們寧可不愛。然而，當水仙處於負面狀態時，他們可能將愛收回，取而代之的是對自己的關照，所有的示愛都會遭到他們的拒絕。他們之所以要疏離及退縮是為了保護自己不再受傷害。那些能夠無條件愛人的人，例如水仙性格者，有時候需要收斂情感以保護自我。水仙性格者若在孩提時期受到情感創傷，他們會像蝸牛一般蜷縮在自己的殼裡，再也不敢探出頭來，除非有人（例如大馬士革玫瑰性格者）以無比的愛人與溫柔哄他們出來。早期的創傷可能延續到成年期，而且隨時準備在逆境及低潮時浮現出來。

當水仙處在負面的心情時，他們需要別人的讚譽，甚至捧上天。尤其當水仙的自我變得非常脆弱時，他們傾向畫地自限，並懷疑他們先前所信賴的直覺。他們不再聆聽內在的自我對話，轉而求取新的方式去探尋真理——例如使用藥物。

不過，大體說來，水仙性格者有善良、溫和的心靈，他們很容易被誤解。他們似乎會從過去的生活中汲取一些知識與經驗，這些東西可能賜與他們痛苦及歡愉。但只有水仙知道這全盤的內容，因為他們從不把整個故事的來龍去脈告訴任何人。

「水仙性格者具有靈性的特質，而且有天賦的才能，能夠化解心智與精神的阻隔，達到心靈相通的境界。這種性格者能夠循循善誘、胸襟開闊，且都鄙視小器，而酷愛自由、歡笑及趣味。有了水仙爲伴，每個人都會自信滿滿，不再妄自菲薄。」

～蘭妮，芳香療法師及指導員

橙　花	拉丁學名	類　別
(Neroli)	Citrus aurantium, C. brigaradia, C. vulgaris	花朵類

●性格　崇尚精神、純潔、可愛、平靜

⇨用以激發下列的正面特質

輕巧、驅除悲傷、追求精神生活、人際關係良好、歡樂、善解人意、冷靜、穩定、再生、平靜

⇨用以平衡下列的負面特質

焦慮、緊張、壓力、驚嚇、情感危機、悲傷、渴望、驚慌、心靈受虐待、抑鬱、絕望、恐懼

橙花的性格側寫

橙花是最有靈性的性格類型之一，和羅馬洋甘菊一樣，是天使型的性格。不論年齡大小，橙花性格者有一種與生俱來及超越世俗知識的智慧。橙花性格者似乎已找到可以使青春永駐的方式。這種的青春並不是指年輕人的輕率，而是對任何東西都能領略出新鮮的趣味，從小巧的花朵到高聳的樹木。

橙花性格者一點也不會憤世嫉俗，他們總是能在平凡的事物中尋獲樂趣，他們承認每個人都有不完美之處，但這項事實並不會困擾他們，他們還是會繼續追尋人世間的美好。這並不是盲目的評斷。這種性格者和乳香性格者一樣，能完全明瞭存在世界上的邪惡，他們可能在別人採取行動以前就識破別人的動機，但他們慈悲為懷的性情使他們認為一定有某種原因使人們走向惡途。當橙花聽到對某人不善的謠言時，他們一定先指出此人的優點，提醒散播謠言者此人過去的功績與成就。

在今日這個劍拔弩張的世界裡，橙花性格者似乎會把他們的善意放錯地方，人們會誤以為他們聾啞或低能，使他們容易吃虧上當。但橙花性格者總是抱著「得理且饒人」的態度，為他人設想各種可能的理由。這種性格者有高尚的道德感，他們不欺騙、不說謊、不偷竊、不謀害任何人。屬於花朵類型的橙花，雖能夠理解不可抵擋的熱情，但不會原諒婚外情，卻也不

過度追究。他們賞罰分明，該歸功於誰的，他們絕不會居功。

如果你的戀人屬於橙花性格，你會發現他一點也不會壓迫你，他總能感覺得出你什麼時候想獨處，什麼時候需要他。不幸的是，橙花性格者的這般體貼，往往會被戀人利用。由於橙花老是把朋友及家人擺第一，導致橙花本身的需求被忽略。但他們並不因此而埋怨或憤怒。

橙花深信地球上沒有任何人能主宰他們的想法、感受與行動，這有時候會為他們帶來麻煩。為了使生活井然有序，橙花在必要時會遵從權威，但除此之外，他們心中不是自己就是上帝，因此你最好別干涉他們的事。有些在位者言行不一，觀察敏銳的橙花不能忍受這種事實，使他們對威權的基本尊重轉變成強烈的不公平感。橙花性格者不能理解為什麼會有人不明白「生不帶來，死不帶去」的道理，而貪得無饜？

橙花性格者最快樂的莫過於把追尋生命的奧秘當作一種嗜好。因為對現今世界的不了解，使他們轉向超敏銳的內在心靈。這種特質很容易讓人捉摸不清，你若與橙花共事或成為他們的夥伴，你就會發現，有一半的時間你根本不知道你究竟為什麼做錯。

橙花性格者的情緒有時候非常高深莫測。當處於負面的情境時，他們動不動就生氣、發怒，而且總是對人們說：「你根本不了解！」他們可能從現實中迷失方向，而渾然不覺，並傾向否定生活中的許多事實，只因為那些觀念不符合他們的哲學。就這點而言，可能使他們從人羣中退縮、膽怯，拒絕回到真實的世界──他們傾向黑暗、沮喪，感到整個世界都在對抗他們。這種性格的人或許覺得自己很有見解、能與上帝溝通、思想卓越不羣等等，誰能說他們不是呢？但處在負面情緒的他們也可能受到騙子的誘惑，而開始懷疑自己的內在感受及知識。

對於不必和他們厭惡的事情打交道的工作，橙花性格者通常能表現優異，他們尤其痛恨邪惡、陰險的手段。因此，從政或從法都不是適合他們的職業，當然，他們也不擅長和金錢格外有關的工作。他們適合的工作是直接而不迂迴的，例如手工藝、電子業、工程、環境保育、教學。他們和小孩能相處融洽，而且常常扮演孩子王。許多橙花不是花卉栽培者，就是園藝專家，也有些橙花選擇成為某種精神、心靈上的諮詢家，在他們選擇的信仰或宗教中扮演活躍的角色。橙花性格者眼光澄明、心平氣和，情緒平穩，是博愛的信仰者。

甜　橙	拉丁學名	類　別
(Orange)	Citrus sinensis, C. aurantium	果實類

●性格　溫暖、快樂、意志堅決、精力充沛

⇨用以激發下列的正面特質

愉悅、振奮、明朗、平衡、輕快、活力、堅強、有創造性、積極、自信、有同情心、勇氣十足

⇨用以平衡下列的負面特質

沮喪、絕望、傷心、放棄、退縮、忸怩害羞、焦慮、激烈的情緒、苛待他人或自身、操心、自私、執迷成癮、身心俱疲

甜橙的性格側寫

很少有人不喜歡甜橙的氣味與口感，也很少有人不被快活、樂觀的甜橙性格所吸引。和這些充滿陽光的人們相處，實在是件賞心樂事。他們心胸開濶，慧黠有趣，誠實不欺，而且接受不同的觀點就像接受不同的人們一樣容易。屬於甜橙類型

的人絕不會怕羞，他們樂於「接觸」，如果你需要一個擁抱，他們就會毫不遲疑地賞你一個。幸好他們的性格不致引人疑竇，這對他們可是一件好事，因為他們傾向於「動手動腳」：摸摸孩子、碰碰大人、抱抱家人與朋友、拍拍同事及陌生人。

甜橙最先讓人注意到的特質，是他們絕佳的幽默感。他們臉上掛著輕鬆友好的微笑，眼裡閃爍著令人愉快的光芒，身上每個毛孔，似乎都散發出開放與善解人意的氣息。只可惜世上沒有更多的甜橙！甜橙經常混有橙花與苦橙葉的特質，因此，要判定一個人是不是甜橙，恐怕是有點複雜。純正的甜橙像個溫暖善感的甜心，待人處事都抱著積極的態度，但不致給人自以為是的感受，他們只會在和諧的氣氛下，試圖讓人、事、物各就各位。

你在渲染中都能找到甜橙，他們的適應性極高，不過他們特別適合那些需要表露善意與同情的工作。在能夠發揮他們天生的耀眼特質時，甜橙也會工作得格外起勁，像演藝圈就很適合，而且他們功成名就之後，常會致力於慈善工作。他們也能成為很好的督導及管理人員，懂組織，有效率，不會縱容無謂的政策或人事問題。任何貼近世界的陰暗面或苦難眾生的工作，都會衝擊他們善感的本質，最後可能使他們產生幻滅感和倦意。

朝負面發展的甜橙會變得頹廢而心理扭曲。他們易於淪為心理傷害的被害者，特別是在選錯了伴侶的情況下。因為他們太信任人，甜橙一不小心或本身不夠平衡時，便會成為犧牲者，因此，他們也常發展出一些不由自主的強迫行為，像是不斷洗手，或是反覆檢查是否已鎖門等等。他們傾向於忽視自己的不快樂，而且無法發現自己帶給自己的傷害。通常他人亦察覺不出甜橙的傷悲與絕望，這使得甜橙的慘況更加惡化，等到別人終於發現時，可能也已經太遲了。

當你習於見到一個人的積極樂觀時，你會以為，一旦他有什麼不快，你必定會很快就嗅出不對勁來。其實不然。甜橙的親友很可能會這麼說：「你怎麼啦？」或是「打起精神來，這麼沮喪可不像你喔！」可憐的甜橙則報以一抹淺笑和一句「沒事」，然後一天一天地沈下去。不只是甜橙自己拒絕承認他們需要幫助，就連周圍的人也無法意識到：熱心開朗一如甜橙者，竟也有遇到困難的時候。

甜橙可以成為最棒的父母，孩子們都喜歡甜橙，包括他們自己的孩子。他們就像情境喜劇裡的天才老爹或老媽，每一集的難題都能迎刃而解，讓全家緊密相連，而且每一項嘗試與努力都伴隨著歡笑一籮筐。甜橙可能會顯得很吵，信心滿溢，乃至因為揮霍太多能量而筋疲力竭。但他們由內而外的光采使得他們美麗非凡，而他們的活力則令他們能夠面面俱到、體貼風趣，因此獨身的甜橙總有許多追求者，排隊等著做他們未來的另一伴。

野洋甘菊	拉丁學名	類　別
(Ormenis flower)	Ormenis multicaulis	藥草類／花朵類

●性格　從容不迫、有條不紊、細心、神秘

⇨用以激發下列的正面特質

冷靜、感同身受、有勇氣、踏實、放鬆身心、細心、看得開（能捨得）、專注、沈思、慰藉、紓解

⇨用以平衡下列的負面特質

焦慮、緊張、心思過繁、衝動、優柔寡斷、困惑、脾氣暴躁、情感結束、情感阻塞、受虐、恐懼

野洋甘菊的性格側寫

長久以來，野洋甘菊一直被人們誤以為洋甘菊，雖然它們是屬於同一科的植物，但彼此的外觀及化學組成並不相同。野洋甘菊之所以被運用於芳香療法，是因為它一直被當作洋甘菊來販售，而且價格也便宜許多。多年來，野洋甘菊的價值一直被隱藏在這個「誤會」背後，其實，野洋甘菊的真正特質很容易辨認。野洋甘菊熱情、芳香，但有深藏不露的內涵。

野洋甘菊性格者總喜愛隱藏真正的自我，透露著神秘的氣息。他們是偽裝高手，不論做什麼事，都能巧妙地掩飾他們的情感及真正的意圖。野洋甘菊做什麼事都是慢慢來，他們按照自己的步調，不急忙也不匆促。他們做每一件事都要有動機，而且每個步驟都經過深思熟慮。儘管他們花了好幾個星期計畫某事，但他們卻可能讓這件事顯得似乎毫未經過計畫，或命中注定發生那樣。但其實，野洋甘菊從不相信命運，他們所做的每件事都是經過仔細計畫與盤算。

野洋甘菊性格者可以把他們計畫去做的事情喋喋不休地談上數小時，但真正要他們展開行動時，他們會說：「急什麼？還多的是時間，可以再聊聊！」對葡萄柚性格者而言，野洋甘菊可能是令人難以忍受的性格。幸好，野洋甘菊不是光說不做的人，他們終究會把計畫落實。

野洋甘菊喜歡受人之託，而且喜歡被認為是有智慧的思考者，這裡的智慧並不是指智力，而是偏向形而上的認知。野洋甘菊是守口如瓶的人，因此你大可向他們吐露秘密，但你若是希望散播謠言，就別找他們。你可以向野洋甘菊「傾倒」你的難題，但你也要有心理準備，他們可能以長篇的大道理及建議回饋給你，並且期待你去實現他們所提議的策略。野洋甘菊似乎對任何事都有解答，就算沒有，他們也會想辦法找到能提供答案的人。野洋甘菊有一籮筐的精彩故事及人生經歷，他們也同時是妙語如珠的說故事者。野洋甘菊總是能為家人及朋友適時地舒緩具爆炸威力的狀況。

想要遇到野洋甘菊處於負面的情緒是非常難得的，因為大部分的時候，他們都能妥善控制情緒。但這也是他們的負面所在。負面的野洋甘菊善於操控，他們期待別人無條件地順從他們。若得不到你的服從，小心他們永遠不再和你說話，或採取報復行動。這種性格者不輕易聽取藉口或理由（除了他們自己的以外），而且在心情不好時，很容易對別人頤指氣使。他們的態度冰冷，和平時的溫和親切簡直判若兩人。野洋甘菊是較傾向男性的性格，但他們還是能在每個人所具有的男、女性格之間取得平衡。野洋甘菊帶來的溫暖是洋甘菊不可取代的，他們是充滿智慧的人，而且能夠珍惜世間的一切寶藏。

廣藿香	拉丁學名	類　別
（Patchouli）	Pogostemon cablin	葉片類

●性格　站穩立場、紓解、確定、處變不驚、沈著

⇨用以激發下列的正面特質

活力充沛、復甦、理性、機敏、振奮、堅持

⇨用以平衡下列的負面特質

沮喪、焦慮、優柔寡斷、懶散、動作遲緩、自我中心、緊張、壓力、情緒搖擺不定、易怒

廣藿香的性格側寫

廣藿香性格者能夠在天地之間取得平衡，雖然腳踩在地上，但他們能夠向難以到達的目標伸展。不論廣藿香性格者的年紀多大，他們給人的印象不外是遲緩、落伍、平穩、老練。廣藿香好像一出生就有四十歲。

年幼的廣藿香和其他兄弟姊妹相較之下，顯得遲鈍、無生

氣，做父親的不免擔心他們似乎不需要玩伴，竟然可以快樂地活在自己的世界裡。然而，到了青春期，廣藿香在心智上的成熟度卻超前同年齡的小孩，他們可能因此結交較年長的朋友。即使天分不足，廣藿香性格者也會讓家人相信他們有抱負、有能力及有勇氣去實現夢想，因為他們有十足的決心。廣藿香一旦決定做某件事，就會堅持到底，他們不屈不撓的精神往往引領他們邁向成功。只要目標及途徑確立之後，廣藿香將努力臻至最高峰。

這種性格者非常機敏，從不會錯失良機，當機會來臨時，他們總是已經萬事具備。這並不是說廣藿香是機會主義者，他們只是碰巧遇上天時與地利，因此怎麼會有把機會拱手讓人的事呢？廣藿香隨時站隱自己的立場。在學校，他們是辯論社團中的佼佼者。

那些被認為有點古怪的活動，往往能夠吸引廣藿香，這最後可能促使他們成為大無畏的探險家。由於廣藿香具有判讀人心的天分，使他們樂此不疲地鑽研精神與靈魂層次的東西，這也使他們成為優秀的心理學家。廣藿香對於一般人們視為無趣或與生活無關的無聊主題（例如，和毛毛蟲相較之下，蝸牛過馬路需花多久的時間）有著濃厚的興趣。一旦他們被某種主題吸引，他們會不斷地探索，直到找到答案，他們才會心滿意足。廣藿香性格者對社會上形形色色的現象忿忿不平，他們動不動就寫信去報社或電視公司，他們這麼做並不是為了出名，而只是藉機會抗議，及練習發表自己的權利。廣藿香不僅交友不廣，連家人都不准闖入他們的領地。他們能夠享受獨處，而當需要朋友時，他們也能即時找到人作伴。

廣藿香性格者適合從事科學研究及相關的工作，因為這類工作可以使他們發揮推理能力。由於廣藿香能夠把複雜的訊息以較平易近人的方式表達出來，他們會是優秀的時事評論者、實況轉播者，也能在新聞界表現出色，特別是在深入探察事件方面或拍攝紀錄片。凡是需要理性思考的工作，廣藿香性格者都可以做得有聲有色。

廣藿香可能是那種一根蠟燭兩頭燒的人，他們會工作到體力透支為止。賣命苦做的廣藿香卻從來沒想過他們的健康問題。一旦他們病倒，他們將動彈不得，不僅無法做事，連思緒都紛亂不清。沮喪往往伴隨生病而來，直到他們恢復健康為止。

在人際關係上，廣藿香喜歡採取主導地位，而他們也喜歡找一個可以扮演被動角色的夥伴。在友誼上，也不例外。隨著年齡的增長，廣藿香卻似乎愈來愈返老還童，他們的心靈愈來愈青春，也愈來愈具冒險精神，能不斷開發新經驗及新的人際關係。廣藿香是一種神秘的性格，沒有人確知他們的人生會如何發展。熱心腸的廣藿香儘管偶爾難免有些驕傲、蠻橫，似乎對人們有依戀之情，好像很怕人們離他們而去，但他們依然想要獨處。

「我把廣藿香視爲心靈層次與肉體層次之間的連結，但它同時可以扯拉某人在心靈層次這邊的失調。」

～安娜，芳香療法師

薄　荷	拉丁學名	類　別
(Peppermint)	Mentha piperita	藥草類

●性格　澄淨、清醒、鼓舞、有洞悉力

⇨用以激發下列的正面特質

再生、輕鬆愉快、自我肯定、專心、精力充沛、有朝氣

⇨用以平衡下列的負面特質

心理疲憊、驚嚇、無助、工作過量、行動遲緩、懶散、無精打采、冷漠

薄荷的性格側寫

一旦你遇過薄荷性格者，將令你「永誌不忘」，因為他們不是讓你立即喜歡他們，就是立刻讓你難以忍受他們。膽怯的人會覺得薄荷性格者鹵莽、無法抵抗，但他們絕對不是遲鈍的人。薄荷性格者有大無畏的精神，這種精神會散播給和他們有關係的人和動物。在薄荷的四周常可發現不尋常的東西，他們喜歡明亮的色彩、鮮艷的服飾，甚至連朋友也都是說話很宏亮的人。他們腦筋靈活，對各種機會保持警覺性，而且是反應很快的演說者。在頭腦清醒的時候，他們可以把一大串多年未見的朋友的名字倒背如流。

敏捷、迅速的思考，加上幽默感，使薄荷成為機智、靈活的人，當然，他們也不失為喜劇演員的最佳人選。不論選擇做什麼事，薄荷性格者都能做得虎虎生風。不管薄荷性格者效忠於誰，他們的機智、敏捷及適應能力都會受到老闆的賞識。薄荷適合從事既要勞心又得勞力的工作，例如開飛機、開船或壓力很大的駕駛工作。以上幾項職業都需要頭腦靈敏、體力過人，才能夠勝任。

薄荷性格者待人友善，也很關心別人的命運，雖然說，他們喜歡成為注意力的焦點。人們不認為薄荷性格者始終那麼高貴，但他們的確如此，而且他們可以把自己打扮得很復古，尤其當有一羣異性夥伴圍繞在身旁時。薄荷性格者喜歡加入有男有女的團體中，他們不會局限於只和同性為伍。

在兩性關係中，薄荷表現得很忠貞不二，不論兩人之間有什麼風風雨雨。但這往往會引起對方的混淆不清，因為薄荷的

伴侶有時還真搞不懂他們。年輕的男性薄荷有自吹自擂的傾向，因為這樣可以確保他們引來一羣聽衆。待薄荷為人父時，他們會扮演小丑，逗小孩開心。此時，人們對薄荷的評語是：「真是快活的人！」

負面的薄荷容易在高潮與低潮、悲傷和快樂之間擺盪。這種擺盪若持續不綴，後果將非常嚴重。他們可能開始陷入昏昏欲睡、無精打采、行動遲緩、遺忘所有的事，並失去容忍度及感到挫折。此時，冰箱可能成為獲取安慰的來源。於是，薄荷性格者愈來愈胖，精神愈來愈多沮喪，終將導致心智能力的喪失。

正面的的薄荷常能成為別人的一帖良方，因為他們充滿惻隱之心，且對生命的種種皆能感同身受。他們之所以能成為廣受歡迎的治療師，是因為他們有吸引顧客的魅力，讓顧客感到自在。薄荷是充滿朝氣與活力的人，他們經常扮演「觸媒」的角色，鼓舞別人前進與向上。

苦橙葉	拉丁學名	類　別
（Petitgrain）	Citrus aurantium, C. brigaradier	葉片類／木質類

●性格　重現活力、平衡、復原、澄清

⇨用以激發下列的正面特質

和諧、振奮、愉悅、放鬆、具洞察力、有力量、自信、穩定、樂觀、能表現自我

⇨用以平衡下列的負面特質

不和諧、混淆、困難、沮喪、心靈疲憊、精神耗弱、失眠、哀傷、失望、拘謹、背叛、憤怒、不理性、內向、悲觀

苦橙葉的性格側寫

苦橙葉和橙花、甜橙均有重疊之處，與橙花最為相近，和甜橙的關係則不是那麼密切。這三者如此類似並不教人驚訝，因為它們同是橙樹的產物，只是萃取部位互異而已，一個人可能同時兼具這三種人格特質，使我們難以明確界定他真正的性格類屬。乍看之下，苦橙葉在璀燦耀眼的甜橙與靈氣逼人的橙花之間，似乎有些相形失色，事實上，苦橙葉充實了甜橙的自我，也讓橙花的靈性得以平衡發展。苦橙葉就像是一個家庭裡的長子或長女，他們對弟妹有責任，但不至於被這責任壓垮，因為苦橙葉的精力充沛，可以平均分配到不同的事物上，而且能與生活的韻律合拍。他們連結陽光與土壤，提供你心靈的滋養和撫慰。

這類性格看來總是井然有序，相當能幹，而且從不憂心煩惱，但他們常常被人低估，一些特質也得不到應有的評價。苦橙葉性格者可能在某個委員會裡服務經年，沈潛地提供指示與諮商輔導，實際負責所有的工作，而由其他人在台前風光。他們在工作上很受敬重，咸認為沈穩負責。

但苦橙葉絕非沈悶無聊的傢伙，如果給他們機會，這個類型也會成為令人鼓舞的夥伴，他們很能談天說地，也極願聆聽旁人的高見，就算不是真感興趣，起碼也有這點風度。苦橙葉往往會被那些不受束縛的類型深深吸引，人們也不免覺得，若是可以不要那麼嚴謹，也許苦橙葉會比較快樂一點。這不表示苦橙葉是一種不快樂的人。最少，無論在什麼情況下，他們都是一副知足常樂的樣子，而且他們也不會承認自己其實不然，那對苦橙葉來說，實在是太「失格」了。

苦橙葉是生活細節的蒐藏家，少了這些小東西，整個世界恐怕就會分崩離析。他們就像你那終身未婚的姨媽，堅持每天四點的時候喝下午茶；或是一個中年的父親，時時不忘讓他的孩子學點教養。苦橙葉型的父母會大費周章地為孩子闡明是非善惡，他們也會不憚其煩地解釋一則故事裡的層層寓意。他們常常覺得這個世界已經從軸心開始解體，非得均衡一下不可，但他們仍不失樂觀，能鼓勵別人做出改變。

苦橙葉再樂觀，也不會忘了檢查銀行裡有無足夠存款，確定屋頂不會在雨天裡漏水。不過，苦橙葉的日子一般卻不會太富裕，因為拔擢晉用的機會，每每都被少年得志的怪才搶走。這未必是因為苦橙葉能力不足，只因為他們是辦公室的定心丸，若是調走，原工作崗位的損失就太大了。他們對光是替股東掙錢的工作興趣不大（但在負擔得起的情況下，並不排斥認個小股），比較喜歡公家機關，或是與看護照顧有關的工作，例如醫院管理等等。苦橙葉也許也會夢想成為冒險家或電影明星，但完全不可能去試著做做看。

在感情的世界裡，苦橙葉極為殷勤體貼，但卻苦於不知如何表白，自己所下的感情有多深。一旦墜人愛河，他們必然沈到最底層，若是這段關係不能持續下去，先前的愛深情摯對苦橙葉就成了一大磨難，因為他們對人的信賴勢將從此破碎（這比肝腸寸斷對他們的影響還大）。作為一個情人，苦橙葉並不會使你的世界燃燒起來，雖然他們具有溫暖的本性，卻絕非熱情洋溢那一類型。因為不喜歡冒險，而且可能還不覺得對方就是自己的白馬王子或白雪公主。他們無法理解纏綿悱惻、牽絆經年的那種羅曼史。

當他們處在負面的狀態下時，苦橙葉對「天地不仁，以萬物為芻狗」的這個悲慘世界，會感到失望幻滅，為了沖淡這片陰影，他們願意挺身做點正面的事情。雖然常被誤為裝腔作勢和冷冰冰，他們其實一點也不是那種人，只是，他們也沒辦法表現出熱情奔放或是真情流露的樣子，那對他們而言，實在有越界之嫌。負面的狀態使苦橙葉易怒，而且他們的精力也直線下降，甚至看來病奄奄的樣子；此外，他們也會變得固執己見。特別在他們想要更上層樓，卻發現此路不通時。如果這種情況真的發生了，苦橙葉會開始變得古里古怪，只願和自己為伴，完全與他人疏離。你甚至還會發現他們坐在太陽底下，觸摸腳下的大地，跟花説話，或是喃喃讚美著建築物之美，可就是沒時間理人。他們會變得毫無耐性，粗魯無文，盡一切努力把別人趕出他們的生活——但這只在他們心靈受到重創後才會發生。真的，負面的苦橙葉可以變得不可理喻，尤其對他們伴侶更是如此。他們變得喋喋不休，挑三揀四，關愛的本能灰飛煙滅，絕望與沮喪則長駐心中。接下來養成的不外乎疑惑、消極和僵化。

然而，苦橙葉一般是很能激勵人心的，甚至有辦法調解最險惡的局面。他們的平靜氣質能轉移人心，予以自信以迎上前去。他們是複雜的角色，帶有深度的靈性和智慧，但這類人不會皈依在任何宗教門派之下，因為他們相信的「神」，必須完全是放諸四海而皆準的。

松　樹	拉丁學名	類　別
(Pine)	Pinus sylvestris	木質類／葉片類

●性格　接納、善解人意、有耐心、自我諒解

⇨用以激發下列的正面特質

謙遜、單純、確信、緩和、諒解、寬恕、毅力、分享、細心、信賴、率直、接受關愛、不屈不撓、信心、快活、有生氣

⇨用以平衡下列的負面特質

後悔、罪惡、自責、不滿、自我挑剔、擔心、過度使命感、無法面對事實、喪失自我價值、筋疲力竭、受虐狂、羞愧、感到被拒絕、没有同情心、悲慘、力不從心

◆松樹的性格側寫

人們可能以為松樹性格者和絲柏性格者一樣，都是正直、直接，甚至太自以為正直的人，其實他們經常被背叛。松樹性格者溫和、親切，對人對事都是輕聲細語，深怕吵到別人或做錯什麼事，倘若真的干擾到他人，他們總是三句不離口地說是他們的錯。這種性格者會自我挑剔、充滿罪惡，而且不斷地對人或對事說抱歉，也不管究竟是不是他們的錯。松樹性格者老是被壓榨，但誰能把整個世界扛在肩上，而不覺得筋疲力竭呢？

松樹性格者對自己、對工作及對休閒從不滿意，而且還會責怪自己努力不夠。松樹性格者經常有工作狂，他們已經忘了偶爾休息一下無妨，反正天不會因為他們停工五秒而塌下來。

松樹不能接受世事多變的事實，他們希望生活周遭的負面事物能固定不變（以利掌控）。但松樹性格者也有輕鬆的一面，他們能夠慷慨地給予愛，而且能夠保護家人。松樹性格者體力充沛，經常能協助別人，自己卻不自覺，這使他們成為收容受傷心靈的避風港。松樹性格者幫助你看穿迷霧，使你感到澄澈、平靜。

由於松樹性格者可能變得非常自虐，他們有必要認清這種傾向，以便將各種罪惡感轉化成正面的看法。也只有藉由這種方法，松樹性格者才能學習接受別人的愛，而不是一味地施予。他們必須試著了解自己的慾望與需求，並且讓自己知道擁有它們及努力去追求它們是天經地義的事；每個人對愛的渴求是很正常的，松樹性格者不必對此抱著被動的態度。使用松樹精油幫助你看清你所面臨的事，而且它幫助你漸漸地將你解決事情的技巧付諸行動，而不是僅僅認定一些不切實際的目標來追逐快樂。就像漫步在高山林間，松樹幫助你冷靜、自信地做出重要的決定。

茉麗是落入自己設下的陷阱的典型松樹性格者。她在十六歲生日那天訂婚，並選擇退學，而成為美髮師的學徒。到了十八歲，她嫁給了年輕的丈夫，並開始協助從事電工的先生發展事業。每天晚上，在下班後，她要為先生計帳、刊登廣告、清洗髒衣物、整理撒了滿地的電工器具。她放棄了想要開一家美髮沙龍的夢想，全心全意協助丈夫的事業，及照顧四個小孩。她說，畢竟她的先生也是努力要讓家人過舒適的生活，她其實沒什麼好抱怨的。

當茉麗的先生開始買進一些二手貨的儀器，使家裡的空間愈來愈狹隘時，茉麗仍然有耐心地整理室內，只留一點點空間給自己，而且每當她需要搬動某些東西以取物時，總是道歉連連。儘管這種情況逐漸讓她煩躁不堪，且使她愈來愈痛恨這個家，但她還是不斷安慰自己這種情形總有一天會改善。畢竟，她說他們很需要錢，而且也不是她一個人不好過，她的孩子們也都生活在一個充斥著鐵線、螺絲、釘子、工具箱等雜物的環境中，這對活蹦亂跳的小孩子而言，是很危險的。

茉麗漸漸覺得這種生活壓力太重，最後她終於爆發、崩潰了，但當然，她又覺得這是她的錯。無論她走到哪，人們總是向她傾訴個人的不幸故事，加重她的負擔，而且不斷地聽別人訴苦，反而使她自己的問題被封鎖起來。當她在各種治療師的協助下，從醫院返家後，她開始思索她真正需要的東西，這是一段漫長又遲緩的過程。在這期間，她的先生離開了她，且將雜亂一併帶走。茉麗開始學會在鄉間散步，享受與孩子相處的樂趣，她也懂得表達自己的感受，也成為一個可愛、有自信的人。

迷迭香	拉丁學名	類 別
(Rosemary)	Rosemarinus officinalis	藥草類

●性格 有活力、強化、復甦、號召(集中)

⇨用以激發下列的正面特質

精力充沛、振奮、信心、富創造力、澄淨、有條理、專心、穩定、堅固、真摰、純潔、自覺

⇨用以平衡下列的負面特質

喪失記憶、學習困難、懶散、分不清方向、疲憊、優柔寡斷、神經衰竭、負擔過重、工作過量、緊張、壓力、情感透支、行動遲緩

迷迭香的性格側寫

迷迭香性格者始終保持著年輕的心靈，他們似乎擁有長生不老的秘訣。這種性格的人不僅想像力豐富，而且非常機敏，有時候意志也非常堅決，但他們的心靈是十分自由自在、無拘無束的，這使他們可以發揮極大的創造力與新鮮的創意去解決諸如愛情與幸福等亙古不變的問題。

迷迭香性格者很需要安全感，在情場及職場上，他們會試圖尋求安全的靠岸，因為唯有在一種安全無虞的氛圍中，他們才有辦法把自己表達得淋漓盡致。然而，「腳踏多船」又是這種性格者的本事，他們可以同時擔任兩份職務、從事四項嗜好，以及和許多朋友交往，尚且游刃有餘來去自如。由於做事條理分明，又懂得時間管理及與人溝通的技巧，使得迷迭香性格者既可事半功倍地成就許多事情，又絕不需要藉由操控別人來達此目的。

迷迭香性格者的精神與士氣有時候可以擺盪到令人瞠目的

高點，其他想跟進的人只有望塵莫及的份。不僅是精神上可以扶搖直上，連心理狀態及組織能力也隨之提升，進而能專心致力於許多事務上。迷迭香有崇高的理想，他們自認為比別人技高一籌。別以為他們高傲自負，他們天生就是那種調調，而不是故作姿態的。他們喜歡從事新鮮的活動及挑戰，特別是和旅行有關的活動。迷迭香率性的處世態度有時候會引來別人的攻擊而遭殃；他們傾向用頭思考而非用心思考，不過大致上這種性格的人都是胸襟開闊、值得信賴的，並且可以成為很好的伴侶。

迷迭香性格者通常頗具有環保意識，而且大多是素食者（或至少努力嘗試中），因為他們尊重動物的生存權。他們並不喜擔任領導人，但在與生態、動物保育或者與被保護有關的抗爭活動中，可以發現他們的蹤影。

一旦發現從事的工作並不適合自己，迷迭香性格者會逐漸暴露出性格上的缺點，首先出現的是缺乏工作誠意，繼之而起的是畏首畏尾、易怒、乖戾。對於原本就不熱絡的朋友或同事，此時迷迭香性格者更是動不動就責怪這些人，暴躁的脾氣愈陷愈深，最後變得口無遮攔，惹人討厭。

迷迭香的眼裡只有美女，他們會去追求那些美得可以為她們做任何犧牲的女性（通常是花朵類型的人）；就打情罵俏而言，迷迭香還算過得去，但對房事來說，他們就不見得高明了。迷迭香性格者不是浪漫的情人，他們不曉得哪根筋不對，美女當前，竟是去思考人類為何會有性衝動，而不是盡情享受魚水之歡。看來，想與迷迭香親密恐怕有點困難，儘管一開始你並不這麼認為。迷迭香年輕時有許多風流韻事，他們只是想藉此了解究竟是什麼因素讓人可以為愛瘋狂，直到年紀漸長，他們才轉向尋求穩定的關係，屆時他們的伴侶與其說是愛人，不如稱為好夥伴。

當迷迭香邁入老年，依舊能常保快樂，即使遇到不平等的待遇，他們也能處之泰然，因為他們相信上帝站在他們那一邊。迷迭香可以幫你清除埋藏在心底的陰影及不愉快的回憶，並化解你生命中不必要的秘密。

千葉玫瑰	拉丁學名	類　別
(Rose Maroc)	Rosa centifolia	花朵類

●性格　熱情洋溢、和諧、安慰、放心

⇨用以激發下列的正面特質

自動自發、精力充沛、有活力、信心、熱情、合作、自由、充實、寬恕、感情豐富

⇨用以平衡下列的負面特質

罪惡、痛苦、恐懼失去、恐懼愛情、恐懼性愛、嫉妒、放棄（認命）、被動、欺瞞、缺乏野心／抱負、自毀、報復

千葉玫瑰的性格側寫

正如大馬士革玫瑰象徵著親切，千葉玫瑰就好比一顆熾熱的心靈。熱情的千葉玫瑰有令人陶醉的性格——活潑、生氣蓬勃。千葉玫瑰天性好挑逗，他們的生活充滿興奮與激情。

千葉玫瑰酷愛自己的生命，他們認為生命短暫得不容浪費，因此他們都是用最熱忱的心在從事每一件事，他們以感官上的歡愉以及重視生活情趣來取悅朋友。想像一位跳著西班牙弗拉曼戈舞的舞者，這就是千葉玫瑰的寫照：十足煽情、性感、挑逗別人的性慾。雖然大馬士革玫瑰的性情和千葉玫瑰的性情頗相似，但差別在於大馬士革玫瑰待人處事都是親切有禮，而千葉玫瑰雖然也很溫和，但卻別有目的。千葉玫瑰性格者崇尚生活中一切感官的樂趣，但願他們的享樂不要為別人帶

來痛苦。

千葉玫瑰性格者能撫慰較深層的情感，並影響別人的心靈。這種性格者多半成為藝術家、詩人、作曲家、音樂家、歌手、舞者、廚師、人體工作者，或從事電影、攝影、新聞或設計等工作。任何阻撓他們自由發揮的職業，都會使他們枯萎、凋零。

處在負面情緒的千葉玫瑰可能變得虛假及蠻橫。他們經常不智地捲入權力鬥爭中。倘若被中傷或誤會，千葉玫瑰可能變得嫉妒及產生報復心，特別是當某人傷害他們圈內的成員時。至於他們自己若受傷，他們從不擔心，而且會將傷害與痛苦照單全收。

若拋掉千葉玫瑰精神層面的特質，他們可能變得善於操控及沒耐性，若有人鞭策他們去完成某事，他們甚至可能走上自我摧毀之路。雖然他們的逞威風經常遭人詬病，但他們絕不是出於惡意，而純粹是基於對某人的關懷。千葉玫瑰不能容忍說謊或欺騙、假正經或禁慾的道德觀。

千葉玫瑰經常是偉大男性或女性的光芒背後的支撐力量，不論是他們的父母、戀人或朋友，都會被他們的魅力吸引，而且只要誰擄獲他們的注意力，他們會毫無條件地施予關懷。年紀稍長的千葉玫瑰可能變得怪里怪氣的，而且若處在負面狀態，恐怕會出現不可理喻的壞脾氣。但年輕的一代倒頗喜歡較年長的千葉玫瑰，因為他們有一籮筐狂野的事跡及迷人的包容力。

大馬士革玫瑰	拉丁學名	類　別
(Rose otto)	Rosa damascena	花朵類

●性格　關愛、和諧、安慰、快樂、歡愉、溫和

⇨用以激發下列的正面特質

安慰、滿意、奉獻、自動自發、內省、活潑、歡樂、心靈的釋放、接納、寬容、貫徹、智慧、崇尚精神、耐心、關愛、性的歡愉

⇨用以平衡下列的負面特質

沮喪、悲傷、痛苦、憤怒、空虛、恐懼愛情、恐懼不被愛、心碎、罪惡、害羞、嫉妒、易怒、情感危機、放棄（認命）、壓抑（不善表達）、絕望、受虐、情緒激烈、心靈受創

大馬士革玫瑰的性格側寫

玫瑰具體而微地展現了花朵類所有的女性特質，無論正面抑或負面。同樣打著「玫瑰」的旗幟，產地的不同也會造成氣味及性格的些微差異，保加利亞、土耳其、法國和印度的玫瑰都各有特色。至於品種的分別影響更大，像是五月玫瑰等新種，多少都和傳統的大馬士革玫瑰有別。不過，除了摩洛哥產的千葉玫瑰原精以外，其他玫瑰均可歸在大馬士革玫瑰旗下一概而論。

大馬士革玫瑰的特點是柔和完美。雖然它代表的是女性特質，你在男性中也會發現玫瑰型的人。其實男人也有陰柔的一面，只是某些男性較為突出而已，怪的是表現玫瑰的負面傾向者，又多半是男人。而保加利亞產的大馬士革玫瑰較適合女性，土耳其產的則多了點陽剛氣息。

不分性別品種，玫瑰都是完美的化身。這類人極女性化，能付出無條件的愛。這一點再加上靈性的生活，便是玫瑰一生所求。玫瑰型的人可愛纖細，十分動人。他們總是客客氣氣，極力避免講出任何傷人的字眼，處處替人著想，時時笑臉迎人。玫瑰是能夠自嘲的人，犯了任何錯都能坦承，沒有不必要

的自尊作祟，而且勇於負責。玫瑰的智慧也能使他認識到，宇宙中存有比自己更重要的事體，而且人都是會犯錯的。由於他們永遠都那麼識大體、包涵從容，簡直就像天使一般。玫瑰的純潔心意與慷慨態度，常常不能得到他人的理解，但他們完全不以為忤，只當是命該如此而默默持續。不過，無論玫瑰看來有多麼超凡入聖，他們仍是活生生的人，會去奮力維護自己的努力成果，不容他人破壞。由於自信滿滿，他們面對世界時常帶著一種遊戲的態度，同時因著花朵類的本性，他們也常不自覺地釋放性的誘惑，藉以遂心如願。型式上來說，玫瑰堪稱是一種終極戀人，因為他們本身性感無比，同時也夠纖細敏銳，會留意伴侶的需求，也明白性和愛之中的精神意涵。這種人安於現狀，但絕不會束手就擒，比方說，非出於自願地被婚姻套牢。如果你試圖銬住他們，他們便會飄然遠去。然而，這類人並不記仇，心中仍會視你為友。

玫瑰型的人極富合作精神，無法理解那些孤癖的傢伙，那些古怪的人甚至可能會粉碎他們玫瑰色的世界。他們還能享受自溺的快樂而絲毫不帶罪惡感，像是該工作時卻捧書閱讀，放著該洗的車子不管，卻跑到公園與小孩戲耍。發揮人道精神是玫瑰的特徵，前提是，不可妨礙他們享受生活的樂趣。如果你擋了他們的路，他們會索性另闢蹊徑去也。玫瑰有時很鈍，而且討厭說謊，也不覺得有此必要。當他請你打包行李時，未必表示他已不再愛你，可能他純粹只是想過新生活罷了。

玫瑰型的人適於從事需要好感官與好品味的工作，例如絲綢生意、藝品買賣、晚禮服的模特兒、製片、攝影師、藝術家、雕刻家、作曲家、音樂家、作家、哲學家以及精神導師。冥想默禱的場所特別能吸引這種人，玫瑰可能會經歷一些幻覺、預言性的夢、透視甚或神秘的感知。

要是玫瑰處在負面狀態，任何事都會被歸咎於命運。他們開始了無生趣，宛如行屍走肉，被遺棄的感覺所籠罩，然後逐漸退縮。他們簡直就像不存在一般，全面退出各種生活，彷彿永遠沒有出口的情緒漩渦之中，僅存原始性本能而已。

玫瑰會怪罪外界拖累了他們，不過怪的通常不是別人，而是疾病或工作失敗之類的事件。玫瑰的這一面不易為人所知，因為外表看來，他對人還是一樣的體貼關懷。可是那真誠的火花終究會熄滅，而玫瑰便成了使人索然無味的伴侶。人們已遠離，玫瑰則仍然活在美好的過去，你會聽到他說：「奇怪，怎麼都沒人來找我呢？」當野心受阻時，情況將變得更糟。較敏感的玫瑰會徹底放棄生活，他還是愛朋友、付出關懷，但不再接受愛。而玫瑰一旦缺乏愛的灌溉，很快便要枯萎死亡的。

如果至愛死在自己的面前，玫瑰會心碎以終。他們的悲悼不會隨著時光淡化，反而是愈沈愈哀。因為他們將靈魂繫在所愛者身上，所以這類的失落是無比深遠的。即使他在人前擺出一張勇敢的臉，那股哀慟仍將深埋心底，直到永遠。

檀　香	拉丁學名	類　別
(Sandalwood)	Santalum album	木質類

●性格　啟發、沈思、平衡、互通

⇨用以激發下列的正面特質

溫暖、安慰、敏銳、平靜、信賴、和諧、和平、智慧、性慾、情感流露、高尚的自尊、開放、有洞察力、融會貫通

⇨用以平衡下列的負面特質

焦慮、神經緊張、占有慾、操縱他人、不寬容、執迷、寂寞、憤世嫉俗、缺乏安全感、噩夢反覆出現、自私、哀傷、不自在、匆促行事、性急、侵略性、焦躁、沈湎於往事

➲檀香的性格側寫

檀香的性格極靜定，情緒永不失控，完全知道自己性的方向，甚至連逆境都在他們的預期之中。他們內在之平靜，彷彿其靈魂已經歷數個世代，所以這類人頗能接受轉世輪迴之說。由於檀香凡事皆持「退一步海闊天空」的哲學態度，不了解的人有時不免產生誤會，指責他們只會隔岸觀火。這類人靜如止水，多聽少說，最擅長默默打量別人。檀香也從不刻意強求高人一等，他們恐怕連這種思想都沒有，偏偏他們又常是錐處囊中，其末立見，所以特別容易引起別人的嫉妒。

檀香的第六感極準，像是和宇宙的嚴重波動同頻率一般，一有什麼風吹草動，就能立刻察覺。他們追查真相的意圖之強，往往使人誤以為這類人太過嚴肅。檀香當然有嚴肅的一面，但他們也能輕鬆自嘲或戲謔他人而不帶任何惡意。檀香特別願意對那些渴望重整人生者伸出援手，不過他們卻常會忽略了本身的問題。因著不同的文化與風俗，看似的檀香也很能接受肢體上的溝通，不避諱擁抱親吻。有時他們又會汲汲於尋求生命的真諦，企盼人間天堂的實現。由於他們深諳人性，所以能成為極佳的治療師。

檀香對肉體的需求十分坦誠，也很看重性生活。他們還可能去研究古印度的雲雨之秘：檀春(Tantra)，卡瑪蘇特拉(Kama Sutra)的兩性藝品也會讓他們看得津津有味。

沈香醇百里香	拉丁學名	類　別
(Thyme Linalol)	Thymus vulgaris, sp linalol	藥草類／花朵類

●性格　活力充沛、協助

⇨用以激發下列的正面特質

強化、平衡、耐性、勇氣十足、支持、果斷、警覺、專注、溫暖

⇨用以平衡下列的負面特質

缺乏目標、心智或體能衰竭、虛弱、反應過度、神經脆弱、阻滯

沈香醇百里香的性格側寫

這些迷人、聰穎的人對自己的誠實、率直及言行一致的優點十分引以為榮。沈香醇百里香的清新與朝氣會自然而然地散播到他們所做的每一件事情上。他們總是充滿新點子與新計畫。這在最初並不太明顯，因為在熟識某人之前，他們都會有所保留。沈香醇百里香性格者能夠號召別人的注意力，雖然他們從未刻意如此要求。他們是善解人意、體貼及言行謹慎的人。

沈香醇百里香性格者有一種與生俱來的天分，使他們能以新鮮、獨特的角度看事情，凡是他們參與的計畫都能生氣蓬勃地進行。不論從事什麼事情，他們腦筋都動得比別人快，想法比別人超前。沈香醇百里香具有活躍的精神、堅強的內在及過人的毅力，這些特質都足以彌補他們任何弱點。沈香醇百里香予人們的力量不是蠻勇，而是一種循循善誘，他們可能成為別人的精神支柱。沈香醇百里香之所以對小孩有那麼大的親和力，可能是因為小孩覺得和他們在一起很有安全感，有什麼問題或麻煩都可以去找他們。這種倍受保護的作風從家人延伸到任何信賴他們的協助與支持的人身上。這種性格者很容易墜入情網，部分可能因為他們花很多時間獨處，所以一旦愛上某人，他們會陷得很深，而且容易害相思病或其他情感創傷。

原本堅強、沈靜的沈香醇百里香在處在負面情境下，會變得極易發怒。他們容易出現緊張，倘若他們過度逼迫自己，可能發生神經衰竭，甚至神經崩潰。這種性格者可能變得過度敏感，偶爾還會從繁雜的人世抽離、隱退。沈香醇百里香在孩提時代就經常離羣索居，即使他們有兄弟姊妹可當玩伴，他們卻喜愛和假想中的朋友玩耍。成年的沈香醇百里香能自在地和自己相處，他們偏愛可以安寧、靜思的時刻。

沈香醇百里香性格者具有色彩多變的個性，且經常有創新的見解。他們為人誠信、開放，並相信人間是個充滿良善的地方。由於他們勇於出入連天使都不敢去的境域，使他們成為優秀且隨遇而安的旅行家，而他們看待舊問題的獨特角度也賦予他們具有創造力的性格，這對從事科學研究的人是很有益的特質。由於他們能夠理解複雜的道德問題，並能夠聯想到發生在其他人身上的案例，使他們擅於擔任人事管理、諮詢顧問或精神領袖。

晚香玉	拉丁學名	類　別
(Tuberose)	Polianthes tuberosa	花朵類

●性格　易於轉換、自動自發、外向、有主見

⇨用以激發下列的正面特質

驅策力、熱忱、鼓舞、敏鋭、自發、主動、表達自我、坦白

⇨用以平衡下列的負面特質

壓力、易怒、情緒衝突、過度敏感、善妒、尖酸刻薄、憤忿、疑惑、失去目標、敵意、虛假、憎惡、自私造作

晚香玉的性格側寫

晚香玉大膽而充滿魔力，是個教人迷醉的良伴。他們喜歡八卦消息，但你可得小心別讓自己最陰暗深沈的秘密露了餡兒，以免淪為他們勒索的對象。晚香玉的蜚短流長傾向也會受其冒險性格強化，因為這種人為了追求刺激，可以赴湯蹈火，在所不惜。他還有一種執迷不休的本性，不管是痛失戀人，還是一早來不及在樹下靜坐吟唱，都能讓晚香玉耿耿於懷，反覆叨念。如此執念深重，因而使他們常陷於水深火熱之中。

晚香玉善於用計引人上鉤，進而滿足一己所求。外表對他們極為重要，所以他們總是穿著入時，儀表端莊。女性的晚香玉如果未施脂粉，或是鼻樑上沒架著墨鏡，絕不會開門放貓出去透氣。這類人生活上的優先順序，永遠以整妝打扮排第一，因為如此方能讓別人聚焦到他們身上，然後他們才能抓權——不論是攸關兩性、金錢，還是政治。晚香玉是拜權力主義者，而且會攀龍附鳳以求得財富名聲。至於對象的年齡則完全不納入考量，因為老傢伙有老傢伙的權勢，小伙子有小伙子的本事，各有巧妙。晚香玉稍年長以後，尤愛更換年輕伴侶，彷彿他／她們是甜味嚼盡便可吐掉的口香糖。

男性的晚香玉可能比一般女性還講究服飾，如果沒錢買設計師為他量身訂作的西服，寧可借穿朋友的名牌。他是天生的調情聖手，不分男女都是他施展魅力的對象。這種人墜入愛河時，往往也會演出錯綜複雜的情節或身處進退維谷的困境。一般他不和同輩交往，除非讓他覺得棋逢敵手。他較常挑選比自己年長的對象，著眼點在現成的權勢與財富——他愛這兩樣東西勝過一切。不論在商場或情場，晚香玉都是為達目的不擇手段的。

這類人自己享受如臨深淵的快感，也喜歡把別人推向剃刀邊緣。他會把樹上的眼鏡蛇誘到近處，告訴你這蛇根本不咬人，等到你差點走進牠的攻擊圈，他才「突然」想起眼鏡蛇確實會咬人。没有一種人比晚香玉更愛隱晦的異象，或是神秘的事件。人性的黑暗面雖然可能嚇退這種花朵類人格，但同樣也會引燃他們近乎不健康的興趣。

雪莉是個典型的晚香玉。早婚，嫁給一個英俊的好好先生，他是兩個女兒心目中的好爸爸。但讓雪莉無法忍受的是，他毫無野心。所以當雪莉進入一家大型製造商做秘書，又發現老闆仍然未婚時，她便下定決心要抓牢這個機會。靠著與生俱來的魅力，加上發揮到極致的女性伎倆，她在三個月之內便成了老闆的情人。這當然不是整個計畫的終點。不久，雪莉就和兩個女兒就住進了老闆的豪華宅邸，離婚手續也順利進行中。現在她穿的是設計師名牌，戴的是專人打造的珠寶，閒暇時光就泡在健康農場與網球俱樂部裡。

頭幾年，雪莉對愛人仍是一貫地笑語嫣然，殷勤周到。她的孩子已轉入私立學校，假期都在西班牙的鄉間別墅渡過，雪莉自己更是沈醉在新扮的角色地位中。但嚐遍了甜頭之後，一切都顯得乏味。雪莉，只有更縱情揮霍，舉辦一次又一次的豪門夜宴，天天進出高級俱樂部等場所，一擲千金換來的是逢迎拍馬的封號：「慷慨夫人」。但雪莉一直不曾愛上她的金主，對他反而漸生嫌惡之情，為了「報復」，她花錢蓄養了一票年輕男伴。這種模式持續了好幾年，在此期間，她也染上藥癮。

當然，雪莉的金主終歸還是察覺了這一切，而索性另結新歡。雪莉這也才開始看清，他們兩人之間既無子女，又無名分，她並非於不敗之地。但她卻依然故我，直到有一日被逮個正著，結果立刻讓人掃地出門。雖然如此，這個男人卻仍然照管她的孩子，她們也樂於維持現狀。雪莉想利用這一點博取同情，可是大老闆並不買帳，她最後落得居無定所，失業破產，但仍然穿戴得珠光寶氣。

處於最佳狀態的晚香玉溫暖而誘人，令你舒適欲眠。他們生活中的最大挑戰是，學習付出真誠的愛，忘卻虛榮浮華，欣賞別人的美德而非財富。他們也需要學會愛惜自己，但必須是毫無矯飾的自己。如果能做到這一點，晚香玉特有的魅力與熱力將可照亮整個天空！

岩蘭草	拉丁學名	類　別
(Vetiver)	Vetiveria zizanoides	根部類

●性格　堅定立場、有號召力、智慧

⇨用以激發下列的正面特質

安定、自我成長、人格統一、身心協調、明理、強而有力、清高、庇蔭、自尊、腳踏實地

⇨用以平衡下列的負面特質

恐懼、憂慮、執迷、工作過量、焦躁不安、心智疲憊、受傷害、思緒紊亂、憤怒、情感透支、心理疲憊、失去自我價值、失去目標、情感脆弱、上癮、閉塞、幻想、情感阻滯、神經質、不穩定、分不清方向

◆岩蘭草的性格側寫

岩蘭草通常都是堅強而睿智的。這種人頭腦清楚且極為務實，時時意識到自己身處於一個真實的世界中，他們的身心也能完全統合在一起。岩蘭草精油來自這種植物的根部，所以充滿了泥土的芬芳與能量。岩蘭草型的人物頗具草根性，聽到黃色笑話的反應是當場大笑、毫不扭怩，幾乎不知難為情是何物。岩蘭草從不壓抑自己的性慾，把做愛看成是活力與能量的來源。他們也相當勇於嘗試，看似耽溺肉慾，其實別有一番深

沈神秘的追求。

雖然一般認為岩蘭草的氣味較偏男性，這類人無分男女都兼具兩性的氣質，而且混合得恰到好處。在他們身上，你找不到什麼虛無飄緲的夢幻色彩，這種人活在當下，百分之百的眼見為憑。岩蘭草平常給人的感覺似乎挺寬容明智，易於吸引朋友前來求教，只是當你聽到他們直言無諱的建議時可別承受不了。

雖然實際，岩蘭草卻又對生活中一些奧秘幽微的事件抱持高度的興趣，尤其像是巫醫修練之旅，或是地心探險者流。他們還可能獨具慧眼，能夠預知未來。岩蘭草很關切綠色議題，例如拯救熱帶雨林等等，也極可能看破紅塵。雖然不是天生的驛馬，卻會為了理想而奔走天涯。不過年輕時雖願結社集黨地巡行各方，年歲漸長的岩蘭草卻更渴望尋根安定下來。這類人本質上並不愛居無定所，若是不傾聽下鄉的內心呼喚，他們可以在任何地方落腳。但是對他們最具吸引力的地方，仍是偏遠的村莊，或是所謂的第三世界國家，因為泥土與自然畢竟是這種人的故鄉。

岩蘭草往往會縱情聲色，喜歡用身體去認識世界，不過他們也常流露出哲學氣質與學術傾向，有些還會從事教職。即使如此，岩蘭草可不像一般蛋頭學者那樣只活在自己的腦袋裡。對岩蘭草而言，與其做個雲上人，實在不如把時間留給異性，或是比較世俗的活動。而傳統的學院派因此格外需要岩蘭草來幫助他們「重返地球」，以平衡頭重腳輕的生活方式。

「這是一種深藏不露的精油，能直指人心最幽微的谷底，它也能喚醒你潛在的生命力與能量。岩蘭草的氣味帶著標準的泥土氣息，剛聞時則會跑出香料的味道，讓

人感覺溫暖舒適，像在陽光普照的日子裡，曬得通體舒泰一般。這個氣味總是緊緊纏繞著你，賦予一種有所歸屬和穩當的感受。這種油的性質具有重生和成熟的魅力，最適合那些萍漂無著的游離分子使用。」

～強・庫斯米瑞克，芳香療法師、草藥醫師、植物療法講師

依　蘭	拉丁學名	類　別
（Ylang Ylang）	Canaga odorata	花朵類

●性格　使人沈醉於幸福中、具美感、激勵、統一

⇨用以激發下列的正面特質

自信、溫暖、醒悟、提振、平靜、愉快、熱忱、冥想、美感、得到安撫

⇨用以平衡下列的負面特質

沮喪、焦慮、緊張、壓力、挫敗、易怒、罪惡感、憎惡、嫉妒、自私、不耐煩、不理性、僵化、頑固、害羞

依蘭的性格側寫

依蘭的性格極為女性化。她天性熱情，但又帶有自然生成的平靜氣質，經此緩衝之後，許多依蘭的熱情甚至完全不為人所察覺。依蘭就是那種「致命的吸引力」，是風流種子、情婦以及愛人。他們能享受感官之美，甚至縱情聲色。你在這羣人當中可找不到猶抱琵琶半遮面的紫羅蘭！

不論男女，沒有一個依蘭是喜歡獨處的，他們的花朵只在觀衆面前綻放，他們需要掌聲來烘托成功，失敗了尤其需要安慰。依蘭通常都是令人著迷而且賞心悅目的伴侶，對他們的朋

友而言，依蘭極具戲劇性的刺激生活，簡直就是最棒的娛樂節目。不過，這個類型的人卻鮮少投入演藝界，他們寧願做名人的朋友或戀人，尤其喜歡有權有勢的對象。權勢對這類人具有催情的作用，而依蘭也確實適合經營這種關係，因為他們與生俱來的平衡特質，可以幫助那些位高權重的傢伙紓解壓力。

要掌控真正的依蘭是很困難的一件事，因為他們經常住在自己的象牙塔裡，逕自封王稱后，總覺得高高在上，彷彿一切都在他們的掌控之下。但是對大部分的依蘭來說，這些夢想就像財富一般遙不可及。於是有些女性的依蘭，便把目標設在年長的有錢人身上，這種人的權位高於她同年的小伙子，可以讓她實現她的自我期許，而且能充分欣賞她的「天賦異稟」。她會被裝飾成他的戰利品，直到她倦了、煩了、離開為止。畢竟，這並不是依蘭真正想要的生活。

這些熱情的人們為愛而活。男性會在愛情攻防戰中得到刺激的快感，女性則獨鍾情難以到手的對象，喜歡秘密約會的感覺。依蘭具有熊熊烈火般的本質，甜得教人酥軟，甚至願意為愛犧牲一切，他們真的願意！只是，他們解開情網與墜入情網一樣容易。

你可以在一些與「美」有關的工作裡找到依蘭，像是美容、美髮、服飾業等。你也能在一些與「愛」有關的地方發現他們，例如，婚紗禮服的設計師。他們還可能出現在任何挑戰體能的行業中，諸如賽車等等。

依蘭需要不斷地尋找刺激，企盼化腐朽為神奇，他們狂喊尖叫，完全清楚該如何宣洩，以及給自己找出口。「膽大包天」的大多是依蘭，為了「曾經擁有」的經驗，願意去嘗試任何事物。不過這類人也會缺乏安全感，通常表現在對自己的外表不滿，以及強烈的缺錢意識上。男性的依蘭不能忍受沒錢的日子，對金錢的需索甚至會使他迷失自我。他喜歡跑車、華服、有情調的場所，以及漂亮的女人。一個負面的依蘭卻可能邋里邋遢，根本不管什麼造型，也不管這樣會給別人什麼觀感。這種不在乎的狀態若是繼續延伸，他會連工作都提不起勁，最後成了沮喪、低落，了無生趣的藏鏡人。另一些依蘭則會感到挫敗，變得緊張易怒，渾然不覺生活與愛的美好。如果他們有伴侶，這種狀態將引發無窮的困擾，因為依蘭會不斷編織幻想，認定誰也不會喜歡他們。處於負面影響下的依蘭不管有沒有伴侶，都會顯得善妒與忿忿不平，而極需重新平衡過來。

人們都說：「愛可以征服一切」，至少，這句話對依蘭是千真萬確的。愛能夠為他們擦亮清晨並驅散烏雲，使生命的合同得以續約。如果是在理想的狀態下，依蘭能將他們性格中的兩個極端平衡得恰到好處。他們其實也有慈眉善目的一面，而且極有意思，令人心曠神怡，可以做好朋友，永遠不會讓你乏味。

表14.1　精油的性格檢索

羅　勒	拉丁學名	類　別
(Basil)	Ocimum basilicum	藥草類／葉片類

●性格　振奮、清醒、澄清、刺激

⇨用以激發下列的正面特質

積極、有目標、專心、有主見、果斷、坦白、信任、正直、熱情、透澈、快活、堅強

⇨用以平衡下列的負面特質

優柔寡斷、精神疲勞、精神透支、消極、漫無方向、恐懼、身心俱疲、錯亂、心智疲勞、冷漠、悲痛、怨恨、上癮、矛盾、恐懼親密、羞恥、懷疑、憂鬱、憂傷

佛手柑	拉丁學名	類　別
(Bergamot)	Citrus bergamia	果實類

●性格　喜樂、清新、振奮、激勵

⇨用以激發下列的正面特質

專心、信心、平衡、堅強、喜悅、驅策力、快活、和諧、徹底

⇨用以平衡下列的負面特質

沮喪、焦慮、無助、冷漠、悲痛、身心俱疲、空虛、意志消沈、筋疲力竭、悲傷、絕望、憂傷、寂寞、緊張、壓力、情緒失調

黑胡椒	拉丁學名	類　別
(Black pepper)	Piper nigrum	果實類／香料類

●性格　安心、安慰、指引、耐力

⇨用以激發下列的正面特質

慰藉、精力充沛、耐力、驅策力、有彈性

⇨用以平衡下列的負面特質

情感阻塞、錯亂、強烈衝動、分不清方向、疲勞、嫉恨、優柔寡斷、不理智、憤怒、挫折、冰冷無情、冷漠、精神透支

豆　蔻	拉丁學名	類　別
(Cardamom)	Elettaria cardamomum	果實類／香料類

●性格　澄清、刺激、鼓勵、熱忱

⇨用以激發下列的正面特質

透澈、專心、有目標、驅策力、坦白、熱忱、信心、勇氣、進取、堅忍不拔

⇨用以平衡下列的負面特質

心理壓力、冷漠、錯亂、無彈性、不可理喻、無法容忍、好批評、身心俱疲、懷疑、緩慢遲鈍（無朝氣）、自憐、困惑、僵硬

康乃馨	拉丁學名	類　別
(Carnation)	Dianthus caryophyllus	花朵類

●性格　神祕、沈靜、有創意、尚自由

⇨用以激發下列的正面特質

自我價值、溝通、創意、獨立、溫柔、包容、滋潤、緩和、開放、解脫（釋放）

⇨用以平衡下列的負面特質

冷落、漠視、孤癖、憤世嫉俗、分不清方向、懷疑、心靈寂寞、孤獨、情感孤立、自我批判

雪　松	拉丁學名	類　別
(Cedarwood)	Cedrus atlantica	木質類

●性格　務實、強化、高貴、權威

⇨用以激發下列的正面特質

精神集中、專心、堅強、信心、平衡、穩定、慰藉、堅持、堅忍不拔、高貴的心靈

⇨用以平衡下列的負面特質

意念不集中、欠缺考慮、食古不化、焦慮、執迷、精神緊張、不理性、情感敏感、易怒、憂鬱、擔心、恐懼、神經質、自私

德國洋甘菊	拉丁學名	類　別
(Chamomile German)	Matricaria chamomilla	藥草類／花朵類

●性格　強壯、平靜、舒坦、鎮定

⇨用以激發下列的正面特質

善溝通、放鬆身心、體貼、有條不紊、緩和、感同身受、耐心、冷靜

⇨用以平衡下列的負面特質

緊張、憤怒、神經焦躁、挫折、情緒不穩、焦躁、脾氣暴躁、過度敏感、憎惡、漠不關心、沈重的情感包袱

羅馬洋甘菊	拉丁學名	類　別
(Chamomile Roman)	Anthemis nobilis	藥草類／花朵類

●性格　平靜、緩和、追求精神生活、和諧

⇨用以激發下列的正面特質

沈穩、冷靜、溫和、放鬆、寧靜、心靈澄淨、情緒穩定、內心平靜、善解人意、合作助人

⇨用以平衡下列的負面特質

緊張、焦躁、脾氣暴躁、憤怒、抑鬱、歇斯底里、恐懼、焦慮、筋疲力竭、擔心、精神壓力、悲傷、情緒失調、傷心欲絕、脾氣乖戾、愁眉苦臉、不滿、沒耐心、脾氣易失控、過度敏感、憂鬱寡歡、心靈孤癖

肉　桂	拉丁學名	類　別
(Cinnamon)	Cinnamomum zeylanicum	葉片類／香料類

●性格　溫暖、公平、世俗

⇨用以激發下列的正面特質

鼓舞、振奮、屹立不搖、宅心仁厚、堅強、務實、有活力、重實際、直接坦率

⇨用以平衡下列的負面特質

不穩定、嚴厲、惡意、陰鬱、懷恨、冷酷、恐懼、神經衰

竭、膚淺、內向、没精神（虛弱）

快樂鼠尾草	拉丁學名	類　別
(Clary sage)	Slavia sclarea	藥草類／花朵類

●性格　歡樂、和諧、溫暖、復甦

⇨用以激發下列的正面特質

鎮定、緩和、信心、站穩立場、再生、啟發、平靜、復甦活力、振奮、平衡、堅強、放鬆、恢復平衡

⇨用以平衡下列的負面特質

神經緊張、壓力、多變、擔心、焦慮、幽閉恐怖症、被迫、抑鬱、噩夢、敵意、好動、懶散、執迷、驚慌、精神緊張、恐懼、神經質、憂鬱、身心俱疲、困惑、情感脆弱、心不在焉、多愁善感、罪惡

芫　荽	拉丁學名	類　別
(Coriander)	Coriandrum sativul	種子類／香料類

●性格　活潑、有勁、鼓舞、振奮

⇨用以激發下列的正面特質

富創造力、想像力、記憶力佳、信心、驅策力、樂觀、真摯、情感自然流露、熱忱

⇨用以平衡下列的負面特質

情感倦怠、疲憊、焦躁、神經緊張、神經脆弱、懷疑、恐懼失敗、易受傷害、慍怒、晦暗、不合羣

絲 柏	拉丁學名	類 別
(Cypress)	Cupressus sempervirens	葉片類/木質類

●性格 保護、正直、智慧、率直

⇨用以激發下列的正面特質

堅強、慰藉、坦率、有主見、能掌控、善解人意、平衡、高敏感度、心胸寬大、知足、沈穩、信心、內心的平靜、智慧、純潔的心靈、穩定、有耐心、信任、上進、有條理、意志力強、坦誠直接

⇨用以平衡下列的負面特質

悲傷、難過、被駕馭、受壓力、嫌惡自我、持偏見、嫉妒、懶散、意志力薄弱、恐懼、膽小、情緒紛亂、失調、孤癖、絕望、挫折、無法說服自已、情感倦怠、情緒不穩、傷感、迷失、懊悔、心不在焉、無法專注精神、失控的熱情

澳洲藍膠尤加利	拉丁學名	類 別
(Eucalyptus)	Eucalyptus globulas	葉片類/木質類

●性格 精力充沛、刺激活力、平衡、保護(庇蔭)

⇨用以激發下列的正面特質

情感平衡、專心、思考有邏輯、理性、預知

⇨用以平衡下列的負面特質

筋疲力竭、情緒沸騰、情緒搖擺不定、不專心、思緒糾結雜亂、脾氣暴躁、感情用事(不理智)、衝動易怒、好爭辯

檸檬尤加利	拉丁學名	類 別
(Lemon Eucalyptus)	Eucalyptus citriodora	葉片類／木質類

●性格　充滿朝氣、和諧、振奮、慰藉

⇨用以激發下列的正面特質

專心、熱忱、振奮、有活力、善解人意、富創意、再生、樂觀、鼓舞、感同身受、自由、情感自然流露、身心健全、信賴別人

⇨用以平衡下列的負面特質

動作遲緩、情感危機、空虛、錯亂、焦躁不安、慌慌張張、恐懼、意志消沈、寂寞、無法釋懷

茴　香	拉丁學名	類 別
(Sweet fennel)	Foeniculum vulgare dulce	種子類

●性格　澄淨、意志堅決、啟發

⇨用以激發下列的正面特質

有活力、有衝勁、堅忍不拔、澄淨、毅力、勇氣、可靠、有信心、有主見

⇨用以平衡下列的負面特質

心智阻塞、情感阻滯、乏味沈悶、無法調適、恐懼失敗、敵意、負擔過重、缺乏創造力

乳 香	拉丁學名	類 別
(Frankincense)	Boswellia carteri	樹脂類

●性格 提升、著重精神、沈思、富智慧

⇨用以激發下列的正面特質

舒適、治癒、情緒平穩、開明、保護、內省、勇氣、決心、堅忍不拔、領受、富靈感

⇨用以平衡下列的負面特質

恐懼、悲傷、滯障、過從甚密、身心俱疲、耗弱、無誠意、慌亂、焦慮、斷絕關係、壓抑、抗拒、自毀、掛心、絕望

天竺葵	拉丁學名	類 別
(Geranium)	Pelargonium graveolens	花朵類/藥草類

●性格 和諧、慰藉、紓解、緩和

⇨用以激發下列的正面特質

安慰、有彈性、提升、再生、幽默感、友善、平衡、安心、紓解、庇蔭、照顧、穩定、平靜

⇨用以平衡下列的負面特質

焦慮、抑鬱、激烈的恐懼、極端的情緒、心靈受創、虐待、錯亂、僵硬、不穩定、擔心、情緒多變、缺乏自尊、缺乏安全感、過度敏感、緊張、焦慮、受傷、危機、掛心、侵略性、不理性、不滿、心痛

薑	拉丁學名	類　別
(Ginger)	Zingiberaceae officinale	根部類／香料類

●性格　溫暖、堅強、鼓舞

⇨用以激發下列的正面特質

信心、溫暖、堅毅、同理心、勇氣

⇨用以平衡下列的負面特質

性焦慮、缺乏方向、漫無目標、散漫、無法專心、冷漠、筋疲力竭、困惑、疲憊、寂寞、哀傷、認命

葡萄柚	拉丁學名	類　別
(Grapefruit)	Citrus paradisi	果實類

●性格　熱力四散、快活、歡樂、釋懷奔放、振奮

⇨用以激發下列的正面特質

快活、積極、自信、澄淨、平衡、警覺、和諧（調合）、啟發、慷慨、振奮、情感單純、自動自發、合作合羣

⇨用以平衡下列的負面特質

抑鬱、意志消沈、傷心、悲傷、冷漠、精神壓力、精神衰竭、情感暴力、自我懷疑、自我批判、挫折、憤慨

永久花	拉丁學名	類　別
(Helichrysum)	Helichrysum angustifolium, Hitalicum, H orientale	花朵類

●性格　溫和、和諧、溫暖、沈思、呵護

⇨用以激發下列的正面特質

平靜、接受改變、緩和、夢想、有活力、有耐心、理想主義、善解人意、毅力、意志力強、領受、自覺、健康的心靈

⇨用以平衡下列的負面特質

虐待、緊張、壓力、情感危機、抑鬱、懶散、精神透支、情感透支、倦怠、情感阻塞、分不清方向、工作過量、寂寞、過度敏感、悲傷、上癮、消極的心靈

風信子	拉丁學名	類 別
(Hyacinth)	Hyacinthus orientalis	花朵類

●性格 溫和、信任、緩和、啟迪

⇨用以激發下列的正面特質

鎮定、原諒、高尚的自尊、毅力、平衡、信任、信實、勇氣

⇨用以平衡下列的負面特質

不穩定、緊張焦慮、壓抑、冷漠、頹喪、哀傷、相思病(為愛苦惱)、悲傷、難過、無能、後悔、意志消沈、掛心、不諒解、幼稚(不諳世事)

茉 莉	拉丁學名	類 別
(Jasmine)	Jasminum officinale, J. grandiflorum, J. Sam	花朵類

●性格 歡樂、好客、刺激感官、直覺、緩和

⇨用以激發下列的正面特質

提升、信心、興趣、有主見、放鬆、樂觀、開朗、敏銳、和諧、自覺、啟發、愉快

⇨用以平衡下列的負面特質

抑鬱、焦慮、消極、緊張、漠不關心、壓抑、痛苦、嫉妒、缺乏自尊、罪惡、情感虐待、情感暴力、冷感

杜　松	拉丁學名	類　別
(Juniper)	Juniperus communis	果實類／木質類

●性格　清潔、純淨、聖潔、夢幻

⇨用以激發下列的正面特質

自我價值、精神支柱、平靜、內省、提升、壯碩、有活力、潔淨、沈思、信念堅定、真摯、啟發、智慧、謙遜

⇨用以平衡下列的負面特質

神經衰竭、情感透支、罪惡、缺乏自我價值感、不滿足、焦慮、受虐、無生氣、衰弱、空虛、衝突（矛盾）、防禦、反覆無常

薰衣草	拉丁學名	類　別
(Lavender)	Lavendula officinalis, L. angustifolia	花朵類／藥草類

●性格　和諧、鎮定、紓解、慰藉、同情、擁抱

⇨用以激發下列的正面特質

安全感、溫和、有同情心、平衡、和解、有活力、澄淨、安慰、領受、內心的寧靜、放鬆、自覺、情感調合、滋長心靈、沈思、恢復青春、心像化

⇨用以平衡下列的負面特質

焦慮、焦躁、緊張、壓力、精神疲憊、驚慌、歇斯底里、

驚嚇、憂心、恐懼、噩夢、缺乏安全感、心靈迷失方向、慌張不安、情緒多變、分心、上癮、執迷、創傷、衝突（矛盾）、情感暴力、焦躁激動、抑鬱、心理影響生理所生的疾病、神經緊張、擔心、過度興奮、身心俱疲

檸　檬	拉丁學名	類　別
(Lemon)	Citrus limomum, C. medica	果實類

●性格　純淨、刺激、引導、多才多藝

⇨用以激發下列的正面特質

歡樂、情感清明、率直、自覺、平靜、專心、活潑、有意識、有力量、思緒清明、記憶力佳、情緒活躍

⇨用以平衡下列的負面特質

怨恨、沮喪、痛苦、易怒、冷漠、懶散、缺乏幽默感、優柔寡斷、態度惡劣、不信任、心理窒礙、心理疲憊、思緒紛亂、不理性、恐懼

菩提花	拉丁學名	類　別
(Linden blossom)	Tilia vulgaris	花朵類

●性格　安慰、寧靜、安全感、耐心

⇨用以激發下列的正面特質

放鬆、平靜、紓解、自信、安心、平衡、穩定

⇨用以平衡下列的負面特質

神經緊張、焦慮、情感脆弱、歇斯底里、過度興奮、缺乏安全感、情緒阻塞、嫉妒、占有欲、憤怒、壓力、焦躁、

情緒不穩、罪惡、過度敏感、優柔寡斷、失戀

桔	拉丁學名	類 別
(Mandarin)	Citrus reticulata, C. nobilis	果實類

●性格 溫和、平靜、活力充沛、同情心

⇨用以激發下列的正面特質

平靜、提升、清新、啟發、紓解、精神快活、正直、鎮定

⇨用以平衡下列的負面特質

焦慮、抑鬱、悲傷、心靈受傷、虐待、意志消沈、空虛、沈湎往事、過度興奮、情感創傷、孤寂

馬鬱蘭	拉丁學名	類 別
(Marjoram, Sweet)	Origanum marjorana	藥草類

●性格 慰藉、紓解、溫暖、強化

⇨用以激發下列的正面特質

冷靜、平衡、坦率、正直、勇氣、信心、專心、毅力、復甦、真摯

⇨用以平衡下列的負面特質

焦慮、歇斯底里、敵意、退縮、心理壓力、脾氣暴躁、憤怒、焦躁、過度活潑、意志力薄弱

香蜂草	拉丁學名	類　別
(Melissa)	Melissa officinalis	藥草類／葉片類

●性格　冷靜、敏感、支持、鼓勵

⇨用以激發下列的正面特質

精力旺盛、有活力、快樂、溫和、心靈成長、放鬆身心、平靜、積極、上進、歡樂

⇨用以平衡下列的負面特質

神經緊繃、焦慮、焦躁、過度興奮、慌張不安、憂鬱、悲傷、難過、情緒危機、抑鬱、心理疲憊、懶散、消極

水　仙	拉丁學名	類　別
(Narcissus)	Narcissus poeticus	花朵類

●性格　催眠、賦予權威、聰明伶俐

⇨用以激發下列的正面特質

啟發、有創意、沈靜、沈思、內省、求知慾、信實

⇨用以平衡下列的負面特質

歇斯底里、神經緊張、焦躁、緊張、悲傷、上癮、退縮、寂寞、幻想、渴望、絕望、執迷、創傷、情感受傷、悲慘、苦悶、情感麻痺

橙　花	拉丁學名	類　別
(Neroli)	Citrus aurantium, C. brigaradia; C. vnlgavis	花朵類

●性格　崇尚精神、純潔、可愛、平靜

⇨用以激發下列的正面特質

輕巧、驅除悲傷、追求精神生活、人際關係良好、歡樂、善解人意、冷靜、穩定、再生、平靜

⇨用以平衡下列的負面特質

焦慮、緊張、壓力、驚嚇、情感危機、悲傷、渴望、驚慌、心靈受虐待、抑鬱、絕望、恐懼

甜　橙	拉丁學名	類　別
(Orange)	Citrus sinensis, C. aurantium	果實類

●性格　溫暖、快樂、意志堅決、精力充沛

⇨用以激發下列的正面特質

愉悅、振奮、明朗、平衡、輕快、活力、堅強、有創造性、積極、自信、富同情心、勇氣十足

⇨用以平衡下列的負面特質

沮喪、絕望、傷心、放棄、退縮、忸怩害羞、焦慮、激烈的情緒、苛待他人或自身、操心、自私、執迷成癮、身心俱疲

野洋甘菊	拉丁學名	類　別
(Ormenis flower)	Ormenis multicaulis	藥草類／花朵類

●性格　從容不迫、有條不紊、細心、神秘

⇨用以激發下列的正面特質

冷靜、感同身受、有勇氣、踏實、放鬆身心、細心、看得開(能捨得)、專注、沈思、慰藉、紓解

⇨用以平衡下列的負面特質

焦慮、緊張、心思過繁、衝動、優柔寡斷、困惑、脾氣暴躁、情感約束、情感阻塞、受虐、恐懼

廣藿香	拉丁學名	類　別
(Patchouli)	Pogostemon cablin	葉片類

●性格　站穩立場、紓解、確定、處變不驚、沈著

⇨用以激發下列的正面特質

活力充沛、復甦、理性、明理、機敏、振奮、堅持

⇨用以平衡下列的負面特質

沮喪、焦慮、優柔寡斷、懶散、動作遲緩、自我中心、緊張、壓力、情緒搖擺不定、易怒

薄　荷	拉丁學名	類　別
(Peppermint)	Mentha piperita	藥草類

●性格　澄淨、清醒、鼓舞、有洞悉力。

⇨用以激發下列的正面特質

再生、輕鬆愉快、自我肯定、專心、精力充沛、有朝氣

⇨用以平衡下列的負面特質

心理疲憊、驚嚇、無助、工作過量、行動遲緩、懶散、無精打采、冷漠

苦橙葉	拉丁學名	類　別
(Petitgrain)	Citrus aurantium, C. brigaradier	藥草類／花朵類

●性格　重現活力、平衡、復原、澄清

⇨用以激發下列的正面特質

和諧、振奮、愉悅、放鬆、具洞察力、有力量、自信、穩定、樂觀、能表現自我

⇨用以平衡下列的負面特質

不和諧、混淆、困難、沮喪、心靈疲憊、神經耗弱、失眠、哀傷、失望、拘謹、背叛、憤怒、不理性、內向、悲觀

松　樹	拉丁學名	類　別
(Pine)	Pinus sylvestris	木質類／葉片類

●性格　接納、善解人意、有耐心、自我諒解

⇨用以激發下列的正面特質

謙遜、單純、確信、緩和、諒解、寬恕、毅力、分享、細心、信賴、率直、接受關愛、不屈不撓、信心、快活、有生氣

⇨用以平衡下列的負面特質

後悔、罪惡、自責、不滿、自我挑剔、擔心、過度使命感、無法面對事實、喪失自我價值、筋疲力竭、受虐狂、羞愧、感到被拒絕、沒有同情心、悲慘、力不從心

迷迭香	拉丁學名	類　別
(Rosemary)	Rosemarinus officinalis	藥草類

●性格　有活力、強化、復甦、號召（集中）

⇨用以激發下列的正面特質

精力充沛、振奮、信心、富創造力、澄淨、有條理、專心、穩定、堅固、真摯、純潔、自覺

⇨用以平衡下列的負面特質

喪失記憶、學習困難、懶散、分不清方向、疲憊、優柔寡斷、神經衰竭、負擔過重、工作過量、緊張、壓力、情感透支、行動遲緩

千葉玫瑰	拉丁學名	類　別
(Rose Maroc)	Rosa centifolia	花朵類

●性格　熱情洋溢、和諧、安慰、放心

⇨用以激發下列的正面特質

自動自發、精力充沛、有活力、信心、熱情、合作、自由、充實、寬恕、感情豐富

⇨用以平衡下列的負面特質

罪惡、痛苦、恐懼失去、恐懼愛情、恐懼性愛、嫉妒、放棄（認命）、被動、欺瞞、缺乏野心／抱負、自毀、報復

大馬士革玫瑰	拉丁學名	類　別
(Rose otto)	Rosa damascena	花朵類

●性格　關愛、和諧、安慰、快樂、歡愉、溫和

⇨用以激發下列的正面特質

安慰、滿意、奉獻、自動自發、內省、活潑、歡樂、心靈的釋放、接納、寬容、貫徹、智慧、崇尚精神、耐心、關愛、性的歡愉

⇨用以平衡下列的負面特質

沮喪、悲傷、痛苦、憤怒、空虛、恐懼愛情、恐懼不被愛、心碎、罪惡、害羞、嫉妒、易怒、情感危機、放棄（認命）、壓抑（不善表達）、絕望、受虐、情緒激烈、心靈受傷

檀　香	拉丁學名	類　別
(Sandalwood)	Santalum album	木質類

●性格　啟發、沈思、平衡、互通

⇨用以激發下列的正面特質

溫暖、安慰、敏銳、平靜、信賴、和諧、和平、智慧、性慾、情感流露、高尚的自尊、開放、有洞察力、融會貫通

⇨用以平衡下列的負面特質

焦慮、神經緊張、占有慾、操縱他人、不寬容、執迷、寂寞、憤世嫉俗、缺乏安全感、噩夢反覆出現、自私、哀傷、不自在、匆促行事、性急、侵略性、焦躁、沈湎於往事

沈香醇百里香	拉丁學名	類　別
(Thyme Linalol)	Thymus vulgaris, sp linalol	藥草類／葉片類

●性格　活力充沛、協助

⇨用以激發下列的正面特質

強化、平衡、耐性、勇氣十足、支持、果斷、警覺、專注、溫暖

⇨用以平衡下列的負面特質

缺乏目標、心智或體能衰竭、虛弱、反應過度、神經脆弱、阻滯

晚香玉	拉丁學名	類　別
(Tuberose)	Polianthes tuberosa	花朵類

●性格　易於轉換、自動自發、外向、有主見

⇨用以激發下列的正面特質

驅策力、熱忱、鼓舞、敏銳、自發、主動、表達自我、坦白

⇨用以平衡下列的負面特質

壓力、易怒、情緒衝突、過度敏感、善妒、尖酸刻薄、憤忿、疑惑、失去目標、敵意、虛假、憎惡、自私造作

岩蘭草	拉丁學名	類　別
(Vetiver)	Vetiveria zizanoides	根部類

●性格　堅定立場、有號召力、智慧

⇨用以激發下列的正面特質

安定、自我成長、人格統一、身心協調、明理、強而有力、清高、庇蔭、自尊、腳踏實地

⇨用以平衡下列的負面特質

恐懼、憂慮、執迷、工作過量、焦躁不安、心智疲憊、受傷害、思緒紊亂、憤怒、情感透支、心理疲憊、失去自我價值、失去目標、情感脆弱、上癮、閉塞、幻想、情感阻滯、神經質、不穩定、分不清方向

依 蘭	拉丁學名	類 別
(Ylang Ylang)	Canaga odorata	花朵類

●性格　使人沈醉於幸福中、具美感、激勵、統一

⇨用以激發下列的正面特質

自信、溫暖、醒悟、提振、平靜、愉快、熱忱、冥想、美感、得到安撫

⇨用以平衡下列的負面特質

沮喪、焦慮、緊張、壓力、挫敗、易怒、罪惡感、憎惡、嫉妒、自私、不耐煩、不理性、僵化、頑固、害羞

表14.2 作用於心理、心情和情緒的精油檢索

※下面僅列出本書介紹過的精油，當然，每一種問題所適用的精油絕不僅止於被列出來的這些。下列劃橫線列出的精油來自傳統的芳香療法，其他精油則是較近代時期才被採用的。

能捨得，看得開(Ablility to Let Go)
野洋甘菊、芫荽、檸檬、薄荷、松樹、晚香玉。

接受（一般性）(General Acceptance)
乳香、葡萄柚、薰衣草、松樹、大馬士革玫瑰、永久花。

接受愛情、關愛(Acceptance of Love)
松樹、大馬士革玫瑰、羅馬洋甘菊、香蜂草。

自我接受(Self Acceptance)
薄荷、絲柏、永久花、苦橙葉。

接受改變(Acceptance of Change)
葡萄柚、永久花、天竺葵、檸檬。

警覺(Alertness)
葡萄柚、薰衣草、百里香、羅勒、佛手柑、黑胡椒、豆蔻、肉桂、芫荽、檸檬尤加利、葡萄柚、杜松、萊姆、薄荷、苦橙葉、松樹、迷迭香、沈香醇百里香。

有主見(Assertion)
茉莉、茴香、羅勒、雪松、絲柏、茴香、乳香、薑、廣藿香、

依蘭、黑胡椒、茉莉、野洋甘菊、佛手柑、芫荽、康乃馨、晚香玉、玉桂子、萊姆、豆蔻、岩玫瑰、山雞椒。

協助(Assisting)

沈香醇百里香、薰衣草、馬鬱蘭、茉莉、天竺葵。

使人安心(Assuring)

天竺葵、馬鬱蘭、廣藿香、松樹、薑、乳香、雪松。

聰明伶俐(Astuteness)

廣藿香、茴香、迷迭香、芫荽、檸檬尤加利。

殷勤(Attentive)

野洋甘菊、檸檬、絲柏、丁香、山雞椒。

調合(Attuned)

葡萄柚、乳香、檀香、橙花、羅馬洋甘菊、杜松。

醒悟(Awakened)

依蘭、茉莉、杜松、黑胡椒。

清醒(Awakening)

羅勒、薄荷、杜松、乳香、苦橙葉、迷迭香、芫荽、橙花、康乃馨。

自覺(Self Awareness)

葡萄柚、檸檬、茉莉、薰衣草、迷迭香、永久花。

精神上的認知(Spiritual Awareness)

羅馬洋甘菊、橙花、乳香、杜松、大馬士革玫瑰。

平衡(Balanced)

佛手柑、雪松、快樂鼠尾草、絲柏、桔、天竺葵、安息香、安息香、菩提花、馬鬱蘭、橙、葡萄柚、百里香。

情感平衡(Emotionally Balanced)

薰衣草、檸檬、大馬士革玫瑰、雪松、豆蔻、橙、桔。

協調(Balancing)

苦橙葉、檀香、杜松、薰衣草、風信子、橙花。

仁慈,善心(Benevolence)

肉桂、安息香、岩蘭草、廣藿香、菩提花、薰衣草。

增強,提神(Boosting)

葡萄柚、橙、香蜂草、佛手柑、香桃木、玉桂子。

緩衝(Buffering)

永久花、松樹、安息香、岩蘭草、廣藿香、檀香。

一般性冷靜(General Calming)

風信子、薰衣草、香蜂草。

冷靜(Calmness)

德國洋甘菊、羅馬洋甘菊、快樂鼠尾草、永久花、檸檬、菩提花、桔、馬鬱蘭、橙花、野洋甘菊、依蘭。

精神上的平靜(Spiritual Calmness)

岩蘭草、安息香、橙花、羅馬洋甘菊、大馬士革玫瑰、穗甘松、乳香。

關懷(Caring)

永久花、薰衣草、大馬士革玫瑰、羅馬洋甘菊、檀香。

集中，號召(Centering)

迷迭香、晚香玉、岩蘭草、安息香、沒藥、薑。

有彈性，適應力(Changeability)

黑胡椒、肉桂、丁香、風信子、月桂、佛手柑、天竺葵。

經歷改變(Going Through Changes)

絲柏、雪松、尤加利、迷迭香、檸檬。

快活(Cheerful)

香蜂草、葡萄柚、橙、桔。

澄清(Clarifying)

羅勒、豆蔻、薄荷、迷迭香、澳洲藍膠尤加利、苦橙葉。

澄淨(Clarity)

羅勒、豆蔻、茴香、葡萄柚、薰衣草、檸檬、迷迭香。

思緒清晰(Clarity of Thought)

檸檬、迷迭香、羅勒、玉桂子、丁香、苦橙葉。

清淨(Cleansing)

杜松、絲柏、松樹、雪松、乳香、橙花、檸檬。

清除(Clearing)
茴香、杜松、松樹、絲柏。

安慰(Comforting)
黑胡椒、雪松、羅馬洋甘菊、絲柏、檸檬尤加利、乳香、天竺葵、馬鬱蘭、千葉玫瑰、大馬士革玫瑰、薰衣草、檀香、安息香、香蜂草。

溝通(Communication)
康乃馨、天竺葵、德國洋甘菊、葡萄柚、薄荷、月桂、菩提花、檸檬。

同情心(Compassionate)
羅馬洋甘菊、薰衣草、大馬士革玫瑰、橙花、肉豆蔻、松樹、絲柏、香蜂草。

徹底(Completeness)
佛手柑、橙花、大馬士革玫瑰、岩玫瑰、羅馬洋甘菊。

沈著(Composed)
野洋甘菊、乳香、薰衣草、千葉玫瑰、茉莉、雪松、尤加利。

專心(Concentration)
羅勒、佛手柑、豆蔻、薄荷、迷迭香、雪松、檸檬尤加利、檸檬、沈香醇百里香。
①用腦專心——檸檬、羅勒、檸檬香茅、山雞椒、豆蔻、佛手柑、橙、雪松、迷迭香、尤加利、薄荷、乳香。
②心靈專心——乳香、橙花、羅馬洋甘菊、大馬士革玫瑰、水

仙、風信子。

信心(Confidence)

佛手柑、豆蔻、雪松、快樂鼠尾草、芫荽、絲柏、茴香、薑、茉莉、依蘭、菩提花、馬鬱蘭、橙、松樹、苦橙葉、千葉玫瑰、迷迭香、晚香玉。

困惑，錯亂(Confusion)

薑、迷迭香、安息香、肉桂、丁香、馬鬱蘭、薰衣草。

連接，互通(Connecting)

大馬士革玫瑰、橙花、苦橙葉、茴香、芫荽、茉莉、檀香。

慰藉，安撫(Consoling)

野洋甘菊、羅馬洋甘菊、絲柏、菩提花、安息香、香蜂草、千葉玫瑰、天竺葵。

滿足快樂(Contentment)

絲柏、大馬士革玫瑰、薰衣草、橙花、佛手柑、橙、檀香、廣藿香、依蘭、羅馬洋甘菊、丁香。

有知覺(Conscious)

檸檬、迷迭香、佛手柑、羅勒、薰衣草。

保持控制，克制(Being in Control)

絲柏、雪松、松樹、岩蘭草、薑、丁香。

信念堅定(Conviction)

杜松、岩蘭草、乳香、沈香醇百里香、雪松。

冷靜(Cooling)

德國洋甘菊、檸檬尤加利、澳洲藍膠尤加利、薄荷。

合作(Cooperation)

羅馬洋甘菊、葡萄柚、千葉玫瑰、茉莉、依蘭。

勇氣(Courage)

豆蔻、乳香、薑、風信子、馬鬱蘭、雪松、安息香、茴香、橙、野洋甘菊、百里香。

創造力(Creativity)

康乃馨、芫荽、檸檬尤加利、佛手柑、岩玫瑰、檸檬、水仙、橙、迷迭香、乳香、天竺葵、橙花、千葉玫瑰、茉莉、月桂、丁香、金合歡、山雞椒、檀香、絲柏、杜松。

緩衝，緩和傷害(Cushioning)

康乃馨、天竺葵、安息香、大馬士革玫瑰、薰衣草、羅馬洋甘菊。

果斷(Decisiveness)

羅勒、百里香、雪松、岩蘭草、廣藿香、薄荷。

奉獻(Devotion)

大馬士革玫瑰、羅馬洋甘菊、橙花。

高貴(Dignified)

雪松、絲柏、乳香、岩蘭草。

率直(Directness)
松樹、絲柏、雪松、丁香、玉桂子、肉桂、絲柏、馬鬱蘭。

方向(Direction)
豆蔻、絲柏、檸檬、松樹。

有方向，目標(Directional)
黑胡椒、檸檬、薑、杜松。

發現(Discovery)
水仙、葡萄柚、黑胡椒、月桂。

夢想(Dreams)
永久花、水仙、金合歡、雪松。

執著(Earthed)
野洋甘菊、岩蘭草、薑。

提升(Elevating)
乳香、杜松、大馬士革玫瑰、橙花、菩提花、天竺葵、快樂鼠尾草、穗甘松。

擁抱(Embracing)
薰衣草、安息香、天竺葵、香蜂草。

情感清晰(Emotional Clarity)
檸檬、苦橙葉、葡萄柚、香蜂草、黑胡椒。

情緒活躍(Emotionally Invigorated)

檸檬、葡萄柚、迷迭香、檸檬尤加利。

情感純淨（Emotionally Purified）

葡萄柚、乳香、橙花、永久花、香蜂草。

心情清爽（Emotionally Refreshed）

薄荷、永久花、檸檬、葡萄柚。

情緒穩定（Emotionally Stable）

羅馬洋甘菊、乳香、岩蘭草、檀香。

同情心（Empathetic）

野洋甘菊、羅馬洋甘菊、薰衣草、香蜂草。

同情心（Empathy）

德國洋甘菊、檸檬尤加利、薑、野洋甘菊。

有權威（Empowering）

水仙、百里香、茉莉、雪松、乳香。

包容（Encompassing）

康乃馨、安息香、風信子、千葉玫瑰。

鼓舞（Encouraging）

佛手柑、豆蔻、芫荽、薑、肉桂、丁香、檸檬尤加利、晚香玉、茉莉。

耐力（Endurance）

黑胡椒、薑、百里香、肉豆蔻、迷迭香、松樹。

使精力充沛(Energizing)

橙、迷迭香、沈香醇百里香、羅勒、薄荷、杜松、松樹、肉桂、澳洲藍膠尤加利、葡萄柚、永久花。

有體力(Energy)

永久花、迷迭香、橙、薄荷。

啟發(Enlightening)

茴香、乳香、風信子、杜松、橙花、羅馬洋甘菊、大馬士革玫瑰、岩玫瑰、西洋蓍草、穗甘松、檀香。

使有活力(Enlivening)

芫荽、迷迭香、薄荷、檸檬尤加利、茴香、苦橙葉、山雞椒、香蜂草。

熱忱(Enthusiasm)

豆蔻、康乃馨、橙、茉莉、檸檬、葡萄柚、晚香玉、月桂、依蘭、羅勒、芫荽、檸檬尤加利、天竺葵、香蜂草、玉桂子。

復原，生理平衡(Equilibrium)

快樂鼠尾草、風信子、雪松、岩蘭草、山雞椒、廣藿香、檀香。

幸福感(Euphoria)

快樂鼠尾草、茉莉、大馬士革玫瑰、千葉玫瑰、晚香玉、水仙、依蘭。

有朝氣(Exhilaration)

松樹、絲柏、杜松、桔、芫荽。

胸襟寬闊(Expansive)

晚香玉、安息香、快樂鼠尾草、肉豆蔻、穗甘松、天竺葵、薰衣草。

表達情感(Expressiveness)

芫荽、檸檬尤加利、苦橙葉、橙花、豆蔻、玉桂子、檀香、晚香玉、茉莉、岩玫瑰、千葉玫瑰。

外向(Extroverted)

晚香玉、茉莉、千葉玫瑰、康乃馨、肉桂、丁香、月桂。

公平(Fairminded)

肉桂、雪松、岩玫瑰、絲柏、松樹、岩蘭草、薰衣草、馬鬱蘭。

信實(Faith)

風信子、乳香、穗甘松、杜松、羅勒、芫荽、羅馬洋甘菊、橙花、菩提花。

有適應力(Flexibility)

天竺葵、薰衣草、快樂鼠尾草、檸檬、香桃木、黑胡椒、依蘭。

精神專注(Focus)

雪松、馬鬱蘭、沈香醇百里香、檸檬、茴香、佛手柑、羅勒、絲柏、杜松、檸檬香茅、山雞椒、薑、肉桂、丁香、依蘭、菩提花、肉豆蔻、迷迭香。

強而有力(Forceful)

茴香、薄荷、肉桂、丁香、快樂鼠尾草。

寬恕(Forgiving)

風信子、松樹、千葉玫瑰、大馬士革玫瑰、橙花、羅馬洋甘菊。

堅忍不拔(Fortitude)

豆蔻、雪松、茴香、乳香、薑、迷迭香、百里香。

懷抱希望(Fostering)

香蜂草、羅馬洋甘菊、安息香、菩提花、豆蔻。

坦率(Frankness)

晚香玉、茉莉、依蘭、雪松、絲柏、黑胡椒。

自由(Freedom)

檸檬尤加利、千葉玫瑰、大馬士革玫瑰、橙花、苦橙葉、檀香、岩玫瑰。

友善(Friendliness)

天竺葵、桔、橙、薰衣草、馬鬱蘭、丁香、肉桂、佛手柑。

實踐，發揮能力(Fulfilled)

千葉玫瑰、茉莉、快樂鼠尾草、天竺葵、薰衣草、羅馬洋甘菊、野洋甘菊、安息香、依蘭。

慷慨(Generosity)

葡萄柚、安息香、肉豆蔻、肉桂、檀香、香蜂草、安息香、天竺葵。

高風亮節(Generosity of Spirit)

絲柏、乳香、薰衣草、天竺葵、羅馬洋甘菊、苦橙葉、芫荽、大馬士革玫瑰、橙花、康乃馨。

溫和有禮(Gentle)

安息香、桔、香蜂草、大馬士革玫瑰、風信子。

高雅親切(Gentleness)

羅馬洋甘菊、永久花、桔、香蜂草。

站穩立場(Grounded)

快樂鼠尾草、廣藿香、岩蘭草、穗甘松、薑。

站穩立場(Grounding)

雪松、岩蘭草、黑胡椒、薑。

成長(Growth)

岩蘭草、芫荽、茴香、豆蔻、橙、金合歡。

受指引(Guided)

橙花、羅馬洋甘菊、乳香、杜松。

快樂(Happiness)

大馬士革玫瑰、橙、茉莉、芫荽、薑、丁香、肉桂、安息香、康乃馨、玉桂子、天竺葵、香蜂草。

和諧化(Harmonizing)
羅馬洋甘菊、快樂鼠尾草、薰衣草、檸檬尤加利、天竺葵、永久花、千葉玫瑰、大馬士革玫瑰。

和諧(Harmony)
佛手柑、茉莉、檀香、苦橙葉、天竺葵、野洋甘菊。

治病(Healers)
※所有的精油皆具療效，下列精油有醫療特性。
德國洋甘菊、羅馬洋甘菊、薰衣草、天竺葵、乳香。

受尊敬(Honorable)
岩蘭草、穗甘松、薰衣草、雪松、絲柏、没藥、乳香。

謙遜(Humility)
杜松、松樹、羅馬洋甘菊、德國洋甘菊、野洋甘菊、香蜂草、橙花。

幽默感(Humor)
天竺葵、橙。

催眠(Hypnotic)
水仙、康乃馨、晚香玉。

理想主義(Idealism)
永久花、月桂、苦橙葉、芫荽、羅馬洋甘菊、橙花。

想像力(Imagination)
芫荽、薑、橙、永久花、玉桂子、茉莉、康乃馨。

清廉(Incorruptibility)

絲柏、雪松、岩蘭草、薰衣草、乳香、檸檬、月桂。

獨立自主(Independence)

康乃馨、晚香玉、天竺葵、快樂鼠尾草、檸檬、葡萄柚、薄荷。

健康的心靈(Positive Inner Child)

永久花、香蜂草、桔、薰衣草、羅馬洋甘菊。

心靈的自由(Inner Freedom)

大馬士革玫瑰、永久花、橙花。

心靈的平靜(Inner Peace)

羅馬洋甘菊、絲柏、薰衣草、大馬士革玫瑰。

心靈的力量(Inner Strength)

永久花、天竺葵、羅馬洋甘菊、香蜂草。

心靈的視野(Inner Vision)

杜松、大馬士革玫瑰、苦橙葉、菩提花、羅馬洋甘菊、檀香、鼠尾草。

心靈的幻想(Inner Visionary)

風信子、乳香、杜松、檀香、羅勒、絲柏、鼠尾草。

心靈的活力(Inner Vitality)

千葉玫瑰、檸檬、松樹、杜松、山雞椒。

洞悉力(Insightfulness)
檀香、杜松、快樂鼠尾草、鼠尾草、松樹、薰衣草。

啟發(Inspiration)
乳香、橙花、大馬士革玫瑰、佛手柑、檸檬、安息香、風信子、康乃馨、茉莉、月桂。

激發靈感(Inspiring)
快樂鼠尾草、葡萄柚、茉莉、桔、水仙。

正直(Integrity)
羅勒、桔、馬鬱蘭、岩蘭草、薰衣草、雪松。

內省(Introspection)
乳香、羅馬洋甘菊、橙花、大馬士革玫瑰、松樹、肉豆蔻。

直覺(Intuitiveness)
茉莉、橙花、岩玫瑰。

使振奮，有活力(Invigorating)
百里香、薄荷、迷迭香、澳洲藍膠尤加利、苦橙葉、松樹、雪松、絲柏、肉桂、廣藿香、檸檬尤加利。

喜悅(Joy)
佛手柑、檸檬、橙花、橙、大馬士革玫瑰、檀香、乳香、苦橙葉、依蘭、羅馬洋甘菊、菩提花、金合歡、葡萄柚、茉莉、永久花、玉桂子。

釋放(Liberating)

康乃馨、佛手柑、晚香玉、葡萄柚、天竺葵、薰衣草。

驅除悲傷(Lifting of Sorrow)

橙花、羅馬洋甘菊、絲柏。

無憂無慮(Light Hearted)

橙、葡萄柚、苦橙葉。

心情輕快(Lightness)

橙花、苦橙葉、檸檬、菩提花、薰衣草。

活潑(Liveliness)

檸檬、葡萄柚、迷迭香、薄荷、澳洲藍膠尤加利。

愛(Love)

大馬士革玫瑰、千葉玫瑰、茉莉、羅馬洋甘菊、香蜂草。

關愛(Loving)

大馬士革玫瑰、橙花、茉莉。

清晰(Lucidity)

廣藿香、黑胡椒、豆蔻、山雞椒、芫荽、檸檬、迷迭香。

沈思(Meditative)

乳香、永久花、杜松、薰衣草、水仙、野洋甘菊、檀香、依蘭、穗甘松。

記憶佳(Good Memory)

芫荽、檸檬、迷迭香、檸檬尤加利、薄荷。

催眠(Mesmerizing)

水仙、晚香玉、千葉玫瑰、茉莉、快樂鼠尾草、岩玫瑰。

細心留神(Mindful)

野洋甘菊、松樹、絲柏、薰衣草、西洋蓍草。

身心互通(Mind－body Connection)

岩蘭草、安息香、薰衣草、天竺葵、永久花。

充滿母愛(Mothering)

天竺葵、薰衣草、馬鬱蘭。

受激勵(Motivated)

茴香、千葉玫瑰、大馬士革玫瑰。

驅策(Motivating)

芫荽、薰衣草、丁香、迷迭香、葡萄柚、檸檬、松樹、絲柏、月桂、佛手柑、黑胡椒、豆蔻、晚香玉。

神秘(Mystic)

野洋甘菊、沒藥、白松香、乳香、岩蘭草、穗甘松。

高貴的心靈(Nobility of Spirit)

※所有的精油皆有此作用，下列的精油是特別精挑細選的。

雪松、橙花、羅馬洋甘菊、羅勒、乳香。

滋養情感(Nurturing)

康乃馨、薰衣草、天竺葵、桔、野洋甘菊。

開放(Openness)

康乃馨、苦橙葉、依蘭、茴香、金合歡、茉莉、檀香、玫瑰草、永久花。

樂觀(Optimism)

芫荽、檸檬尤加利、茉莉、苦橙葉。

有組織(Organized)

德國洋甘菊、雪松、薄荷、澳洲藍膠尤加利、檸檬。

原創力(Originality)

康乃馨、晚香玉、風信子、山雞椒、黑胡椒、丁香。

熱情(Passionate)

千葉玫瑰、茉莉、依蘭、晚香玉、玉桂子、丁香、月桂。

耐心(Patience)

德國洋甘菊、絲柏、松樹、永久花、菩提花、大馬士革玫瑰。

平靜(Peace)

※每個人可隨自己的偏好選用能夠帶來平靜的精油，下列僅供參考。

杜松、羅馬洋甘菊、橙花、乳香、大馬士革玫瑰、香蜂草、歐白芷、穗甘松、西洋蓍草、茉莉、康乃馨。

平靜(Peaceful)

德國洋甘菊、羅馬洋甘菊、桔、香蜂草、檀香、橙花。

具有洞察力(Penetrating)

薄荷、百里香、白松香。

表現(Performance)

月桂、佛手柑、岩玫瑰、檸檬尤加利、乳香、檸檬、薰衣草、葡萄柚、永久花、千葉玫瑰、茉莉、天竺葵、野洋甘菊、絲柏、晚香玉。

堅持(Persistence)

雪松、廣藿香、岩蘭草。

毅力(Perseverance)

茴香、永久花、風信子、馬鬱蘭、松樹。

積極(Positivity)

※所有用於芳香療法的精油都有正面的作用。

羅勒、月桂、檸檬、雪松、葡萄柚、松樹、岩蘭草、廣藿香、杜松、香蜂草、没藥、絲柏、豆蔻、橙、苦橙葉、天竺葵、乳香、迷迭香、牛膝草、玉桂子。

強而有力(Powerful)

雪松、絲柏、百里香、檀香、廣藿香、肉桂。

務實(Practicality)

肉桂、松樹、檸檬、百里香、黑胡椒、薄荷、迷迭香、薰衣草。

睿智，深謀遠慮(Profoundness)

茉莉、水仙、穗甘松、乳香、杜松、羅馬洋甘菊。

進步(Progressiveness)
香蜂草、岩玫瑰、永久花。

受保護，有安全感(Protected)
岩蘭草、沒藥、穗甘松、西洋蓍草、德國洋甘菊、羅馬洋甘菊、乳香、大馬士革玫瑰、檀香。

保護(Protective)
絲柏、乳香、雪松、羅馬洋甘菊、天竺葵、薰衣草、大馬士革玫瑰、檀香。

純淨(Purifying)
杜松、檸檬、松樹、鼠尾草、薰衣草、絲柏、迷迭香。

純淨的心靈(Purity of Heart)
絲柏、橙花、大馬士革玫瑰、羅馬洋甘菊、香蜂草、永久花。

貫徹目標(Purpose)
豆蔻、肉桂、岩蘭草、廣藿香、雪松、絲柏、黑胡椒、野洋甘菊、康乃馨、茉莉。

意志堅決(Purposefulness)
羅勒、雪松、薄荷、澳洲藍膠尤加利、月桂、玉桂子。

熱情洋溢(Radiating)
康乃馨、葡萄柚、晚香玉、茉莉、依蘭、千葉玫瑰、大馬士革玫瑰。

重實際(Realistic)

肉桂、薰衣草、薄荷、黑胡椒、馬鬱蘭，松樹。

理性，講理(Reasonable)

廣藿香、薰衣草、薄荷、檸檬、百里香、快樂鼠尾草。

使放心(Reassuring)

千葉玫瑰、安息香、羅馬洋甘菊、月桂、永久花、檀香。

和解(Reconciled)

薰衣草、天竺葵、佛手柑、檀香、快樂鼠尾草、永久花。

清爽(Refreshing)

桔、檸檬、佛手柑、薰衣草、萊姆、杜松、檸檬尤加利。

再生(Regenerating)

快樂鼠尾草、天竺葵、橙花、橙、檸檬尤加利、香蜂草、薰衣草、大馬士革玫瑰、薰衣草、薄荷。

放鬆(Relaxed)

德國洋甘菊、羅馬洋甘菊、快樂鼠尾草、茉莉、薰衣草、菩提花、香蜂草、野洋甘菊、苦橙葉。

釋放(Releasing)

康乃馨、玫瑰草、風信子、千葉玫瑰、菩提花、薰衣草。

可靠(Reliable)

茴香、岩蘭草、雪松、乳香、沒藥、松樹。

決心(Resolution)

乳香、沒藥、薰衣草、岩玫瑰。

平息，安定(Restfullness)

薰衣草、天竺葵、千葉玫瑰、快樂鼠尾草、菩提花、橙花、馬鬱蘭、苦橙葉、檀香、金合歡。

復原(Restorative)

迷迭香、澳洲藍膠尤加利、薄荷、松樹、肉桂、豆蔻、快樂鼠尾草、苦橙葉、薰衣草、絲柏、佛手柑。

恢復(Restored)

馬鬱蘭、廣藿香、薑、松樹、薰衣草。

恢復元氣(Revitalizing)

桔、苦橙葉、橙、葡萄柚、香蜂草、迷迭香、快樂鼠尾草、香蜂草、薰衣草、橙花、檸檬。

復甦，重振精神(Reviving)

大馬士革玫瑰、檸檬尤加利、薰衣草、迷迭香、香峰草、菩提花、千葉玫瑰、佛手柑、天竺葵、桔、玫瑰草。

神聖(Sacredness)

杜松、橙花、羅馬洋甘菊、檀香、羅勒、乳香。

聰明伶俐(Sagacious)

水仙、乳香。

隱秘感（Secretiveness）

康乃馨、月桂、風信子、大馬士革玫瑰、薰衣草。

世俗的（Secular）

羅馬洋甘菊、肉桂。

安心的（Secure）

天竺葵、薰衣草、安息香、菩提花、羅馬洋甘菊。

安全感（Security）

黑胡椒、乳香、雪松、肉桂、丁香、快樂鼠尾草。

安全感（Security）

菩提花、天竺葵、安息香、檀香。

自覺（Self－awareness）

快樂鼠尾草、依蘭、絲柏、天竺葵、松樹、檀香、月桂、野洋甘菊、茉莉、丁香、玉桂子、桔，芫荽、歐白芷、鼠尾草、岩玫瑰、香桃木、迷迭香。

自尊（Self－esteem）

風信子、檀香、岩蘭草、依蘭、千葉玫瑰、茉莉、康乃馨、佛手柑、天竺葵、野洋甘菊、雪松、晚香玉。

自我諒解（Self－forgiveness）

松樹、羅馬洋甘菊、乳香、天竺葵、檸檬。

自我形象（Self－image）

橙、薰衣草、香蜂草、橙花、羅馬洋甘菊、依蘭、千葉玫瑰、茉莉、檀香、絲柏、杜松、雪松、松樹、黑胡椒、乳香、桔、肉豆蔻、香桃木、月桂。

自我價值(Self－worth)
康乃馨、杜松、大馬士革玫瑰、桔、橙、廣藿香、月桂。

靈敏(Sensitivity)
絲柏、茉莉、風信子、大馬士革玫瑰、橙花、菩提花、馬鬱蘭、檀香、晚香玉、康乃馨、香蜂草。

性慾(Sensuality)
茉利、大馬士革玫瑰、千葉玫瑰、檀香、依蘭、晚香玉。

性感(Sensuous)
晚香玉、依蘭。

寧靜(Serene)
羅馬洋甘菊、檀香。

寧靜(Serenity)
羅馬洋甘菊、菩提花。

分享(Sharing)
松樹、薰衣草、野洋甘菊、風信子。

庇蔭(Shielding)
天竺葵、薰衣草、馬鬱蘭、佛手柑、雪松、安息香。

單純(Simplicity)

松樹、羅馬洋甘菊、德國洋甘菊、野洋甘菊。

眞摯(Sincere)

馬鬱蘭、迷迭香、絲柏、檀香。

眞摯(Sincerity)

芫荽、杜松、羅馬洋甘菊、快樂鼠尾草。

輕柔(Softly)

絲柏、羅馬洋甘菊、桔、大馬士革玫瑰、香蜂草。

輕柔(Softness)

羅馬洋甘菊、桔、大馬士革玫瑰、香蜂草。

緩和(Soothed)

快樂鼠尾草、天竺葵、菩提花、桔、依蘭、安息香。

緩和，減輕痛苦(Soothing)

德國洋甘菊、羅馬洋甘菊、風信子、茉莉、馬鬱蘭、野洋甘菊、廣藿香。

身心健康(Soundness)

檸檬尤加利、苦橙葉、黑胡椒、金合歡。

自發性(Spontaneous)

葡萄柚、晚香玉、檸檬、芫荽、橙、橙花、羅馬洋甘菊。

穩定(Stability)

羅馬洋甘菊、天竺葵、菩提花、橙花、迷迭香、雪松、絲柏、菩橙葉。

精力旺盛(Stamina)
黑胡椒、肉桂。

堅定不移(Steadfast)
肉桂、岩蘭草、廣藿香。

堅定(Steadiness)
天竺葵、薰衣草、松樹、茴香、雪松。

沈穩(Stillness)
康乃馨、羅馬洋甘菊、絲柏、水仙。

刺激,激發(Stimulating)
羅勒、豆蔻、檸檬尤加利、檸檬、廣藿香、薄荷、依蘭、迷迭香。

直接,坦率(Straightforwardness)
黑胡椒、薄荷、乳香、雪松、羅勒、豆蔻、絲柏。

有力量(Strength)
羅勒、佛手柑、雪松、肉桂、快樂鼠尾草、絲柏、杜松、檸檬、香蜂草、苦橙葉、岩蘭草。

強化(Strengthening)
雪松、薑、馬鬱蘭、迷迭香。

強壯,堅強(Strong)

德國洋甘菊、橙。

有組織的(Structured)
絲柏、菩提花、迷迭香。

支持(Supportive)
香蜂草、百里香。

憐憫(Sympathetic)
桔、橙、薰衣草、天竺葵。

不屈不撓(Tenacity)
松樹。

溫柔(Tenderness)
康乃馨、大馬士革玫瑰、桔、安息香。

容忍(Tolerant)
百里香、薄荷、乳香、快樂鼠尾草、薰衣草、馬鬱蘭。

鎮靜(Tranquil)
天竺葵、桔、快樂鼠尾草、羅馬洋甘菊。

轉變(Transformation)
晚香玉、康乃馨、廣藿香、檀香。

信用(Trust)
羅勒、風信子、絲柏、薰衣草。

信任(Trusting)

風信子、松樹、檀香、檸檬尤加利、絲柏。

真誠(Truthful)

水仙、乳香。

善解人意(Understanding)

德國洋甘菊、羅馬洋甘菊、絲柏、檸檬尤加利、永久花、橙花、松樹。

從容不迫(Unhurried)

野洋甘菊、馬鬱蘭、岩蘭草。

統合(Unifying)

依蘭、康乃馨。

團結(Unity)

檀香。

提升(Uplifted)

快樂鼠尾草、葡萄柚、茉莉、杜松、桔、橙、苦橙葉、依蘭。

提升(Upliftment)

檸檬尤加利、迷迭香、羅勒、佛手柑。

處變不驚(Unruffled)

廣藿香。

多才多藝(Versatile)

檸檬、<u>薰衣草</u>。

充滿活力(Vibrancy)

<u>薄荷</u>。

有朝氣(Vigorous)

<u>迷迭香</u>。

幻想(Visionary)

<u>杜松</u>。

視覺想像(Relaxing visualization)

薰衣草、橙花、大馬士革玫瑰、羅馬洋甘菊、快樂鼠尾草。

視覺想像(Stimulating visualization)

迷迭香、薑、黑胡椒、百里香。

生命力(Vitality)

檸檬尤加利、杜松、<u>薄荷</u>。

暖化(Warming)

肉桂、快樂鼠尾草、薑、永久花、馬鬱蘭、橙、百里香。

溫暖(Warmth)

薑、依蘭、檀香。

好客(Welcoming)

茉莉。

意志力(Willpower)
絲柏。

智慧(Wisdom)
乳香、杜松、大馬士革玫瑰、岩蘭草、絲柏。

聰明(Wise)
絲柏、檀香。

附錄I

作者Valerie Ann Worwood十分歡迎來自讀者的迴響，只可惜她無法一一回覆所有的來信，若您有什麼意見，請寫信到下列的地址：

P. O. BOX 210
Romford
Essex RM7 7DW
United Kingdom

關於精油性格分類的研習課程，在英國、加拿大、美國及紐西蘭皆有舉辦。欲索取相關訊息，請附回郵信封，寄至：

英國：P. O. BOX 210, Romford, Essex RM7 7DW

加拿大：Anahata Centre, P. O. BOX 149, 185－9040 Blundell Road, Richmond, British Columbia, V6Y IK3, TEL: (604)473－6097

美國：Global Essence, P. O. BOX 33282, San Diego, California 92136－3282, TEL: (888)－WORWOOD

紐西蘭：P. O. BOX 8083, New Plymouth, New Zealand, TEL: 06758 5859 FAX：06758 1566

附錄Ⅱ

●安全資料

並非所有天然植物及其相關產品都是有益進度的。例如莨菪(deadly nightshade)就是有毒的植物，而刺蕁麻則會咬人。下列的精油不論在什麼情況下，都不該使用：

苦杏、波耳多葉(boldo)、菖蒲(calamus)、辣根(horseradish)、毛果芸香葉(jaborandi)、艾草(mugwort)、芥菜、普列薄荷(pennyroyal)、芸香(rue)、洋擦木(sassafras)、雙子柏(savin)、苦艾(southernwood)、艾菊(tansy)、側柏(thuja)、冬青(wintergreen)、山道年(wormseed)、洋艾(wormwood)、黃樟。

精油是高度濃縮的植物菁華，除非在醫師的指示下，絕不可口服。

過敏性皮膚或對芳香物質會產生過敏反應的人，在使用精油的前二十四小時應該做一次皮膚測試。

有些精油對陽光很敏感，因此不宜在即將接觸到陽光之前使用，以免被陽光破壞。在本書所出現的各種精油中，可能屬於這一類精油的，主要是柑橘類的精油，尤其是佛手柑及歐白芷。

孕婦使用精油時，在用量上至少須減一半，有些精油在整個懷孕期間或哺乳期間，應該避免使用，這些精油包括：

羅勒	肉桂	洋茴香
茴香	杜松	馬鬱蘭

薄荷
迷迭香
百里香
快樂鼠尾草
野馬鬱蘭
丁香
肉豆蔻
月桂
玉桂子
岩玫瑰
蛇麻草
鼠尾草
纈草
穗甘松
黑胡椒
龍艾
雪松

附錄Ⅲ

●精油的相關課程

Valerie Ann Worwood
PO Box 2256
Romford, Essex, RM7 7BU, England

●精油的相關產品

Earth Garden
2 Fairview Parade
Mawney Road
Romford, Essex, RM7 7HH, England

索　引

●情緒治療精油與配方（按中文筆畫序）

【五畫】

【六畫】

【七畫】

【八畫】

【九畫】

【十畫】

【十一畫】

【十二畫】

【十三畫】

【十四畫】

【十五畫】

【十六畫】

【十七畫】

【十八畫】

【十九畫】

【二十畫～二十五畫】

●九大類型精油性格敍述索引（按中文筆畫序）

●精油・原精的性格介紹（按中文筆畫序）

參考書目

Adams, R.B. and Victor, M. *Principles of Neurology*. New York: McGraw-Hill, 1991.

Aikman, Lonnelle. "Nature's Gifts to Medicine." *National Geographic*, September 1974.

Alexander, F.M. *The Use of Self.* New York: Dutton, 1932.

Anholt, R.R.H. "Primary Events in Olfactory Reception." *Trends in Biochemical Science*, 12, 1987, p. 58.

Anholt, R.R.H. "Odor Recognition and Olfactory Transduction." *Chem, Senses*, 16, 1991, p. 421.

Argyle, M. *The Psychology of Interpersonal Behavior.* London: London, 1967.

Atanassova-Shopova, S. and Roussinov, K. "Effects of Salvia Sclarea Essential Oil on the Central Nervous System." *Bulletin of the Institute of Physiology*, Bulgarian Academy of Sciences, 13, 1970, p. 89-95.

Badia, P. "Olfaction Sensitivity in Sleep: The Effects of Fragrance on the Quality of Sleep." *Perfumer and Flavorist,* 16, 1991, p. 33-34.

Badia, P. Wesensten N., Lammers W., Culpepper J. and Harsh J. "Responsiveness to Olfactory Stimuli Presented in Sleep." *Physiology & Behavior*, 48, 1990, p. 87-90.

Baerheim, Svendsen A. and Scheffer, J.J.C. (eds). *Essential Oils and Aromatic Plants.* The Netherlands: Dr. W. Junk Publications, 1984.

Balz, R. *Les Huiles Essentielles: Et Comment Les Utiliser*. Crest: Balz publication, 1986.

Bardeau, F. *La Medicine Aromatique*. Paris: Robert Laffont, 1976.

Baron, R.A. "Environmentally-Induced Positive Effect: Its Impact on Self-efficacy, Task Performance, Negotiation, and Conflict." *Journal of Applied Social Psychology*, 20, 1990, p. 368-384.

Baron, R. and Byrne, D. *Social Psychology: Understanding Human Interaction*. Fifth Edition, Allyn and Bacon Inc., 1974.

Beck, A.T. *Cognitive Therapy and the Emotional Disorders*. New York: Penguin, 1991.

Benson, D.F. "Treatable Dementias" in Benson, D.F., Blumer, D. (eds), *Psychiatric Aspects of Neurologic Disease*. New York: Grune & Stratton, 11, 1992, p. 139.

Bernadet, M. *La Phyto-Aromatherapie Practique*. Paris: Editions Dangles, 1983.

Blakeslee, T. *The Right Brain: A New Understanding of the Unconscious Mind and Its Powers*. London: Macmillan.

Bromberg, J.J. *Fasting Girls*. Cambridge, MA: Harvard University Press, 1988.

Brown, G.W. and Harris, T. *Social Origins of Depression*. London: Tavistock Publications, 1979.

Buchbauer, G., Jirovetz, L., Jager, W., Dietrich, H. and Plack, C. "Aromatherapy: Evidence for Sedative Effects of the Essential Oil of Lavender after Inhalation." Zeitschrift fur Natuforschung. Section C. *Journal of Biosciences*. 46 Nov-Dec 1991, p. 11-12; p. 1067-72.

Buchbauer, G. "Biological Effects of Fragrance and Essential Oils," *Perfumer & Flavorist*. 18, 1993, p. 19-23.

Buchbauer, G., Jirovetz, I., and Jager, W. "Aromatherapy: Evidence for Sedative Effects of the Essential Oil of Lavender After Inhalation." Institute of Pharmaceutical Chemistry, University of Vienna, 1991.

Buchbauer, G., Jirovetz, L. and Jager, W. "Kurzmitteilungen: Passiflora and Lime Blossoms: Motility Effects after Inhalation of the Essential Oils and of Some of the Main Constituents in Animal Experiment," *Aech. Pharm. (Weinheim)*, 325, 1992, p. 247-248.

Budlong, Ware T. *Performing Plants*. New York: Simon & Schuster, 1969.

Burbank, L. *The Training of the Human Plant*. New York: Century Co, 1907.

Burbank, L. *How Plants Are Trained to Work for Man*. New York: P.F. Collier & Son, 1921.

Capeland, I. and Gurnsey, J. *Managing Stress*. London: Constable & Company, Ltd., 1987.

Chase, T. *When Rabbits Howl*. London: Pan Books, 1987.

Chopra, Deepak, M.D. *Perfect Health*. London: Bantam Books, 1990.

Cousins, N. *Anatomy of an Illness as Perceived by the Patient : Reflections on healing and regeneration*. London/New York: Bantam, 1981.

Dally, P. and Watkins, M.J. *Psychology and Psychiatry*. Stevenoaks: Hodders & Stoughton, 1986.

Dimoff, T. and Carper, S. *How to Tell if Your Kids Are on Drugs*. New York: Facts and File, Inc., 1992.

Dossetor, D.R., Couryer, S., and Nicol, A.R. "Massage for Very Severe Self-injurious Behavior in a Girl with Cornelia de Lange Syndrome," *Developmental Medicine & Child Neurology*. 33 (7), 1991, p. 636-40.

Doty, R., Reyes, P. and Gregor, T. "Presence of Both Odor Identification and Detection in Alzheimer's Disease." *Brain Res. Bulletin*, 18, 1987, p. 598.

Dowden, A.O. *The Secret Life of Flowers*. New York: Odyssey Press, 1964.

Drydon, W. *Rational-Emotive Counseling in Action*. London: Sage Publications, 1990.

Durafound, P. *The Best of Health: Thanks to Essential Oils*. Perigny: La Vie Clair, 1984.

Dywer, J. *The Body at War*. London: Unwin Hyman, 1988.

Ehrlichman, H. and Bastone, L. "Odor Experience as an Affective State: Effects of Odor Pleasantness on Cognition. *Perfumer & Flavorist*, 16, 1991, p. 11-12

Ehrlichman, H. and Bastone, L. "Olfaction and Emotion." In Serby, M.J. and Chobor, K. L.

(eds). *Science of Olfaction*. New York: Springer-Verlag, 1992, p. 410-417.

Ehrlichman, H. and Halpern, J.N. "Affect and Memory: Effects of Pleasant and Unpleasant Odors on Retrieval of Happy and Unhappy Memories." *Journal of Personality and Social Psychology*, 55, 1988, p. 769-779.

England, Marjorie A. and Wakely, Jennifer. *A Color Atlas of the Brain and Spinal Cord*. London: Wolfe Publishing, 1991.

Fakouri, C. and Joners, P. "Relaxation RX: Slow Stroke Back Rub." *Journal of Gerontological Nursing*, Feb. 13, 1987, 2, p. 32-5.

Field, T., *et al*. "Massage Reduces Anxiety in Child and Adolescent Psychiatric Patients." *Journal of American Academy Child Adolescent Psychiatry*, 31(1), 1992, p. 125-31.

Forward, S. *Toxic Parents*. London: Bantam Press, 1990.

Franchomme, P., and Penoel, Dr. D. *L'aromatherapie Exactement*. Limoges: Roger Jollois Editeur, 1990.

Fraser, J., and Kerr, J. R. "Psychophysiological Effects of Back Massage on Elderly Institutionalized Patients." *Journal of Advanced Nursing*, 18 (2), 1993, p. 238-45.

Fredrickson, R. *Repressed Memories*. New York: Fireside Publications, 1992.

Gardner, H. *The Shattered Mind*. London: Routledge and Kegan P., 1977.

Gattefosse, R.M. *Aromatherapy*. Saffron Waldon: C. W. Daniel, 1993.

Gatti, G. Cayola. "L'azione Delle Essenze Sul Sistema Nervosa." *Rivista Italiana Essenza e perfumi*, 5 (12), 1923.

Giannitrapani, D. "*The Electrophysiology of Intellectual Functions*." Basel: Karger, 1985.

Gilling, D. and Brightwell, R. *The Human Brain*. London: Orbis Publishing, Ltd., 1982.

Graham, H. *Time Energy and Psychology of Healing*. London: Jessica Kingly, 1990.

Grieve, M. *A Modern Herbal*. London: Jonathon Cape, 1979.

Grof, Stanislav, M.D. *The Holotropic Mind*. San Francisco: HarperSanFrancisco, 1990.

Grof, Stanislav, M.D. *The Adventure of Self-Discovery*. New York: State University Press, 1988.

Guenther, E. *The Essential Oils*. 4 vols, 1948-1952.

Guillemain, J., Rousseau, A. and Delaveau, P. "Neurodepressive Effects of the Essential Oils of Lavendula Angustifolia Mill." *Annales Pharmaceutiques Francaises*, 6, 1989, p. 337-43.

Hall, M. P. *The Mystical and Medical Philosophy of Paracelsus*. Los Angeles: Philosophical Research Society, 1969.

Harris, B. and Lewis, R. "Psychophysiological Effects of Odor, Part 1-2." *IJACM*, Jan - March, 1994.

Hassett, James and White, Kathleen M. *Psychology in Perspective*. New York: Harper and Row, 1989.

Hernandez-Peon, R., Lavin, A., Alcocer-Cuaro, C., and Marcelin, J.P. "Electrical Activity of the Olfactory Bulb During Wakefulness and Sleep." *EEG Clinical Neurophysiology*, 12, 1960, p. 41-58.

Hirsch, A.R. and Trannel, T.J. *Depression and Chemosensory Dysfunction*. Chicago: Smell & Taste Treatment and Research Foundation, Ltd.

Hirsch, A.R. "*Olfaction and Psychiatry*." 144th Annual Meeting, American Psychiatric

Association, New Orleans, LA, May 16, 1991.

Hirsch, A.R. "Nostalgia, the Odors of Childhood and Society." *The Psychiatric Times. Medicine and Behavior*, August, 1992, p. 29.

Hirsch, A.R. "Olfaction and Anxiety." *Clinical Psychiatry*, 16, 1993, p. 4.

Hirsch, A.R. and Gay, S.E. "Effect of Ambient Olfactory Stimuli on the Evaluation of a Common Consumer Product," *Chem. Senses*, 5, 1991, p. 535.

Hope, M. *The Psychology of Healing*. London: Element books, 1989.

Hopkins, S.J. *Principle Drugs*. London: Faber & Faber, 1988.

Jacobsen, C.F. "Electrical Measurements of Neuromuscular Styates During Mental Activities: Imagination Involving Skeletal muscle." *American Journal of Physiology*, 91, p. 597-608.

Jager, W., Buckbaur, Jirovetz L., and Fritzer, M. "Percutaneous Absorption of Lavender Oil from a Massage Oil." *J Soc Cosm*, 43, 1992, p. 49-54.

Jori, A. and Bianchetti, Prestini P.E. "Effects of Essential Oils on Drug Metabolism" *Biochemical Pharmacology*, 1969, p. 2081-2085.

Kaada, B. and Torsteinbo, O. "Increase of Plasma Beta-Endorphins in Connective Tissue." *General Pharmacology*, 20 (4), 1989, p. 487-9.

Keeny, B.P. *Aesthetics of Change*. London: Guilford Press, 1983.

Kirk-Smith, M.D., Van Toller, S. and Dodd, G.H. "Unconscious Odor Conditioning in Human Subjects." *Biological Psychology*, 17, 1983, p. 221-231.

Klemm, W.R., Lutes, S.D., Hendrix, D.V. and Warrenburg, S. "Topographical EEG Maps of Human Responses to Odors." *Chemical Senses*, 17 (3), 1992, p. 347-361.

Kline, N. and Rausch, J. "Olfactory Precipitants of Flashbacks in Post-Traumatic Stress Disorders: Case Reports." *Journal of Clinical Psychiatry*, 46, 1985, p. 383-384.

Knasko, S.C., Gilbert, A.N. and Sabini, J. "Emotional State, Physical Well-being, and Performance in the Presence of Feigned Ambient Odor." *Journal of Applied Social Psychology*, 20, 1990, p. 1345-1357.

Knasko, S.C, "Ambient Odor and Shopping Behavior." *A Chem*, S-XI, 1989.

Knasko, S.C. "Ambient Odor's Effect on Creativity, Mood and Perceived Health," *Chemical Senses*, 17 (1), 1992, p. 27-35.

Kobal, G. and Hummal, T. "Olfactory Evoked Potentials." In Getchell, T.V. *et al* (eds) *Smell and Taste in Health and Disease*. New York: Raven Press, p. 255-275.

Koob, G.F. "Neuropeptides and Memory" In Iversen, L.L., Iversen, S.D., Snyder, S.H. (eds). *Handbook of Psychopharmacology*, New York: Plenum Press, 1987, p. 532.

Kreig, M.B. *Green Medicine*. London: George Harrap, 1964, (New York: Rand McNally, 1964.)

Kuipeis, L. and Bebbington, P. *Living with Mental Illness*. London: Souvenir Press Ltd., 1987.

Landis, C. and Hunt, A.W. *The Startle Pattern*. New York: Farrar & Rinehart, 1939.

Landis, C., and Hunt, A.W. *Perceptual and Motor skills*." 19, 1964, p. 21-22.

Langland, R.M., and Panicucci, E. "Effects of Touch on Communication with Elderly Confused Patients." *Journal of Gerontology and Nursing*, 8 (3), 1982, p. 152-5.

Lautie, R. and Passebecq, A. *Aromatherapy*. Wellingborough: Thorsons Publishers, 1979.

Lavabre, M. *Aromatherapy Workbook*. Rochester: Healing Arts Press, 1990.
Lawrence, B. *Essential Oils*. 3 Vols, 1976-1987.
Lee, C. *Safety Guide on the Use of Essential Oils*. London: Nature by Nature, Ltd., 1993.
Lele, R. *Ayurveda and Modern Science*. Bombay: Brharatiya Vida Bhavan, 1986.
Lewis, D. *Fight Your Phobia and Win*. London: Sheldon Press, 1984.
Linskens, H.F. and Jackson, J.F. (eds). *Essential Oils and Waxes*. Vol. 2, New York: Springer Verlag, 1991.
Loehr, Rev. Franklin. *The Powers of Prayer on Plants*. New York: Signet books, 1969.
Long, T.S., Huffman, E., Demartino, A.B. and Demarco, J. "EEG and Behavioral Responses to Low-level Galaxolide Administration, *Association Chemoreception Science Annual Meeting*, Sarasota, FL, 1989.
Lorenzetti, B.B., Souza, G.E., Sarti, S.J., Santos Filho, D. and Ferreira, S.H. "Myrcene Mimics the Peripheral Analgesic Activity of Lemongrass tea." *Journal of Enthnopharmacology*, 34 (1), Aug. 1991, p. 43-8.
Lorig, T. S., Schwartch, G.E. "Brain and Odor 11: EEG Alpha Activity During Administration of Perceptually Similar Odors." *Psychophysiology*, 24, 1987, p. 599.
Lowen, A., M.D. *Bioenergetics*. London: Penguin Books, 1976.
Ludvigson, H.W. and Rottman, T.R. "Effects of Ambient Odors of Lavender and Cloves on Cognition, Memory, Affect and Mood," *Chem Senses*, 14, 1989, p. 525-536.
Luscher, Dr. Max. *Luscher Color Test*. (Trans. Ian Scott), London: Pan Books, 1971.
MacLean, P.D. "The Limbic System, (Visceral Brain) Incidence of Interdependent and Emotional Processes," *Psychosomatic Medicine*, 42.
Mair, R.G. and Harrison, L.M. "Influence of Drugs on Smell Function," In Laing, D.C., Doty, R.L., Preipohl, W. (eds), *Human Sense of Smell*. Berlin: Springer-Verlag, 1991.
Manley, C.H. "Psychophysiological Effect of Odor." *Critical Reviews in Food and Sciences and Nutrition*, 33 (1), 1993, p. 57-62.
Maslow, A. *Towards a Psychology of Being*. New York: Van Nostrand Reinhold, 1966.
Maury, M. *The Secret of Life and Youth*. London: MacDonald & Co., 1964.
McCaffery, M. and Wolff, M. "Pain Relief Using Cutaneous Modalities, Positioning, and Movement," *Hospice Journal*, 8 (1-2), 1992, p. 121-53.
McKechnie, A.A., Wilson, F., Watson, N. and Scott, D. "Anxiety States: A Preliminary Report on the Value of Connective Tissue Massage," *Journal of Psychosomatic Research*, 27 (2), 1983, p. 125-9.
Meek, S. S. "Effects of Slow Stroke Back Massage on Relaxation in Hospice Patients." *Image — the Journal of Nursing Scholarship*, 25 (1), 1993, p. 17-21.
Melody, P., Miller, A.W. and Miller, J.K. *Facing Codependence*. San Francisco: Perennial Library, Harper and Row, 1989.
Melville, A. and Johnson, C. *Cured to Death*. London: Martin Secker & Warburg, Ltd., 1982.
Melzig, M. and Teucsher, E. "Investigations of the Influence of Essential Oils and their Main Components on the Adenosine Uptake by Cultivated Endothelial Cells," *Planta Med.*, Feb. 1991, 57 (1), p. 41-2.
Milne, L. and Milne, M. *The Nature of Plants*. Philadelphia: B. Lippincott, 1971.

Morton, I., Hall, J. and Halliday, J. *Tranquilizers*. London: Bloomsbury, 1991.
Moyers, Bill. *Healing and the Mind*. London: Thorsons, 1993.
Naranjo, Claudio, M.D. *Ennea-Type Structures*. Nevada City: Gateways/IDHHB, 1990.
Nwaiwu, J.L. and Akah, P.A. "Anticonvulsant Activity of the Volatile Oil from the Fruit of Tetrapleura Tetraptera." *Journal of Ethnopharmacology*, Nov. 1986, 18 (2), p. 103-7.
Oldfield, Harry and Coghill, Roger. *The Dark Side of the Brain*. Shaftesbury: Element Books, 1988.
Ornstien, R. and Sobel, D. *The Healing Brain*. London: Macmillan, 1988.
Ortiz de Urbina, A.V., Martin, M.L., Montero, M.J., Moran, A. and San Roman, L. "Sedating and Antipyretic Activity of the Essential Oil of Calamintha Sylvatica Subsp. Ascendens." *Journal of Ethnopharmacology*, 25 (2), April 1989, p. 165-71.
Pelletier, K. *Mind as Slayer, Mind as Healer*. London: Allen & Unwin, 1987.
Penoel, D. and Penoel, R. *Pratique Aromatique Familial*. Aouste-sur-sye: Osmobiose, 1992.
Perls, F.S. *The Gestalt Approach and Eyewitness to Therapy*, London: Bantam, 1976.
Pustjarvi, K., Airaksinen, O. and Pontinen, P.J. "The Effects of Massage in Patients with Chronic Tension Headache," *Acupuncture & Electro-Therapeutics Research*, 15 (2), 1990, p. 159-62.
Ratsch, C. *Sacred and Magical Plants*. translated by Hofmann, A. Dorset: Prism Press, 1992.
Redd, W.H. and Mann, S.L. *Fragrance Administration to Reduce Patient Anxiety During Magnet Resonance Imaging in Cancer Diagnosis Work-Up*, Sloane-Kettering Memorial Cancer Center, New York.
Reed, B.V. and Held. J.M. "Effects of Sequential Connective Tissue Massage on Autonomic Nervous System of Middle-aged and Elderly Adults." *Physical Therapy*. Aug, 1988, 68 (8), p. 1231-4.
Reese, A.J.M. *The Principles of Pathology*. London & Boston: Wright PSG, 1987.
Rhoades, Robert E. "The World's Food Supply at Risk." *National Geographic*, April 1991.
Ridley, H.N. *Spices*. London: Macmillan & Co., 1983.
Riordan, J. and Whitmore, B. *Living with Dementia*. New York: Manchester University Press, 1990.
Riso, Don Richard. *Personality Types*. London: Aquarian/HarperCollins, 1987.
Riso, Don Richard. *The Practical Guide to Personality Types*. London: Aquarian/Harper Collins, 1991.
Roberts, A. "Alzheimer's Disease May Begin in the Nose and May Be Caused by Aluminosicates" *Neuro-biological Aging*, 7, 1986, p. 561-567.
Rovesti, P. *In Search of Perfumes Lost*. Venice, 1980.
Royal, D. *The Human Side to Plants*. New York: Frederick A. Stokes Co., 1914.
Royal, D. and Fitch, F.E. *Personality of Plants*. New York: Bouilon-Biggs, 1923.
Russell, P. *The Brain Book*. London: Routledge & Kegan, 1990.
Sacks, O. *Migraine*. London: Faber & Faber, 1991.
Schaef, Anne Wilson. *Beyond Therapy, Beyond Science*. San Francisco: HarperSanFrancisco, 1994.
Schilcher, H. "Effects and Side-effects of Essential Oils," Baerheim Svenden, Scheffer (eds) *Essential Oils and Aromatic Plants*, The Netherlands: Dr. Junk Publishers, 1985.

Schultes, Richard Evans and Hofmann, Albert. *Plants of the Gods*. Rochester: Healing Arts Press, 1992.
Schwing, G. *A Way to the Souls of the Mentally Ill*. New York: International Press, 1954.
Selgman, M.E.P. *Helplessness*. San Francisco: Freeman & Company, 1975.
Serby, M., Corwin, J., Novatt, A., Conrad, P. and Rotrosen, J. "Olfaction in Dementia," *Journal Neurol-neurosurg Psychiatry*, 1985, 48, p. 849.
Sharma, Pandit Shiv, ed. *Realms of Ayurveda*. New Delhi: Arnold-Heinemann, 1979.
Sheldrake, R.A. *A New Lease of Life*. London: Granada, 1988.
Siegal, Bernie, M.D. *Love, Medicine and Miracles*. London: Rider, 1986.
Silverman, A.F., Pressman, M.E. and Bartel, H.W. "Self-esteem and Tactile Communication." *Journal of Humanistic Psychology*, 13, 1973, p. 73-7.
Springer, S.P. and Deusch, G. *Left Brain, Right Brain*. New York, 1989.
Stanford, T.L. *Strong at the Broken Places*. London: Virago Press Ltd., 1991.
Stern, J.A., Brown, M., Ulet, G.H. and Stellen, I. "A Comparison of Hypnosis, Acupuncture, Morphine, Valium, Aspirin and Placebo in the Management of Expression of Experimentally Induced Pain," *Annuals of New York Academy of Science*, 296, 1987, p. 175-193.
Stoddart, Michael D. *The Scented Ape*. Cambridge: Cambridge University Press, 1990.
Stone, H. and Winkelman, S. *Embracing Ourselves: The Voice Dialogue Manual*. Novato, CA: New World Library, 1989.
Sugano, H. "Effects of Odors on Mental Function (Abstract)," JASTS, 1988, XX11, p. 8.
Synge, Patrick. *Plants with Personality*. London: Lindsay Drummond, Ltd., 1939.
Talbot, Michael. *The Holographic Universe*. New York: HarperCollins, 1991.
Taylor, J.E. *The Sagacity and Morality of Plants*. London: Chatto & Windus, 1884.
Tecces, J.J. and Scheff, N.M. "Attention Reduction and Suppressed Direct Current Potentials in the Human Brain," *Science*, 164, 1969, p. 331.
Thompson, Richard F. *The Brain*. New York: W.H. Freeman and Co., 1993.
Tisserand, R. *Aromatherapy for Everyone*. London: Arkana, 1988.
Tisserand, R. *The Safety Data Manual*. Brighton: Association of Tisserand Aromatherapists, 1985.
Torri, S., Fukuda, H., Kanemoto, H., Miyanchi, R., Hamauzu, Y. and Kawasaki, M., "Contingent Negative Variation (CNV) and the Psychological Effects of Odor." In Van Toller, S., Dodd, G.H., (eds). *Perfumery: Psychology and Biology of Fragrance*. New York: Chapman and Hall, p. 107-120.
Turner, P., Richens, A. and Routledge, P. *Clinical Pharmacology*. London: Churchill Livingstone, 1986.
Uphof, J.C. *Dictionary of Economic Plants*. New York: Verlag Von J. Cramer, 1968.
Valnet, J., Duraffourd, C. and Lapraz, J.C. *Phytotherapy & Aromatherapy*. Paris Presse de la Renaissance, 1978.
Valnet, J. *The Practice of Aromatherapy*. Saffron Walden: C.W. Daniel Company, Ltd., 1982.
Van Toller, S. "Odors, emotion and psychophysiology." *International Journal of Cosmetic Science*, 10, p. 171-197.
Van Toller, Steve and Dodd, George H. *Perfumery: The Psychology and Biology of Fragrance*.

London: Chapman and Hall, 1988.

Van Toller, Steve and Dodd, George H. *Fragrance: The Psychology and Biology of Perfume*, London: Elsevier Science Publishers, 1992.

Viaud, H. and Dufour, D. *Huiles Essentielles — Hydrolats: Distillation Qualite Controle de la Purete Indications Majeures*. Sisteron: Editions Presence, 1983.

Walker, J.T. "The Anxious Patient." *Journal of Family Practitioners*, 12, 1981, p. 733-738.

Walker, M., *Dirty Medicine*, London: Slingshot publications, 1993.

Warm, J.S., Dember, W.N. and Parasuraman, R. "Effect of Olfactory Stimulation on Performance and Stress in a Visual Sustained Attention Task." *Journal of Cosmetic Chem.*, 42, 1991, p. 199-210.

Watson, Lyall. *Supernature*. London: Coronet/Hodder Paperbacks, 1974.

Watt, M. *Plant Aromatics Data & Reference Manual*. Essex: Watt, 1991.

Weinrich, S.P. and Weinrich, M.C. "The Effect of Massage on Pain in Cancer Patients." *Applied Nursing Research*, 3 (4), 1990, p. 140-5.

Weisskopf-Joelsov, E. *Father I Have Kept My Promise*. Purdue Research Foundation, 1988.

West, M. "Meditation." *British Journal of Psychiatry*, 135, 1979, p. 457-69.

Wilson, Dr. Glen. *Your Personality and Potential*. Topsfield, MA: Salem House Publishers, 1989.

Wilson, M. *Crossing the Boundaries*. London: Virago Press, 1993.

Woolger, Roger J., Ph.D. *Other Lives, Other Selves*. New York: Dolphin/Doubleday, 1987.

Worwood, V.A. *Aromantics*. London: Bantam Books, 1987.

Worwood, V. A. *The Complete Book of Essential Oils & Aromatherapy*. Novato, CA: New World Library, 1991.

Wren, R.C., Williamson and Evens, F. J. *Potters New Cyclopedia of Botanical Drugs and Preparations*. Saffron Walden: C.W. Daniel Company Ltd., 1989.

Yamaguchi, H. "Effect of Odor on Heart Rate," *The Psychophysiological Effects of Odor, Aromachology*, Indo, M., Ed, Koryo, 1990, p. 168.

Youngken, *Pharmaceutical Botany*. Dehra: R.P. Singh, 1986.

芳香療法系列⊙特別推薦

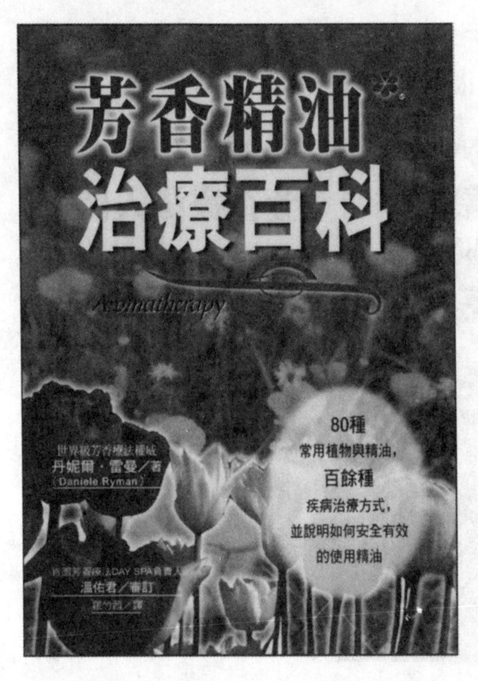

芳香精油
治療百科

作者：丹妮爾・雷曼
審訂者：溫佑君
譯者：羅竹茜
25開本・軟精裝
頁數：416頁
定價：500元

本書特色：80種常用植物與精油，百餘種疾病治療方式，並說明如何安全有效的使用精油。

內容簡介：這是一本專業與實用性兼具的芳香療法書，內容介紹80種常用植物與精油特性及用途，另單獨一章節說明如何使用精油來紓解各種疾病，所有內容解說均以安全有效地使用精油為前提。是一本芳香療法時髦風潮籠罩下，必備的家居寶典、專業人士必讀的芳療聖經。

●特別說明：芳香療法爲一種輔助療法，在使用芳香療法做治療前，必須請教醫師及專業人員。作者與出版商無法監控他人使用精油，故使用精油時，用者當審慎行事。作者與出版商不保證其使用功效或對其使用效果負責。

芳香療法情緒心理配方寶典

作者：瓦勒莉・安・沃伍德
審訂者：溫佑君
譯者：李千毅
主編：羅煥耿
責任編輯：簡玉珊
編輯：黃敏華、羅煥耿、翟瑾荃
美術設計：鍾愛蕾、林逸敏
發行人：簡玉芬
出版者：世茂出版社
負責人：簡泰雄
登記證：行政院新聞局登記局版臺省業字第564號
地址：台北縣新店市民生路19號5樓
TEL：(02) 22183277(代表)・FAX：(02) 22183239
劃撥：07503007・世茂出版社帳戶
電腦排版：辰皓電腦排版公司
印刷：長紅印製企業有限公司
初版一刷：1999年（民88）7月
六刷／2004年（民93）3月

Printed in Taiwan
・本書如有破損、缺頁，敬請寄回更換・

定價：580元

・單次郵購總金額未滿200元(含)，請加30元掛號費

國家圖書館出版品預行編目資料

芳香療法情緒心理配方寶典 / 瓦勒莉・安・沃伍德(Valerie Ann Worwood)著 ; 李千毅譯.
--初版. --臺北縣新店市 : 世茂, 民88
面 ; 公分
譯自 : The fragrant mind : aromatherapy for personality, mind, mood and emotion
ISBN 957-529-850-0(平裝)

1. 芳香療法 2. 植物精油療法

418.52 88009389